器官移植术后
常用口服药物指导

——最佳服用时间、方法及注意事项

主　编　袁　铭　王　强

编　者（按姓氏笔画排列）

丁　瑞　丁　熙　王　涛　王　强

王丽娜　王　毅　陈海涛　刘　航

刘丽辉　李　巧　李长生　李　硕

杨　颖　杨晓玲　罗　敏　孟庆益

袁　铭　袁宝鸿　高　红　高丽丽

梁少双　韩晓垒　韩振华　霍燕婕

汕头大学出版社

图书在版编目（CIP）数据

　　器官移植术后常用口服药物指导：最佳服用时间、
方法及注意事项／袁铭，王强主编．－－汕头：汕头大
学出版社，2022.9
　　ISBN 978-7-5658-4578-9

　　Ⅰ．①器… Ⅱ．①袁… ②王… Ⅲ．①器官移植－内
服药－用药法 Ⅳ．① R617 ② R97

　　中国版本图书馆 CIP 数据核字（2021）第 274257 号

器官移植术后常用口服药物指导：最佳服用时间、方法及注意事项
QIGUAN YIZHI SHUHOU CHANGYONG KOUFU YAOWU ZHIDAO
ZUIJIA FUYONG SHIJIAN FANGFA JI ZHUYI SHIXIANG

主　　编：袁　铭　王　强
责任编辑：邹　　峰
责任技编：黄东生
封面设计：龙　岩
出版发行：汕头大学出版社
　　　　　广东省汕头市大学路 243 号汕头大学校园内　　邮政编码：515063
电　　话：0754-82904613
印　　刷：廊坊市海涛印刷有限公司
开　　本：787mm×1092mm　1/16
印　　张：16.5
字　　数：300 千字
版　　次：2022 年 9 月第 1 版
印　　次：2022 年 9 月第 1 次印刷
定　　价：99.00 元
ISBN 978-7-5658-4578-9

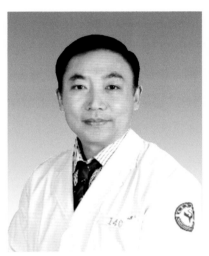

袁铭 医学博士、博士后、副主任医师、硕士研究生导师。博士毕业于中国协和医科大学北京协和医院，曾在解放军军医进修学院原解放军第309医院全军器官移植研究所博士后流动站从事博士后研究工作，并特招入伍留院工作10余年。现为北京水利医院泌尿外科学科带头人，擅长各种泌尿外科疾病的诊断和治疗，尤善泌尿外科微创治疗、肾脏移植手术及男科疾病的综合治疗。曾主编《肾移植实用全书》《泌尿外科急症诊断与处理》。

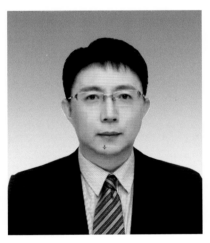

王强 主任医师，博士，副教授，硕士研究生导师。北京大学人民医院泌尿外科副主任，器官移植中心副主任，中华医学会器官移植分会肾移植学组委员，中华医学会器官移植学分会第八届委员会围手术期管理学组委员，中国研究型医院器官移植分会常务委员兼副秘书长，中国医疗保健国际交流促进会肾脏移植分会常委，中国免疫学移植免疫学分会委员，中国研究型医院学会腹膜后与盆底疾病专业委员会常务委员，国家自然基金委系统评议专家。

内容简介

　　本书是针对器官移植患者这个特殊群体常用的口服药物编写的一本实用药学专著，内容涵盖了口服药物相关知识及移植术后常用口服药物，重点突出口服药物的正确服用方法及常见疾病常用药物的用药指导，以供器官移植专科青年医师、药师和器官移植患者参考。本书内容翔实，突出了实用性，令读者知其然，也知其所以然。虽名为《器官移植术后常用口服药物指导》，但也可为广大患者提供用药参考，是一本难得的口服药物指导参考用书。

前　言

　　口服给药是人们生活中最常用的服药方法，也是最符合世界卫生组织提倡的药物剂型选用原则："能口服的就不注射，能肌内注射的就不静脉注射"。在口服用药时，对于"饭前服药还是饭后服药？"是人们经常要问的问题，但科学用药对时间的要求绝不仅限于此。选择合适的时间服用某种药物，有时不仅能提高疗效，还会降低药物的不良反应。

　　研究发现，对于某些疾病，哪怕是同一种药物、同一剂量，在一天中的不同时间服用，其疗效和毒性可能相差几倍，甚至几十倍。到底什么时间才是药物的最佳服用时间呢？药物说明书上提示餐前服或者餐后服，其实这样的叙述让服药者很困惑，所谓的餐前到底是餐前多长时间？餐后又是多长时间呢？对于一般患者生病后服用 2 种甚或 5 种药的还可以凑合着应付，而对于慢性疾病患者服用的药物可能超过 10 种，有些器官移植患者甚至可能超过 20 种。这么多口服药物又怎么吃？一起吃还是隔开吃？的确是个大问题。器官移植患者需要长期服用多种免疫抑制剂，而免疫抑制剂又会带来相应的并发症，患者常同时合并有其他疾病，可以说器官移植患者这个群体服用的药物基本包括了所有疾病的药物。鉴于此，我们针对器官移植患者这个特殊群体常用的口服药物加以汇总编写了本书，以供器官移植专科青年医师、药师和器官移植患者参考。

　　本书的特点：①详细描述了有关口服药物剂型特点及服用方法相关的问题，让人耳目一新，非常有实用价值；②所选用的药物都是器官移植术后临床常用且不良反应比较小的，对于选用的口服药物，详细介绍了其规格、适应证、禁忌证、服药时间、服药方法、药物的不良反应、服药应注意的问题、用药疗程及停药时机、药物相互作用及其作用机制等，还对相关常用药物通过表格进行重点详述；③可根据疾病查询相关治疗药物，具有较高的实用性和参考价值；④本书还提供了复杂实例解析，不仅对器官移植患者有用，对于大部分患者都可以参考应用；⑤附录还以药品中文通用名首字的汉语拼音为编排顺序，便于读者查找所服药物，体现速查的目的。本书内容翔实，突出实用，让人读之知其然，也知其所以然。

　　本书针对器官移植患者这个需要服用大量药物的特殊群体，对于孕妇、哺乳期妇女、婴幼儿等特殊用药基本不涉及，重点突出口服药的正确服用方法及常见疾病的常用药物，以提供给读者参考。但由于编者的水平有限，有些资料难以查找，故书中的不足之处在所难免，欢迎批评指正，也欢迎广大读者提出希望增加的相关口服药物知识以及希望增加的药物，以便再版时修改、补充和完善。

目　　录

第一章

口服药物相关知识概论

第一节 口服药物多剂型

临床常见的口服药物剂型有 10 余种，如普通片剂、胶囊、肠溶制剂、控释及缓释制剂、泡腾片、口服溶液等，面对如此种类繁多的口服药物剂型，千万不能"一吞了之"，如果使用不当，不仅可能导致疗效下降，而且还可能引起不良反应，因此，只有合理正确地使用药物才能发挥药物的最佳疗效。患者在服药前应仔细阅读说明书或咨询药师。鉴于每种药物剂型都有其特点及使用方法，现就临床常用的口服药物剂型分述如下。

一、片剂

片剂是指将药物与适当的辅料混匀后通过加工制成的固体制剂，主要供内服，一般包括普通片、糖衣片、缓释片、控释片、泡腾片、多层片等。药片崩解的时间也都有一定的限制，比如普通片应在 15 分钟内完全崩解，而缓释片的崩解时间则要长得多。下边具体介绍各种片剂的特点。

1. 普通片

是指药物与辅料混合而压制成的片剂，也是最常用的剂型。如果药品上有刻痕，可以掰开或碾碎服用，方便灵活调整用药剂量。缺点是起效较慢，婴幼儿和吞咽困难者服用不便。普通药片的吸收过程和食物类似，即顺着食道一路下行，进入胃后，在胃酸的浸泡和胃壁的蠕动下，药片被碾磨、腐蚀，变成粉末后被"消化"。随后，大部分药粉进入肠道，逐渐被吸收。

2. 包衣片

给普通药片包上一层衣膜，统称为包衣片，主要有糖衣片、肠溶片等。包衣片有两种目的：一种是避免带有特殊刺激味道的药物对人口感的影响，通过外层包衣，即可达到良药不再苦口，如小檗碱片；另一种是保护胃黏膜或保护遇酸免受药物的"伤害"。将这些药物制成肠溶片，才能保证药物不会在胃里分解。这些药物在胃液内 2 小时无变化。当随着食物顺流而下进入小肠后，则会在肠液的作用下，于 60 分钟内崩解。常用的药物如阿司匹林肠溶片、麦考酚钠肠溶片、奥美拉唑肠溶片、雷贝拉唑肠溶片等。阿司匹林会伤及胃黏膜诱发恶心、呕吐、上腹部不适、疼痛等不良反应，而肠溶片可以安全通过胃部，进入肠道。而奥美拉唑、雷贝拉唑等遇到胃液就会失去药效，只有制成肠溶片才能在肠道发挥作用。

▲肠溶片最怕"外伤"，"防弹衣"若有了割痕，或被切开，就会让胃酸有机可乘。其后果要么是失效，要么是增加对胃部的刺激，所以肠溶片必须整片吞服。

3. 泡腾片

泡腾片一旦放入水中，即刻发生泡腾反应，生成并释放出大量的气泡（二氧化碳气体），上下翻滚，还会像汽水那样发出沙沙声响，水中的碳酸味能掩盖药片的苦涩。由于药物成分能迅速分解成微小颗粒，口服液体后在胃肠道大面积分布，可降低药物对胃肠道的局部刺激，从而降低不良反应，且更容易被人体吸收，药效明显，因而能够达到速效高效的效果。特别适用于需要迅速起效的药物，如阿司匹林泡腾片、乙酰氨基酚泡腾片、维C泡腾片、补铁泡腾片等。部分药物溶解成水溶液，特别适用于儿童、老年人以及吞服药片或胶囊有困难的患者。经过调味后的泡腾片，口味更佳，使患者更乐于接受。

▲需要强调的是，泡腾片需要放在温水里崩解融化，水温不宜过高，40℃左右即可，而且泡腾片不能直接放入口中含服或吞服，否则会造成口腔不适、反胃、呕吐等。

4. 分散片

分散片系指在水中能迅速崩解并均匀分散的片剂。它与泡腾片的差别在于不会产生气泡。服用分散片时，可加适量温水分散后口服，也可直接用足量水送服。分散片具有服用方便、崩解迅速、吸收快和生物利用度高等特点。若着急服药，手边又没有水，有些分散片可以与果汁、牛奶等同服，也可以吮服或吞服等。常用的有头孢地尼分散片、阿奇霉素分散片等。

▲需要注意的是，分散片吸湿性强，如果用药时发现包装已经破损，或药片胀大了，说明药品已经变质，就不能再吃了。

5. 缓释片

缓释，顾名思义就是缓慢释放，系指用药后能在较长时间内持续缓慢释放药物以达到延长药效目的。这种药品在普通片的基础上穿上了许多层"衣服"，进入胃肠后，随着衣服一层层地被体液分解，药物也就缓慢而平稳地释放出来。因此，它比普通片释放得更持久，不仅提高了长期作用的疗效，也大大方便了患者。有些疾病需要在24小时内多次服药，若采用缓释片，可以从每24小时用药3～4次，减至1～2次。由于缓慢释放，病情波动少了，用药总剂量也变少了。它还能延缓胃肠黏膜对药物的吸收，具有胃肠道刺激小等优势。这显著提高了服药依从性，尤其适用于需要长期治疗的慢性病患者。如果药物的包装上写有"SR"的字样，代表是缓释片，也可称为SR药。常用的有治疗高血压、冠心病的硝苯地平缓释片、非洛地平缓释片，降血糖药盐酸二甲双胍缓释片等。

▲缓释片掰开吃易中毒。大多数缓释片不能碾碎或掰开服用，否则药物会迅速释放，一来达不到长效治疗的目的，二来可能引起药物浓度的骤然上升，易造成药物中毒，引起不良反应。但有些特殊注明的缓释制剂是可以掰开服用的，原因是厂家研发的制剂工艺允许掰开或留有刻痕，对照说明书，可以沿刻痕掰开服用，如美托洛尔缓释片、单硝酸异山梨酯缓释片等，但不能咀嚼或压碎。

6. 控释片

控释片系指药物能在设定的时间内自动以设定速度释放药物的片剂。控释片有一件"坚硬的盔甲"，消化液只能在上面打个洞，让里面的药缓慢、匀速、衡量地释放出来。肠胃不好的人，还能把整片药物空壳排出体外。其优点是可以减少服药次数，使用方便，提高患者服药的依从性；使血药浓度平稳，避免或减少峰谷现象，降低毒性反应和不良反应；减少用药总剂量，可用最小剂量达到最大药效，总之，控释制剂相较缓释制剂具有恒速、定量释放的优势。

▲ 不能掰开或敲碎或嚼碎服用，应整片吞服。掰开或嚼碎后破坏了药物外面的"包衣"，无法控制药物释放的速度和部位，使药物在短时间内大量释出，血药浓度增高，可能引起毒性反应或不良反应，故应予避免。一般每天大便 3 次以上的腹泻患者不适合服用控释片。腹泻期间可换用普通制剂，待腹泻痊愈后再接着服用控释片。

二、胶囊剂

胶囊剂系将药物盛装于空胶囊内制成制剂，包括硬胶囊、软胶囊、缓释胶囊、控释胶囊和肠溶胶囊等，后三者其作用类似于片剂的缓释片、控释片、肠溶片。如肠溶胶囊，其胶囊壳在胃液中不溶解，仅在肠中崩解融化而释放出活性成分，主要供内服。把药物制作成胶囊剂的主要目的是：第一，为了掩盖某些药物的苦味或臭味等不良气味；第二，为了提高某些药物的稳定性，如对光、湿、热不稳定的药物；第三，可延缓药物的释放，增加药物作用的时间；第四，可定位释放药物，如肠溶胶囊是定位释放于小肠以供吸收，可以减少某些药物对胃部的刺激，如阿司匹林肠溶胶囊等。

胶囊外壳虽然看上去挺难溶解，但实际上它在体温环境下溶解得足够快，一般硬胶囊在 37℃ 水中 30 分钟之内就应完全崩解，软胶囊应在 1 小时内完全崩解。胶囊内的药物，没有经过像片剂那样的压制，而是松散的粉末或小颗粒，一旦胶囊外壳被破坏，很快就可以释放。

▲ 服用胶囊有讲究。①服药胶囊时应该站立或者竖起上半身，并在服药后不要立即躺下，以免胶囊滞留食道损伤黏膜。②胶囊剂不可干咽，服药前可先喝 50mL 温凉开水润湿口腔，吞服胶囊后再喝 200mL 水送服，以降低药物粘附在食管壁上的风险，保证胶囊顺利到达胃部。③宜采用温水送服，水温不可太热，一般不宜超过 40℃，如果用太热的水送服，胶囊会变得又软又黏，有可能粘在食道上，而且还可能破坏肠溶胶囊的外壳；对于一些活菌制剂水温过高会造成活菌被灭活。④在绝大多数情况下，胶囊剂不能掰开服用，更不能掰开后碾碎服用，特别是肠溶胶囊和缓释胶囊，若破坏了胶囊的缓释特性，造成药物的瞬间释放，人体内药物浓度增加，容易出现药物的不良反应。例如，阿司匹林胶囊、布洛芬胶囊，如果掰开服用，可引起胃黏膜损伤，严重者可能导致消化性溃疡、出血及穿孔。再如，非洛地平缓释胶囊、硝苯地平缓释胶囊，如果掰开服用，可引起致命的低血压。还有些药物若被胃液破坏，药物的不良味道可能会引起恶心、呕吐等不良反应。

三、滴丸剂

将固体或液体药物与适当物质（一般称为基质）加热融化混匀后，滴入不相容的冷凝液中，收缩冷凝而制成的小丸状制剂，主要供口服使用。其特点是吸收迅速，生物利用度高。滴丸剂型也是中医药最新的中药剂型，有些滴丸可以舌下含服，药物的有效成分能直接经过人体黏膜吸收进入血液，迅速渗入体循环，在很短的时间内快速起效，完全避免了传统中药生物利用度低、服用不方便、起效慢的缺点，同时继续发扬了传统中药的安全性好、不良反应小、既治标又治本的优点，如常用的复方丹参滴丸可用于快速缓解冠心病心绞痛的症状。

四、颗粒剂

颗粒剂系指将药物与适宜的辅料混合而制成的颗粒状制剂，一般分为可溶颗粒、混悬颗粒、泡腾颗粒、肠溶颗粒、缓释颗粒和控释颗粒等。其优点是可直接吞服，也可冲入水中饮用，应用与携带方便；吸收快、显效迅速；制剂稳定，口感好。临床常用于止泻的药物蒙脱石散就是一种颗粒制剂，用水冲服后可快速发挥疗效。

五、糖浆剂

糖浆剂系指含有药物、药材提取物或芳香物质的口服浓蔗糖水溶液。根据所含成分和用途的不同，它可分为单糖浆、药用糖浆、芳香糖浆。其特点是：掩盖药物不良的臭味；高浓度糖浆剂自身具有抑菌作用，如用于止咳化痰的川贝枇杷糖浆、解热镇痛的对乙酰氨基酚糖浆等。但糖浆剂不如其他剂型保存方便，开瓶后在室内常温（25℃以下）下可保存1～3个月，一般冬天不超过3个月，夏天不超过1个月，且无明显变质现象。

第二节　服药时间很重要

什么时间服药，这是患者关心的最基本的问题，也关系到服药的疗效及不良反应问题，因此服药时间很重要。患者取到药后，药师一般会在药盒或包装袋上注明用药时间，譬如饭前、饭后、空腹或睡前等，但具体饭前是吃饭之前多长时间，或者饭后服药又是吃饭后多长时间，大部分人还没有明确的概念，即使面对说明书上的建议，依然有患者不清楚。如果不能明确界定服药时间的概念，那最佳服药时间就无从谈起，下面就服药时间问题详述如下。

一、空腹服药

空腹服药不是早上起来马上服，而是一般指吃饭前1小时或吃饭后2小时服药。比如，如果早餐是7时，那么早上6时或者9时服药，都可称之为空腹服用。空腹时，胃和小肠上部基本无食物，不会因为食物的干扰而影响药物的吸收，药物可迅速进入肠内，经肠黏膜吸收入血，使药物迅速、完全地发挥作用。空腹服药主要有以下3个原因。第一，空腹可增加一些药物的吸收，提高药物的生物利用度。有些药物因为食物可显著减少其吸收，空腹服用有利于其吸收，比如吗替麦考酚酯，食物对药物吸收的程度无影响，但食物使吗替麦考酚酯片的药峰浓度降低40%，因此需要空腹服用；抗结核药利福平胶囊，因为进食后服药可使药物的吸收减少30%，因此同样要求空腹服用。第二，肠溶制剂需要空腹服用。

有些对胃肠道黏膜有刺激的药物，制成肠溶剂型后，可以减少对胃肠道的刺激，保护胃黏膜，对于这一类的肠溶制剂都建议空腹服药，否则起不到肠溶的效果，如阿司匹林肠溶片、奥美拉唑肠溶胶囊、泮托拉唑钠肠溶片等。第三，有的药物在空腹时有利于发挥作用，如驱虫药在空腹服用时，肠道的药物浓度较高，有利于肠道药物与虫体的直接接触，增强疗效，因此建议清晨空腹或睡前服用。止泻药如盐酸洛哌丁胺胶囊空腹服用可提高疗效。

以下是需要空腹服用的药物：

（1）免疫抑制剂：吗替麦考酚酯、他克莫司。

（2）抗骨质疏松药：阿仑膦酸钠、氯膦酸二钠等。

（3）抗菌药：罗红霉素、诺氟沙星、头孢克洛、阿奇霉素等。

（4）抗结核药：利福平、异烟肼。

（5）抗高血压药（又称降压药）：卡托普利、培哚普利。

（6）作用于循环系统的药物：胰激肽原酶。

（7）抗乙肝病毒药：恩替卡韦。

（8）利胆药：丁二磺酸腺苷蛋氨酸。

（9）甲状腺激素类：左甲状腺素钠。

（10）止泻药：洛哌丁胺。

二、饭前服药或餐前服药

指吃饭前 15 ～ 30 分钟（一说 15 ～ 60 分钟）服用，通常指吃饭前半小时左右服用。强调饭前服用的药品主要是为了更好发挥药效，大部分降血糖药如磺脲类降血糖药，如格列齐特、格列吡嗪、格列喹酮等应餐前 30 分钟服用，至作用最强时间与进食后血糖升高水平时间相一致，从而起到有效的降血糖作用；另一方面就是增进食欲及保护胃黏膜。如作用于消化系统的质子泵抑制剂奥美拉唑、雷贝拉唑等对抑制餐后食物刺激引起的壁细胞泌酸最有效，壁细胞中的 H^+-K^+-ATP 酶数量在长时间禁食后最多，因此胃质子泵抑制剂宜在早餐前半小时服用。促进胃肠蠕动的多潘立酮（吗丁啉）、甲氧氯普胺片（胃复安）等，此类药物饭前 15 ～ 30 分钟服用，服药半小时后血药浓度达到高峰，利于促进胃蠕动和食物向下排空，帮助消化，达到最佳疗效。此外，饭前服用大多是服用一些对胃刺激性不大，又需要在消化道局部和全身发挥作用的药物，如健胃药、解痉药、止泻药、利胆药等，因尚未进食药物，药物可充分地作用于胃黏膜，利于迅速吸收发挥作用。

以下是需要饭前服用的药物：

（1）磺酰脲类降血糖药：如格列齐特、格列吡嗪、格列喹酮等，经口服吸收后，刺激胰岛 β 细胞分泌胰岛素以发挥降糖作用。

（2）胃质子泵抑制剂：如奥美拉唑、泮托拉唑等。

（3）胃肠促动药：如多潘立酮、甲氧氯普胺、莫沙必利等，饭前服，以促进胃蠕动，利于食物向下排空，帮助消化。

（4）胃黏膜保护剂：如氢氧化铝及其复方制剂、复方铝酸铋、硫糖铝等，饭前服，可充分附着于胃黏膜表面形成保护膜，避免食物刺激。

（5）黏液溶解性祛痰药：如标准桃金娘油、桉柠蒎肠溶软胶囊。

（6）钙通道阻滞药：地尔硫䓬。

（7）抗凝血药：双嘧达莫片、蚓激酶肠溶胶囊。

（8）中成药：消渴丸、参苓白术颗粒、玉屏风颗粒等。

三、餐时或餐中服药

有的药物说明书里，写明要在"餐中""随餐"或"餐时"服用，指的是在吃饭的同时服用药物，就是和食物一起吃下去，一般是指进餐少许后服药或者饭前饭后片刻，待服完药后可继续用餐。有些药在餐时服用可提高生物利用度，如抗病毒药更昔洛韦胶囊，需要与餐同服来提高生物利用度，增加药效。有些药需要与食物同服达到更好的药效。饭时服用有利于食物充分混合，发挥疗效。如降血糖药阿卡波糖、伏格列波糖是通过抑制小肠黏膜上皮细胞表面的 α- 葡萄糖苷酶而影响糖类的吸收，降低餐后高血糖。该类药只有与进食第一口饭同时嚼服，才能起到较好的治疗作用。

以下是需要在吃饭中服用的药物：

（1）降血糖药：α- 葡萄糖苷酶抑制剂如阿卡波糖、伏格列波糖；双胍类如二甲双胍。

（2）助消化药：胃蛋白酶、胰酶等，与食物同服可以发挥酶的助消化作用，同时可避免药物被胃酸破坏。

（3）大环内酯类抗生素：克拉霉素缓释胶囊。

（4）雄激素：十一酸睾酮。

（5）抗心力衰竭药：卡维地洛。

（6）调血脂药：非诺贝特。

（7）抗痔疮药：地奥司明。

（8）抗关节炎药：氨基葡萄糖。

（9）抗病毒药：更昔洛韦。

（10）抗心绞痛药：曲美他嗪。

四、饭后服或餐后服

指吃完饭后 15 ～ 30 分钟（也有指饭后 30 ～ 60 分钟）服用，而不是指吃完饭就马上服药。适用于餐后服用的药物多伴有较强的刺激性，比如治疗贫血的硫酸亚铁片对胃肠黏膜有刺激，必须于饭后服用，这时胃里充满食物，药物被稀释，不直接接触胃黏膜，减少了对胃黏膜的刺激。有些需要长期服用的药物，如器官移植后的患者需要长期服用激素抗排异，那么激素可以在餐后服，减少对胃黏膜的刺激。另外，还有一种情况是食物会促进这类药物的吸收，如脂溶性的维生素 A、维生素 B 等；有些助消化的药物也适合饭后服用，如多酶片。因解热镇痛药、抗菌药、抗结核药、利尿药等对胃黏膜存在一定刺激，饭后服用可减少对胃黏膜的刺激，降低胃肠出血等不良反应的风险。降血糖药中的二甲双胍，容易诱发恶心、呕吐、腹胀等，因此对于服药后易发生胃肠道反应者最好餐后服用。

五、晨服

指清晨起床后服用。大部分药物对于早晚是没有特别要求的，但是有的药物早上服用效果更好，如需要长期服用糖皮质激素的患者，早晨服药对于下丘脑 - 垂体 - 肾上腺的抑制较轻，可减少药物不良反应。由于血压呈昼夜节律性波动，白天血压高于夜间，故一天服用一次的降压药多在早上 7—8 时服用，如培哚普利、氨氯地平等。

以下是需要晨服的药物：

（1）糖皮质激素：由于糖皮质激素的分泌呈昼夜节律性变化，分泌的峰值在早上 7—8 时，因此，将一日的剂量于早上 7—8 时服用，药物对下丘脑 - 垂体 - 肾上腺轴的抑制作用最轻，不良反应最小。小剂量短程抗炎药不在此限。

（2）抗抑郁药：因抑郁症有暮轻晨重的特点，故 5- 羟色胺再摄取抑制药氟西汀、帕罗西汀等需在清晨时服用。

（3）抗高血压药：培哚普利、氨氯地平等，由于血压呈昼夜节律性波动，白天血压高于夜间，故一天服用 1 次的降压药多在早上 7—8 时服用。

（4）抗心绞痛药：心绞痛发作的昼夜节律高峰为上午 6—12 时，而治疗心绞痛药物的疗效也存在昼夜节律性。钙通道阻滞药、硝酸酯类、β 受体阻滞剂在上午使用，可明显扩张冠状动脉，改善心肌缺血，下午服用的作用强度不如前者。所以心绞痛患者最好早晨醒来时马上服用抗心绞痛药。

（5）胃质子泵抑制药：雷贝拉唑钠、泮托拉唑等。因胃部壁细胞中的 H^+-K^+-ATP 酶数量在长时间禁食后最多，胃质子泵抑制剂在早餐前半小时服用效果较佳。

（6）利尿药：呋塞米、氢氯噻嗪、螺内酯等利尿药如每日服药 1 次，应于早晨服药，以免夜间排尿次数增多。

（7）治疗肝性脑病用药：乳果糖（早餐时）。

（8）其他药：抗痛风药，如苯溴马隆（早餐后）；双膦酸盐，如阿仑膦酸钠、氯膦酸二钠（早餐前至少 30 分钟）；甲状腺激素类，如左甲状腺素钠（早餐前至少 30 分钟）。

六、睡前服药

即睡觉前 15 ～ 30 分钟服用，主要用于催眠的药物以及需要控制夜间发作或起效更好的疾病。他汀类降血脂药如辛伐他汀、普伐他汀钠，此类药物作用机制是抑制羟甲基戊二酰辅酶 A 还原酶，从而抑制内源性胆固醇的合成。由于胆固醇主要在夜间合成，因此晚上给药比白天给药更有效。由于夜间血钙浓度比较低，钙吸收性会增强，补钙的效果更好，因此在睡前 2 小时左右服用钙剂有利于钙的吸收，还可以避免食物的影响。一些有抗组胺作用的抗感冒药或者抗过敏药等，考虑到这类药物会引起嗜睡的不良反应，适合在晚上服用。

以下是需要睡前服用的药物：

（1）平喘药：如沙丁胺醇、氨茶碱、丙卡特罗、孟鲁司特钠等。因为哮喘多于夜间 12 时至凌晨 2 时发作，睡前服用平喘效果更好。

（2）他汀类降血脂药：如阿托伐他汀、辛伐他汀等。

（3）降压及良性列腺增生治疗药：如特拉唑嗪、多沙唑嗪等。

（4）抗过敏药：氯苯那敏、苯海拉明、异丙嗪、西替利嗪等。

（5）钙剂：碳酸钙 D_3。

（6）缓泻药：如液体石蜡、酚酞等。

七、必要时服药

指根据需要随时服用。多为胃肠解痉、解热镇痛和防晕车药等，均可以此法给药，以便及时缓解症状或进行抢救。

八、即刻服药

指疾病发作时马上服用，如硝酸甘油片在心绞痛急性发作时即刻舌下含服。

九、其他个体化服药

服药时间因人而异，不能一概而论，举例如下。

1. 二甲双胍

在患者可以耐受时可以餐前服用，不能耐受的可以在餐中或餐后即服。

2. 降压药

人的血压有一个正常的生理波动，大多数人 24 小时血压变化表现为"双峰一谷"现象，即上午 6—10 时之间有一个血压的峰值，14—15 时有一个血压谷值，然后下午 16—18 时又形成一个血压峰值，以后缓慢下降直至凌晨 2—3 时为全天血压最低谷值，我们形象地称这种血压为"勺型血压"。

对于"勺型高血压"患者，应用每日服 1 次的长效降压药，以早晨 7—8 点为最佳服用时间。对于"勺型高血压"患者，应避免在睡前或夜间服用抗高血压药，以免造成凌晨 2—3 时血压过低。

当然，少数患者可能还会在夜间再次出现一个较高的血压，对这种"非勺型高血压"，就需要患者在睡前再服用一次降压药。因此，降压药的最佳服用时间也要因人而异。

第三节　服药间隔要重视

关于服药间隔时间问题有两方面意思，一方面是服一种药物一天超过 1 次，需要间隔多长时间的问题。为了让药物在体内继续发挥作用，每种药物都明确规定不同的用药次数或间隔时间，这个比较好理解，比如每日 2 次或 3 次。另一方面是多种药一起吃还是间隔吃的问题，一起吃，怕药性相冲或相抵，隔开吃太麻烦，如果十几种药想完全隔开也不太可能。

一、一种药服药间隔需要注意的问题

（1）每日 1 次：每日的同一时间服用 1 次，比如每日清晨或晚上。但某些药物要在特定的时间服用。如地塞米松或强的松，应在早晨的餐后服用，可增加疗效和减少不良反应。

（2）每日 2 次：每日早晨、晚上各 1 次，原则上是每 12 小时服用 1 次，比如他克莫司、环孢素等。由于血糖和胃酸的高低与进食有关，所以降血糖药和抗酸药一般跟着三餐走。

（3）每日 3 次：原则上不是三餐前后服药，而是将一天 24 小时分为 3 个时间段，每 8 小时服用 1 次，这是最好的服药方法。每日早、午、晚各 1 次，相隔约 8 小时。如早上 7 时、下午 3 时、晚上 11 时，只有这样才能保证体内药物的血药浓度的稳定，比如对于血药浓度稳定要求较高的降压药、抗菌药、抗癫痫药、抗震颤麻痹药等。如果严格做到 8 小时服用 1 次有困难，也应使服药间隔尽可能均衡。不过，某些药物的服用时间确实和就餐时间有关，如降血糖药和治疗消化系统药物，由于血糖或胃酸的高低与进食有关，这两类药应跟着三餐走，而不是隔 8 小时 1 次。但现实中，往往没有那么严格分开，大部分就跟着一日三餐服问题也不大，除非有些药物明确要求每 8 小时 1 次。

（4）每日 4 次：相隔约 6 小时服 1 次，如 7 时、13 时、18 时、睡前。

（5）每周 1 次："每周 1 次"也就是每隔 7 天服用 1 次，患者至少要保证在每周的同一天服药。比如绝经后女性较常用的治疗骨质疏松的药物：阿仑膦酸钠，如果选择每片 70mg 的剂型，那么只需要每周服药 1 次便可。

二、服用多种药物其间隔要注意的问题

一般患者患病后平均服药的品种有 3 到 5 种，对于慢性疾病患者服用药物可能超过 10 种，有些移植术后患者甚至可能超过 20 种。这么多种药怎么吃？一起吃还是间隔开吃？一起吃，怕药性相冲或相抵；隔开吃，太麻烦，一整天都要惦记着服药。隔开服药的目的确实是为了避免因相互作用而导致药效降低或产生不必要的不良反应。但隔开与否及如何隔开这两个问题需要在药学知识的指导下进行。不是所有药都要隔开吃，从药学专业角度看，这种主动将药物隔开吃的方法，既不科学，也不高效，还会带来服药时间安排上的麻烦。试想，如果一天吃 3 种药，都是一天 3 次，将这些药隔开 1 个小时服用的话，从早到晚基本上每隔 1 小时就得吃 1 种药，岂不是一天都在服药？对于器官移植患者每天吃的药可能要超过 20 种，那简直就不敢想象了。

几种药物需要不需要隔开吃，与这种药是不是治疗同一个疾病无关，与药物的剂型是药片、胶囊或口服液无关，主要与药物的化学和药理学性质有关。药物之间不存在相互作用的一般不需要隔开吃，存在相互作用的药，需要根据不同的相互作用类型，来决定需不需要隔开吃，一般相互作用药物至少间隔 1 小时。

根据药物相互作用的发生形式和最终结果，可以大致分为两类。

一类是"直接接触发生的相互作用"的药物。有些药物间的相互作用，在接触时就会发生。蒙脱石散通过对肠道内病毒细菌的吸附发挥其止泻作用，但同时也会对抗生素、维生素等产生吸附，影响药物吸收。所以，当蒙脱石散与左氧氟沙星等抗生素联合使用时，按照说明书的要求应"间隔一段时间"，一般是 1～2 小时。含有铝、镁、铁等金属离子的药物，会降低多种药物的吸收，合用时也应间隔 1～2 小时服用。很多中药（大黄、五倍子、山茱萸等）含有鞣质和鞣酸成分，这些成分会与铁剂、钙剂等反应形成难溶性的螯合物，影响铁剂、钙剂的吸收。所以，硫酸亚铁的说明书上写着"本品与鞣酸等同服，会妨碍铁的吸收"。这时就需要将含有鞣质和鞣酸的中药与铁剂分开服用，减少它们接触的可能性来避免相互作用。活菌制剂（如双歧杆菌三联活菌散、地衣芽孢杆菌等）是临床治疗胃肠道疾病的常用药，对于有些患者，还需要联合使用抗生素来治疗细菌感染。但因为抗生素本身就具有抗菌作用，会杀灭这些活菌，所以这两种药不能一起吃，一般需要间隔 2 个小时以上。碳酸氢钠片为碱性制剂，它可以与很多药物发生反应，降低药物疗效，因此服用碳酸氢钠片要与大部分药物间隔服用。综上所述，直接接触可发生相互作用的药物，

绝对不能一起吃，必须间隔吃。

第二类是"通过药物代谢或药效作用等其他途径发生的相互作用"的药物，相比直接接触发生相互作用的药，具有一定的隐匿性。

这类药物之间的相互作用不因直接接触发生，却发生在药物吸收代谢过程中，最终表现为药效增强或减弱。比如，阿托伐他汀是常用的降血脂药，如果与克拉霉素（抗生素）、伊曲康唑（抗真菌药）联用，由于后者对阿托伐他汀代谢酶的抑制，会导致阿托伐他汀血药浓度和不良反应风险大幅增加。这种相互作用已经不是间隔服药能解决的，应选择其他替代药物或遵医嘱严格控制用量。

又如阿司匹林是心脑血管意外的预防用药，但有人在服用该药时，也服用三七粉。这两种药要不要间隔吃呢？答案是既不能一起吃，也不能隔开吃。从现代药理学角度看，阿司匹林和三七粉都有抗血小板活性，只要是联合使用，就会增加患者的出血风险。还有一种常见情况是长期用药与短时用药问题。譬如长期服用六味地黄丸补肾的患者感冒了，医生为他开具了感冒清热颗粒或连花清瘟颗粒。这时他应该暂停服用六味地黄丸，单独服用感冒药，因为感冒期间不宜服用滋补药。

此外，还要考虑服用中药和西药间隔时间的问题。通常中药和西药应间隔至少 1 小时。对于服用十几种甚至几十种药物的患者来说，服药问题比较复杂，的确是个大问题，有关药物的相互作用问题，可以参考书中论述的有关涉及药物相互作用问题，避免发生不良反应，必要时请药师以及医生共同探讨服药问题。

第四节　服药方法需慎重

关于口服药怎么服用，首先要明确的一点，就是所谓的口服药是相对于静脉滴注、肌内注射等药物来说的，口服药物可以是液态的或是固态的，口服药不一定是要口服，有时候需要嚼服或含服才能起作用的。平常说的药物用法口服和吞服其实没有太大的本质区别。吞服和口服都是将药物完整地用水送服下去，然后在肠胃里消化分解吸收。口服药用什么水送服也不是随意的，否则也可能会出现无效服药情况。

一、服用方法

1. 口服或吞服

是指用水将药送入胃中。特别是肠溶、缓释、控释制剂应整片吞服，不能掰开、压碎或嚼碎。将缓释或控释片、胶囊咬碎或倒出服用而使缓释或控释片及胶囊的优点丧失，甚至导致严重的不良反应。有关肠溶、缓释及控释制剂服用相关问题详见本章第一节"口服药物多剂型"。

对于一些药物的普通片剂也只能口服，不能嚼服或冲服，这些药物包括：

（1）易造成口腔、食道及胃等消化道黏膜损伤的药物：如米诺环素、红霉素、氯化钾、阿仑膦酸钠、阿司匹林等。

（2）易被胃液破坏而失效的药物：如多酶片、胰酶片、复方胰酶片等。此类药物是消化酶制剂，如果嚼碎后服用一方面可消化口腔黏膜引起严重的口腔溃疡，另一方面药物本身可被胃酸分解，失去疗效。

2. 嚼服

嚼服是指把药片嚼碎后用水吞下，嚼碎服有利于这些药物药效得到更快更好的发挥。临床常用的需要嚼服的药物包括：

（1）降糖类药：α-葡萄糖苷酶抑制剂如阿卡波糖等，这类药物需与第一口饭同时嚼服，才能发挥其良好的降糖效果。

（2）对胃黏膜有保护作用的抗酸药：如复方氢氧化铝、盖胃平、铝碳酸镁等，这些药物嚼碎后服用，能快速中和胃酸，并形成保护膜保护胃黏膜，促进炎症和溃疡的黏膜尽快愈合。

（3）助消化药：如乳酸菌素片、干酵母片等，这些药物嚼服时可以与口腔中的唾液充分混合而形成糊状，进入胃肠道后能够迅速分解，使药物发挥作用的速度加快。

（4）钙剂：如氧化钙、碳酸钙、葡萄糖酸钙、钙尔奇D、多种钙等，这些药物质地较重，崩解较慢，吞服不利于钙离子的吸收，嚼碎后服用不但利于钙离子的吸收，还可以减少胃蠕动的次数，减轻对胃黏膜的刺激。

（5）镇咳祛痰药：如复方甘草片，嚼碎后含服还可覆盖在咽喉部黏膜上，减轻局部炎症的刺激。

3. 冲服

冲服是指用适量的水将药冲化后喝下药液，一般的颗粒剂、冲剂、泡腾片均用此法服用。分散片可以吞服也可以冲服。特别强调的是泡腾片严禁直接服用或含服，一般将泡腾片放入100～150mL凉开水或温水中，一般需要静置1～5分钟，完全溶解或气泡完全消失后，摇匀再饮用。需要注意的是，有些需要冲服的药品遇热后会发生理化反应，而影响疗效和安全性，因此不宜用热水（＞40℃）冲服。

（1）含阿莫西林的抗菌药：如阿莫西林颗粒、阿莫西林克拉维酸钾颗粒、阿莫西林克拉维酸钾分散片等。阿莫西林遇热易水解，水解后失去抗菌活性，而且会增加发生过敏反应的风险。最好应用凉开水冲服，而且应尽快服用。

（2）维生素C泡腾片：维生素性质不稳定，遇热后易被氧化还原分解，而失去药效。

（3）含酶类药物：如复方胰酶散、胃蛋白酶合剂等。因为酶类药物属于蛋白质，遇热凝固变性，可导致疗效下降或消失。

（4）活菌制剂：活菌不耐高温，用开水冲泡或送服可将其杀死，从而失去治疗作用。

4. 含服

含服主要指口服含化片，即把药片或药液含在舌面上、牙齿和面颊之间或患处附近，让其在口腔内缓慢自然溶解而发挥持久的治疗作用，主要有利于消除口咽部局部的炎症反应。常见的有西瓜霜润喉片、草珊瑚含片、清热润喉片等。润喉片类的药品可放在口腔内任何部位，不要咬碎，任其自然溶化，分泌的唾液不应吐出，可慢慢咽下。对于需要含服的药物，口服、嚼服或冲服都不能达到其最佳疗效，甚至无效。

5. 舌下含服

舌下含服指使药剂直接通过舌下毛细血管吸收入血，完成吸收过程的一种给药方式。舌下含服起效快，可以避免肝脏的首过消除效应。如一些紧急发挥疗效的药，应将药片放于舌下，用舌轻轻压住，任其溶化。常见可以舌下含服的药物有硝酸甘油、硝酸异山梨酯、复方丹参滴丸、速效救心丸等。

（1）硝酸甘油是治疗心绞痛的常用药物，口服此药无效，一般是在发作时在舌下将一整片含服 2～5 分钟。需要注意的是，在初次服药时可以先含服半片用以减轻头胀、心跳加快等不良反应。如果心绞痛发作频繁，可以在大便前含服 1 片预防发作。

（2）硝酸异山梨酯的作用虽然和硝酸甘油相似，但是舌下含服 2～3 分钟就见效，如果同样剂量口服，30 分钟后才能够起效，药效能够持续 4 小时。如果用于长效时应当口服，但是用于急救时应当舌下含服。

（3）以往遇到高血压急症患者时，临床上普遍采取舌下含服硝苯地平的方式进行治疗，能够快速降低血压、控制病情，并缓解血压急剧升高的状况。但由于舌下含服硝苯地平起效快，可在较短时间内迅速降低血压，导致重要生命器官的血液灌注压明显下降、血流量明显减少，有可能引起严重的不良反应，如心脑血管事件，因此，应减少采用舌下含服硝苯地平来快速降压，从而避免引发新的不良后果。

此外，不应将药物含在舌面上，因为人舌面上有舌苔和角化层，很难迅速吸收药物的有效成分。正确的含服方法是将药丸咬碎后置于舌的下方，因为那里血管与黏膜丰富，更利于药物的吸收。另外，口腔干燥时可含少许白开水润湿后再含药，以利药物的吸收，但是不能用水送服。舌下含药时，靠在椅子或倚在床上可使回心血量减少，减轻心脏负担，从而缓解病情。

第五节　服药饮水勿随意

口服药需要用水送服，使药物更为顺利地进入胃部，从而被吸收到达全身各器官组织发挥作用，但是服药时用什么水或液体？是先喝水还是先服药？服药时喝多少水？这些问题看似很简单，似乎无关紧要，但却都是大有讲究的，不能随意，否则事倍功半，即使服了药不仅没有达到治疗目的，甚至带来难以想象的不良反应。

一、口服药的送服用水有讲究

常用口服药的送服用水应为温或凉白开水，忌用茶水、果汁、牛奶等送服药物。茶叶中含有各类结构复杂的化学成分，其可与多种药物发生反应，如目前临床中应用较多的止痛类药物，其多呈酸性，与茶水结合后可以发生酸碱中和反应，失去药效；也不可使用果汁送服，因为果汁中也含有大量的酸性物质，与药物反应可使药效提前分解失效，不利于吸收应用。牛奶中含有钙、磷、铁等多种物质，可与多酚类药物发生螯合作用，使其发生沉淀，进而影响药物的吸收，同时乳制品中的脂肪和蛋白质也可以影响部分药物的吸收。

服用水的温度也应有讲究，一般用温水或凉白开水送服比较好，避免某些药物在热水环境中分解失效。所谓温水的温度是接近人体口腔温度 36.2～37.2℃，或者 30～40℃，而高于这个温度为热水，温度在 40～60℃。不同的药物对水温有一定的要求，以下几种口服药物不宜用热水送服，而应用温水或凉开水送服。

（1）含活菌制剂或活疫苗：如地衣芽孢杆菌活菌胶囊（整肠生）、双歧杆菌三联活菌胶囊（培菲康）等含活性菌类药品，以及脊髓灰质炎糖丸活疫苗，这些活性菌是机体消化所必需的菌类，有助于提高消化功能，温度较高时易被灭活，作用大大降低甚至失效，因此若溶解药物时水温不宜高于40℃。

（2）软胶囊制剂适合用温凉水送服：热水送服会增加软胶囊外壳的黏性，使其容易与食道黏膜发生粘连从而造成食道损伤。

（3）遇热不稳定的药物：宜用低于40℃的温水或凉白开水冲服或服用。如维生素C泡腾片、阿莫西林等广谱青霉素类、助消化的酶类。该类药物遇热不稳定，被还原，或者被水解，或者凝固变性，药物失去活性。冲服上述药物应控制好水温，最好在40℃以下或用凉开水冲服，冲好后应立即服用，不宜久放。

尽管如此，除上述药物需要注意用温水或凉开水之外，对于一般送药的温水则不必过多担心，即便用40～60℃的热水送服，对药物的影响程度也不大。

二、先服药还是先饮水的问题

因为水有保护和润滑食道的作用，又能加速药物在胃里的溶解，促进吸收，同时可以加速药物的排泄，减少毒不良反应，因此对大多数药物患者常采用饮水服药。常识上大家都知道服药需要温水送服，但是究竟是先喝水再服药还是先服药再喝水，关于这一点，却往往被很多人忽视。而事实上，这一个小小的动作是很有讲究的，操作不当不仅会感觉不适甚至会影响药效，因为水的作用是润滑食道，促进药物吸收并能一定程度地减少食物和胃酸对药物的损毁，缓解药物对胃肠的刺激。服用不同剂型的药物，对饮水的先后要求是有所差异的。

1. 胶囊剂

建议先饮口水，预防粘嘴。因为如果口腔很干，直接先吃下胶囊剂的话，很容易粘连在口腔内，使得吞咽变得困难，万一黏附在食道壁上则很可能引起食道损伤甚至引起溃疡。但是如果患者在服用胶囊剂前先饮口水，有了水的湿润作用就可以避免此情况的发生。所以对于胶囊剂，正确的服用方法就是先饮口水润湿口腔，然后服用药物，再用一大杯水帮助吞咽。

2. 口崩剂

对于口崩剂，建议药物没完全分解前不要饮水，因为此类药物在口腔中能迅速崩解，但如果在崩解完全前饮水则会影响崩解剂的药效。

3. 糖浆剂

对于糖浆剂，建议服药半小时后再饮水。因为糖浆剂多为止咳制剂，而止咳糖浆的作用原理是在患者咽部黏膜表面形成一层保护膜，此保护膜对呼吸道炎症的局部刺激有一定的减轻功效，从而起到缓解咳嗽之效。所以为了使糖浆剂能充分发挥其疗效，建议患者服用糖浆剂后半小时内不要饮水。

4. 其他剂型

除了以上剂型对饮水先后有特殊要求外，还有其他一些特例如铝碳酸镁、蒙脱石散，这些药物在胃肠黏膜上会形成一层保护膜，所以也不适宜服用后马上饮用太多的水，以防冲散保护膜而使得药物无法达到预期疗效。相反，有一些药物在使用后是需要多饮水的，如磺胺类和喹诺酮类抗生素，因为它们被服用后会在尿中析出结晶进而损伤患者的泌尿系统。

三、服药时的饮水量

关于服药时饮水的问题，可能在很多人的印象中，有病服药的时候，一定要多饮水，因为多饮水不但能预防药物损伤身体，还能促进药效。然而，服药的时候多饮水并不能一概而论。服用大多数药物，通常用 150～200mL 水送服即可。用水太多会稀释胃液，加速胃排空，反而不利于药物的吸收，影响药效的发挥。一般患者服药前，应当先饮一口水，湿润下咽喉部，服药时再饮用 150～200mL 水。服用时合理的饮水量，可以加速药物通过咽喉部、食管、继而增加胃的排空速度。大多数药物在小肠吸收，胃的排空速度提高后，药物就可以更快地到达肠部，不但利于提高药物的吸收速度，而且能冲淡食物和胃酸对药物的破坏。而胶囊剂型一般要多喝水，饮水量应不少于 300mL。因为胶囊遇水会变软变黏，服用后易附着在食道壁上，造成损伤甚至溃疡，所以送服胶囊时要多饮水，以保证药物确实被送达胃部。有些药物服用之时，如果饮水过多不仅无益，反而会影响药效的发挥，甚至会失去治疗作用。还有就是关于服用液体以及水温的问题，用牛奶或果汁等是否可服药，服用水的水温凉一些还是热一些，都影响着药效的发挥。

1. 服药时需要多饮水的情况

（1）服用胶囊和软胶囊剂型：因为胶囊类药物主要是以食用明胶为材料，这种物质在遇水或遇热的条件下会出现结构变化，表现为胶囊变软发黏。这类药物在服用时应多饮水，避免药物与食管黏膜发生粘连。建议服药前先饮 50mL 温凉开水润湿口腔，吞服胶囊后再饮 200mL 水送服，以降低药物黏附在食管壁上的风险，保证胶囊顺利到达胃部。

（2）对食道及胃有刺激作用的药物：如阿仑膦酸钠、克拉霉素、克林霉素、替硝唑等抗生素以及硫酸亚铁和解热镇痛药如阿司匹林、对乙酰氨基酚、氯化钾等这类药物有比较明显的刺激食道及胃黏膜的不良反应，需要多饮水稀释其在消化道的浓度，一般至少用 150～200mL 水送服，并且在服药后至少 30 分钟之内避免躺卧，以免造成食管炎、食管溃疡或食管糜烂等。

（3）引起排汗或排尿的药物：如解热镇痛药包括阿司匹林、对乙酰氨基酚、布洛芬等，以及平喘药如氨茶碱、二羟丙茶碱等。其中退热药会使发热患者大量出汗，造成水和电解质丢失，所以这时应当多饮水进行补充，不但增强机体散热能力，而且可以维持水和电解质的平衡。服用平喘药时，也应该多饮水。这类药会引起口干、发热或多尿的不良反应，补充水分是必要的。此类药物用 200～250mL 水送服。

（4）可增加泌尿系统结石风险的药物：有些药物主要以原形和代谢物经肾脏排泄，容易在肾小管、肾盂、输尿管、膀胱等处析出结晶，甚至形成结石引起泌尿系统损伤，包括部分抗菌药，如磺胺类药、抗结核药、抗病毒药、氨基糖苷类抗生素、喹诺酮类抗生素等药物，其他还有诸如平喘药、双膦酸盐、抗痛风药、排尿结石药等，服用此类药物必须多饮水，多喝水可以降低尿液中原形药物浓度，减少形成结晶的可能性，加速其排泄，能减少或避免发生不良反应。此类药物要用 200～250mL 水送服，服药期间持续多饮水。

（5）中药颗粒剂：现在很多中药都是颗粒剂，颗粒剂的服用方法是"开水冲服"，用开水冲泡成一碗中药汤剂再服用。冲泡成多少的量合适呢？有些人喜欢冲得很稀，有些人则习惯冲得很浓。实际上，根据传统中药汤剂的用量，一般建议冲成 150 ～ 200mL 的汤剂服用为好。

2. 服药时需要少饮水或不饮水的情况

（1）胃黏膜保护剂：如硫糖铝和氢氧化铝凝胶是治疗胃溃疡的常用药物，这类药物多被制成混悬剂，服用后在胃内变成无数不溶解的细小颗粒，像粉末一样覆盖在受损的胃黏膜上，使胃黏膜免于胃酸侵蚀，慢慢长出新的组织，并恢复其原有功能。保证此类药物在胃黏膜上的良好覆盖非常重要，而无论是进食还是大量饮水均会影响这个起效过程。服用这类药物时，如果多饮水，覆盖在受损胃黏膜的药物颗粒减少，保护膜变薄，作用明显降低。此类药物要求在餐前 1 小时或睡前服用，服药期间应少饮水，一般只需要 50mL 水送服，并且服完药后半小时内也不要饮水，因为短时间内大量饮水，同样会把刚刚形成的保护膜冲掉，使受损胃黏膜重新暴露在有腐蚀性的胃酸中。而有的胃药甚至需要直接嚼碎吞服，无须饮水，如硫糖铝或铝碳酸等，其嚼碎后入胃中时可快速在胃壁上形成一层保护膜，进而减轻胃内容物对胃溃疡的刺激作用。

（2）口服止咳糖浆类药物时不宜马上饮水：常见的止咳糖浆药物较黏稠，服用后糖浆会覆盖在发炎的咽部黏膜表面形成保护膜黏附在咽部，直接作用于病变部位，从而起到消炎止咳作用。喝止咳糖浆，最好 5 分钟之内不要饮水，如果饮水过多，会把咽部药物的有效成分冲掉，使局部药物浓度降低，影响药效发挥。如果觉得口干，应在服药半小时后再饮水。

（3）缓解腹泻的药物：如蒙脱石散等通过对消化道内的病毒、病菌及其产生毒素的固定、抑制作用，以及对消化道黏膜的覆盖保护能力而起效，所以也应该少饮水。此类药物应该用少量水送服，服药后 30 ～ 60 分钟之内也应该少饮水。

总之，只有对各种口服药物采用正确的服用方法，才能使药物的疗效得到明显的发挥。

第六节　服药姿势有讲究

一般患者关心的多是吃多少药量，一天服几次，几乎很少有人会关心服药的姿势，即使医护人员也很少考虑姿势方面的问题。其实口服药物远没有这么简单，口服药物的姿势不正确，一方面会使药物进入胃肠道的量减少而延缓药物的吸收，从而影响药效，严重的话，药物还会黏附于食管壁引起食管黏膜的炎症及溃疡。另一方面，药物姿势不正确会使药物的作用或不良反应更明显。那服药时选择什么体位，是站着服、坐着服还是躺着服好呢？

1. 采取上身直立位服用的药物

上身直立位包括站立位和坐立位。站立服药是最常见、科学的服药姿势。站立时食管呈自然垂直状态，利于药物下行至胃中，便于药物的吸收。一般而言，大多数药物采用站立服药即可，尤其是胶囊剂，要喝足量的水（至少 150mL），以免胶囊黏附于食管壁，刺激食管黏膜，引起炎症和溃疡；同时影响药物疗效。卧床患者最好在他人帮助下采取坐位服药，同时稍坐一会再卧床休息。

治疗骨质疏松的双膦盐酸类（如福善美、福美加、固邦等），可引起食管炎、糜烂溃疡。为将药物尽快送达胃部，必须直立姿势服用，在早餐前至少 30 分钟用 200mL 温水整片送服，然后保持上身直立 30 分钟以上。

2. 采取半卧位服用的药物

还有些药物，服药后容易导致直立性低血压，最好采用半卧位服药，在没有条件半卧位的情况下，必须采取坐位服药。比如哌唑嗪、特拉唑嗪等用于降血压时，易发生直立性低血压，首次给药或加大剂量时，应坐位服药，然后立即躺下休息，不做快速起立动作，以免发生体位性低血压，导致头晕而摔倒。同样，舌下含服硝酸甘油时，最好采用半卧位或坐立位，由身边的人扶着或者在有靠背的沙发或椅子上。这样既可以防止因体位性低血压晕厥倒地，造成不必要的伤害，又不至于增加心脏负担，有利于心绞痛迅速缓解。同时，舌下含服硝酸甘油片，最好取坐位休息一段时间，同时观察治疗效果。

3. 采取卧位服用的药物

（1）服用胃溃疡药物：立位时，由于药物与溃疡面接触时间短，药效难以充分发挥，所以服药之后最好能静卧 1 小时，这样既能减慢药物的排空速度，延长药物局部作用时间，又能减少十二指肠液的反流，减轻对胃黏膜的腐蚀作用，提高疗效。针对不同的溃疡部位，采取不同体位。胃底后侧溃疡，需采用左侧卧位，胃底后壁溃疡需要采取仰卧位。

（2）服用睡眠诱导期短的安眠药：服药后应立即躺下休息，防止发生意外，比如唑吡坦、右佐匹克隆、咪达唑仑等。这些药服用后很快就能入睡，因此应在临睡时坐着服药后躺下，以免摔倒发生意外。

（3）其他：①对于久卧病床、生活不能自理的患者，患者最好自己或在他人帮助下，坐着服药，服药后活动 5 ～ 10 分钟再卧床休息；②发生心绞痛时无法坐起，可以采取侧卧含化药物，但千万记住不能仰卧含药，以免发生呛咳，造成吸入性肺炎的发生。

第七节　错服药物需补救

定时、定量、规律用药是保证疾病良好控制的基本要求，大部分药物偶尔一次漏服或多服不会引起什么严重后果，但对一些疾病的特殊药物，即使偶尔漏服或多服一次也有可能带来严重的后果，譬如抗排斥药物、降血糖药、降压药等，若是经常忘记按时服药，后果就更严重了。漏服药物，不能随意补服，更不可在下次服药时加倍剂量服用，也不能因为多服药物而下次停服药物，要视具体情况，区分处理，以免药物过量或不足造成严重的不良反应。如抗排斥药若加倍服用，可能会增加肝肾毒性及感染的风险，减少服用可能诱发排斥反应；降血糖药加倍服用，会引起低血糖，而减少服用会引起高血糖。抗凝血药华法林加倍服用，会导致出血。具体疾病具体药物发生漏服、多服及呕吐时的补救措施分述如下。

一、漏服药物的补救措施

1. 免疫抑制剂漏服的补救措施

器官移植患者每天要服用多种药物，偶尔忘了服用某一次免疫抑制剂的现象也不少见。漏服药物是很严重的一件事情，尤其是移植后早期，即使漏服一次药物也可能导致严重的排斥反应，如果发生漏服情况，处理方法见表 1-1。

表 1-1　漏服药物后补救措施

发现漏服的时间点（小时）	每日服药次数	补救措施
＜2 以内	两次	加服全量
	一次	加服全量
2～4	两次	加服全量的 1/2
	一次	加服全量
4～8	两次	加服全量的 1/4
	一次	加服全量
8～16	两次	无须追加服药
	一次	加服全量
＞16	一次	无须追加服药

注：绝对禁止在下次服药时擅自增加药物剂量！2 次服药间隔不应少于 8 小时，否则可能导致严重的毒性反应和不良反应。

2. 降血糖药漏服的补救

如果偶尔忘记服药，为安全起见，及时补救是糖尿病友最稳妥、最明智的选择。降血糖药的补服根据其种类不同而不同。

（1）二甲双胍：发现漏服时若血糖水平明显升高应补服，若血糖水平无明显升高或夜间发现漏服不需要补服，必要时加强运动即可。

（2）磺酰脲类和格列奈类药物：格列齐特、瑞格列奈、那格列奈等餐前半小时服用的药物，若用餐时或用餐后不久发现漏服，可以立即补服；但如果已经到了吃下顿饭的时间才想起来，这时胃已排空，如果补服或者和下顿饭前的药物一起服用，有可能由于药物作用太强而引起低血糖。正确的做法是在服药前先查血糖，如果血糖较高，可以临时增加原来的用药剂量，并把服药后进餐的时间适当后延。若餐后血糖仍然较高，对于年轻患者可以适当增加运动量或减少下一餐的主食量；格列齐特缓释片等每日早餐前服用的药物，若午饭前发现则补服，午饭后发现则根据血糖水平减量补服或加强运动，夜间发现则不要补服。

（3）α- 葡萄糖苷酶抑制剂：阿卡波糖片（拜糖平、卡博平）、伏格列波糖片（倍欣、华怡平）等与第一口主食一起服用的药物，若在用餐时发现漏服可以补服，用餐后发现则无须补服，因为缺乏主食时该药难以发挥药效。

（4）胰岛素增敏剂：罗格列酮、吡格列酮等每日只服用 1 次的药物，发现漏服时直接补服即可。

3. 降压药漏服的补救

服用长效降压药（每日只服药 1 次）若白天发现漏服则直接补服，即漏服时间在 12 小时以内，应尽快补服，若第二天才发现漏服则无需补服上一次的药，继续每日按时服药即可。短效降压药（每日服药超过 1 次）若是在白天发现漏服，则应立即补服并相应推迟下一次的服药时间，若在夜间发现漏服且血压无明显上升时则无须补服。

切忌加倍服用降压药以免诱发低血压、脑卒中等不良反应。

为减少漏服药物，尽量做到按时服用，可采取下列一些小办法来提醒自己或者家人按时服药。①选用分隔药盒，将同一时间服用的药物放在同一小格中，并贴上标签，随身携带或放在醒目的位置提醒自己。②使用带提醒功能的药盒或设定闹钟提醒按时服药。③将特定时间服用的药物摆放在特定的位置提醒自己，如饭前饭后服用的药物放在餐桌、睡前服用的药物放在床头柜等。④保证药效的同时尽可能选用长效制剂，减少每日服药次数。

二、多服药物时的措施

1. 免疫抑制剂多服时

如果无意中多服了免疫抑制剂，而服用药物的时间距下次服药间隔小于 6 小时，可暂停一次服药。在此期间无须检测药物浓度，因为不能真实反映药物的代谢情况。

2. 其他药物多服时

一般在多服用药时其不良反应会增加，因此要注意多服用药物的不良反应，加强对不良反应的监测及出现症状时对症治疗，必要时去医院做相应的处理，以免出现严重的并发症。

三、呕吐时口服药物的补救措施

在服药后的某一时间，可能会由于胃肠炎或其他原因导致呕吐，呕吐会导致口服的药物吸收不完全，甚至会全部吐出来，如服药之后很快呕吐，或发现完整胶囊。对于一般性药物或一般性疾病不一定需要补服，但对于器官移植患者，免疫抑制剂的药量很重要，若吸收不完全进而导致摄入的药量不足，就有可能引起排斥反应的发生。因而，在诊治呕吐的同时，需要根据呕吐在服药后的不同时间点，追加服用相应的药物剂量（表 1-2）。

表 1-2　服药后呕吐的补救措施

呕吐在服药后的时间（分钟）	补救措施
0 ～ 10	加服全量
10 ～ 30	加服全量的一半
30 ～ 60	加服全量的四分之一
> 60	无须追加服药

第八节　药物水果有学问

水果是大自然给予人类的馈赠，因水果中含有人体必需的多种维生素、矿物质、碳水化合物、膳食纤维、蛋白质及脂肪等营养物质，而且多数水果吃起来口感美味，会让人身心愉悦，所以多吃水果有利于身体的健康。当人患病的时候，也常常被医护人员建议多吃水果，以利康复。如猕猴桃的维生素 C 含量丰富，对于需要补充维生素 C 的人群，多吃猕猴桃有益健康；香蕉含有丰富的糖分、维生素、钾镁等矿物质以及膳食纤维等多种营养素，食用后可以补充能量及电解质，有利于机体恢复，还具有润肠通便、助睡眠、防治高血压等功效。由于不同的水果成分不同，对人体的功效和作用也不同，尽管大部分水果对人体是有益的，但如果不注意吃水果的时机和一些禁忌，健康食物也会成为"帮凶"，不小心就吃出病了。特别是在服用一些药物或患有一些疾病时，更要谨慎吃水果。譬如西柚，它因含有抑制肝脏代谢的一种酶，不能同时跟多种药物同服，尤其对于器官移植患者，若食用西柚或饮用含西柚汁的饮料会显著提高他克莫司的药物浓度，因此会产生肝肾毒性，甚至增加感染的风险。因此，在服药期间选择水果的时候要考虑水果对药物的影响。下面重点介绍"药物的公敌"西柚及一些对药物影响比较大的水果，还有关于吃水果的最佳时机，以引起大家的重视。

1. 西柚

西柚又称葡萄柚（grapefruit）（图 1-1），是芸香目芸香科柑橘属的植物，同属柑橘属的主要还有柚、柠檬、柑橘、香橙、甜橙。西柚果肉柔嫩，多汁爽口，酸中微苦，且富含维生素 C、柚皮素和纤维素，可以增强免疫、减轻疲劳、瘦身减肥，受到很多人的青睐。但西柚也存在一个致命的弱点，那就是西柚和非常多的药物存在相互作用，可能会影响这些药物的疗效！与西柚存在相互作用的药物中，很多都是治疗高血压、冠心病、高脂血症、心律失常的常用药，还有很大一部分是抗肿瘤治疗靶向药物，而这些药物都有一个共同点，那就是需要经过体内的细胞色素 P450（CYP450）酶代谢。CYP450 酶主要存在于肝微粒体中，对药物代谢起着非常重要的作用，临床上 90% 以上的药物相互作用或药物 / 食物相互作用都是由 CYP450 酶的活性改变引起的。CYP450 酶分为多种亚型，其中有几种易与药物产生相互作用，包括 CYP1A2、CYP2C9、CYP2C19、CYP2D6、CYP3A4，尤其 CYP3A4 是参与口服药物代谢最为广泛的亚型。西柚中含有一种特殊物质——呋喃香豆素，会不可逆地抑制 CYP450 酶（如 CYP3A4），减慢人体对经 CYP3A4 代谢药物的代谢过程，造成药物在体内的蓄积，血液中的药物浓度增高，药物的效应也相应增强。所以坊间传言"1 颗药与西柚同服，等于吃了 20 颗药"。不但西柚本身，西柚汁、西柚复合饮料同样会抑制 CYP3A4 的功能！研究发现：西柚对药物的影响，在 4 小时之内的作用最强；如果间隔 12 小时，作用会减为 50%；间隔 24 小时，则只剩下 25%，完全代谢需要 3 天。所以食用西柚和服用经 CYP3A4 代谢药物的时间间隔在 24 小时以上是相对安全的。对于那些每天都要有规律地服用以上药物的患者，建议还是不要吃西柚。

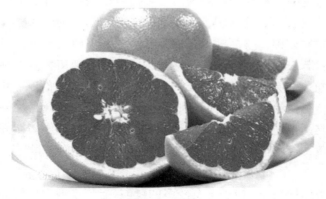

图 1-1　西柚

至于同属柑橘属的柚子（包括文旦、沙田柚、坪山柚等）、柠檬、柑橘、香橙、甜橙等中呋喃香豆素的含量相对西柚较少，可以适量食用，但是也有引起相互作用的报道，所以为安全起见，对于所服用药物影响机体功能比较大的患者，如器官移植患者服用他克莫司或环孢霉素等免疫抑制剂，在食用这些水果时，一方面要控制食用水果的量，另一方面尽可能避开服药前后食用，可在服药间隔少量食用。此外，黑桑葚、野生葡萄、石榴、杨桃及黑莓也对 CYP3A4 活性有潜在抑制作用，也应慎吃。

临床上受药物代谢酶 CYP3A4 影响的常用药物见表 1-3。在食用西柚后会导致这些药物代谢减慢，在体内蓄积，血液中的药物浓度升高，从而放大药物治疗效果，如：放大降压效果，导致血压迅速降低，器官灌注不足，从而诱发心肌梗死、脑梗死，甚至猝死；放大抗排斥药物效果，导致他克莫司或环孢素药物浓度升高，从而出现药物肝肾毒性或免疫抑制过度而发生感染风险。

表 1-3　受药物代谢酶 CYP3A4 影响的常用药物

类别	药物名称	与西柚发生相互作用
免疫抑制剂	他克莫司、环孢素、西罗莫司等	会增大药物的肝肾毒性，发生感染的风险增加
降压药	"地平"类通道阻滞剂，如硝苯地平、氨氯地平、非洛地平、地尔硫䓬、尼群地平等	扩大降压效果，引起低血压，轻则头晕、心慌、乏力，重则诱发心绞痛、心肌梗死、脑卒中的风险
降血脂药	辛伐他汀、洛伐他汀、阿托伐他汀等；非诺贝特及吉非贝齐等	可出现肌痛、肌无力、肌肉肿胀等横纹肌溶解表现，部分患者甚至会出现急性肾衰竭
抗血小板药	氯吡格雷	增加抗凝血效果，有发生胃肠出血的风险
激素类	泼尼松、地塞米松、睾酮、雌二醇等	激素相关作用增加
抗过敏药	特非那西丁	出现头晕、嗜睡的症状明显

2. 香蕉

香蕉是生活中常见的一种水果，因为常吃香蕉可以缓解抑郁的情绪，因此有"快乐水果"的美称。香蕉味甘性寒，主要具有清热润肠、降血压、防治胃溃疡、抗抑郁等作用。因香蕉含有较多矿物质如钾、镁、钙、铁等元素，因此不建议与下列药物同服。①保钾利尿药，如螺内酯、氨苯蝶啶、阿米洛利等保钾利尿药和补钾药物。否则有发生高钾血症的可能。②喹诺酮类抗生素。因其含有的 5- 羟色胺能降低胃酸水平，可能干扰喹诺酮类抗生素如左氧氟沙星、莫西沙星等药物的吸收过程，最终影响药效。③降压药。常吃香蕉可预防高血压，每天吃两根还可帮助改善血压状况。但在服用降压药期间，尤其是调整药量阶段，最好少吃香蕉，否则可能加大药物的不良反应，引起血压过低。

3. 柿子

补充微量元素和降低血压。柿子含有较多的鞣酸，能与铁剂生成沉淀，影响药物的吸收，降低药物的疗效。

4. 山楂

山楂含有三萜皂苷类、鞣质、维生素 C、脂肪酸等酸性物质，口味酸甜，促进消化。其中的有机酸会和许多药物发生配伍方面的变化。比如山楂丸与磺胺类药物合用，可使尿液酸化，药物溶解度降低，在肾小管中析出结晶；山楂丸与碱性药物如碳酸氢钠、碳酸钙、氨茶碱等同服，可产生酸碱中和反应，使这些药物药效减弱或丧失。山楂丸与小檗碱、咖啡因、东莨菪碱等合用，能使肾小管对这些药物的重吸收减少，排泄增多，从而降低药效。另外，山楂有促进消化液分泌的作用，使胃酸增多，故正在服用治疗胃及十二指肠溃疡药物的患者应禁用。即使想吃山楂的话，适量即可，并尽量和服药时间隔开 2 小时以上。

附：服药时吃水果的小常识

1. 服药前后，什么时间吃水果最佳

对于需要服药的患者，哪怕是最常见的水果，最好也要和药物分开吃，一般情况下，在服药前后的 1 ~ 2 小时内最好不要吃水果，这是因为一些水果中含有的某些化合物、矿物质及生物酶等，可以与许多药物成分产生化学反应，从而使药物的应有作用发生改变。

（1）未熟透的苹果、杏子、柿子等青涩的水果富含有一种鞣质成分，它很容易与药物发生化学反应，造成药物在人体内集聚沉淀，溶解度变小，阻碍有效成分的吸收，导致药效的下降。如贫血患者服用琥珀酸亚铁进行补铁药物时。

（2）大多数水果中含有的柠檬酸和苹果酸等有机酸，特别是酸性较大的水果如山楂、橘子、葡萄等会改变肠道里的酸碱环境，在服用一些对酸碱敏感的药物，比如口服类阿莫西林、阿奇霉素、头孢菌素等抗生素，以及对氢氧化铝、碳酸氢钠、碳酸钙等碱性药物，都可能会导致药物部分或完全失效。

（3）脐橙、苹果、草莓、香蕉、桑葚等水果均含有较多的金属离子，如钙、镁离子等，这些离子会和部分药物形成难以溶解的复合物，也会妨碍药物有效成分的正常吸收而影响疗效。

（4）水果中还有些成分会干扰人体内的代谢酶，使药物代谢酶活力下降，药物浓度会在体内升高，产生或加重不良反应。

（5）磺胺类药或解表类中药与水果同服，水果中的有机酸既可与磺胺类药形成结晶，易导致尿路结石的发生，又会使解表类中药的发汗解表作用减弱，疗效大大降低。

2. 吃水果多少为佳

水果虽好，但不能多吃。这是因为肾脏的工作能力有限，吃得过量很容易加重肾脏的工作负担，导致肾功能损害。通常推荐人们每天吃水果 150g ~ 300g，以不超过 300g 为宜。300g 相当于 1 个拳头大小的梨、1 个半拳头大小的苹果、2 根香蕉、3 个猕猴桃等，具体能吃多少因人而异。

3. 碱性药物遇酸性水果会相克

碱性药物不宜与酸性水果同服。一些含有大量有机酸的水果，或称酸性水果，包括苹果、猕猴桃、山楂、葡萄、梨、橘子（含柑、橙子、柚子、金橘）、柠檬、乌梅、橄榄等，

不宜与碱性药物和磺胺类药同服，如：与碳酸氢钠、复方氢氧化铝等碱性药物同服会降低疗效；与磺胺类药同服容易结晶形成结石，疗效降低。

第九节　喝茶饮酒知禁忌

有很多人平时很喜欢喝茶，偶尔饮酒。适量喝茶有益健康，偶尔饮酒也是其乐融融。但若患了疾病或需要服药的时候，喝茶饮酒可能就会对服用的药物有影响，对疾病也会有一定的影响，严重的可能还会危及生命，因此在服药期间很有必要知道喝茶饮酒的禁忌。

一、服药期间能喝茶吗？

由于茶叶里含有单宁酸，能和许多药物的成分产生化学作用，使之无法被身体吸收，导致药物不能充分发挥药效，还可能会引起胃部不适、腹泻等不良反应。因此，首要的一点就是服药时尽可能不要用茶水送服药物，最好用温开水送服，这样就避免了药物与茶水的直接接触。由于药物种类繁多性质各异，能否用茶水服药，不能一概而论。譬如因茶叶中的茶多酚可以促进维生素 C 在人体内的积累和吸收，同时，茶叶本身含有多种维生素，对增进药效反而是有利的。但以下有几类药物在服用的时候要注意：

（1）金属类药：如钙剂类（如葡萄糖酸钙、乳酸钙）、含铁补血药或含铁剂（硫酸亚铁、枸橼酸铁胺等）、含铝剂（如氢氧化铝、复方氢氧化铝、硫糖铝等）、含钴剂类（如甲钴胺）和银剂类（如硅碳银片），不要用茶水送服。这是因为茶水中的茶多酚和药物中的金属离子会起络合反应，这和用铁锅炒茶茶色可能会变黑是一样的道理。

（2）催眠、镇静等药物：如镇静、催眠、镇咳类药物不能用茶水送服。茶叶中的咖啡因有提神醒脑作用，尤其是对咖啡因比较敏感者用茶水服药会影响催眠和镇静效果。

（3）酶制剂：如多酶片、胃蛋白酶等助消化酶不能用茶水送服。茶叶中的茶多酚和酶结合后，会降低酶的活性，减弱药效。

总的说来，服药期间喝茶水这个问题并不是绝对的，绝大部分药物问题都不大。但最好注意以下几点：①不喝浓茶，少量饮用；②服药与喝茶最好间隔 1 小时以上，如果是空腹服药，那就饭后 1 小时左右喝茶，上午从 10 时到 11 时，可选择红茶，下午 3 时到 4 时，可选择绿茶；如果是饭后服药，那就喝下午茶吧。对于服用缓释或控释剂型的药物，建议还是尽可能不要喝茶为好。

除了服药不能用茶水送服外，喝茶还需要注意其他的禁忌。

（1）茶叶含有咖啡因、膳食纤维素等，有分解脂肪的功效，体质虚弱或营养不良等人群，不宜喝茶，否则会导致体质更加虚弱。

（2）茶叶富含咖啡因，能刺激神经中枢系统、兴奋大脑，醉酒后饮用，会增加心脏负担，不利于身体健康。

（3）发热的时候也不宜喝茶，茶叶中的咖啡因不仅会升高人体体温，同时还会减低药效，对身体产生危害。

（4）冠心病患者在喝茶的时候一定要谨慎，因为茶中的咖啡因、茶碱的振奋效果是非常大的，会增强心脏的功能，喝茶后可能导致其发病或加重病情。

二、服药期间能少量喝酒吗?

酒(主要成分为乙醇,俗称酒精)对肝药酶有双相作用,大剂量对药酶有抑制作用,可使肝药酶活性降低;少量乙醇对肝药酶起诱导作用,使其活性增强。乙醇还具有抑制中枢神经系统、扩张血管等作用,与其他药物配伍使用时会涉及药代动力学与药效学两大问题。因此,无论是红酒、啤酒还是白酒,饮用不当或与某些药物并用,可干扰药效和增加毒性,甚至危及人的生命。

以下这些药物在使用期间必须严格禁酒,否则后果很严重,甚至是致命的。

1. 头孢菌素类抗生素(包括静脉用及口服药)、呋喃唑酮、氯霉素、呋喃妥因、甲硝唑等

服药后喝酒引起的反应称之为双硫仑反应。双硫仑本身是一种戒酒药物,双硫仑在与乙醇联用时可抑制肝脏中的乙醛脱氢酶,使乙醇在体内氧化为乙醛后,不能再继续分解氧化,导致体内乙醛蓄积而产生一系列反应。许多含有"硫甲基氮唑基团"的抗菌药具有与双硫仑相似的作用,用药后若饮酒,会发生面部潮红、眼结膜充血、视觉障碍、头颈部血管剧烈搏动或搏动性头痛、头晕、恶心、呕吐、出汗、口干、胸痛、心肌梗死、急性心力衰竭、呼吸困难、急性肝损伤、惊厥及死亡等,称之为双硫仑样反应。这种反应一般在用药与饮酒后 15 ~ 30 分钟或静脉输入含乙醇的注射剂时发生。其症状的程度与持续时间因个体差异而有不同的表现,与应用药物的剂量、饮酒量成正比。饮用白酒较啤酒、含酒精饮料等反应重,用药期间饮酒较停药后饮酒反应重。本身就有心血管基础病的人,有可能严重到呼吸抑制、心力衰竭乃至死亡。那么,饮酒和服药到底间隔多久才是安全的呢?一般情况下,在饮酒后 5 天之内的人,服头孢类抗生素都可能发生双硫仑样反应。喝酒 6 天以后,再服药,是安全的。

2. 镇静、催眠药

酒精和安眠药都可作用于中枢神经系统,并且影响大脑中 γ- 氨基丁酸受体的功能,而 γ- 氨基丁酸可抑制中枢神经系统过度兴奋,对脑部具有安定作用,因此当二者被混合服用,会加重对中枢神经的抑制作用,导致睡眠时间延长甚至出现嗜睡,甚至出现呼吸中枢抑制。如苯巴比妥、水合氯醛、地西泮(安定)、氯氮䓬(利眠宁)这些大脑抑制剂,在乙醇的作用下,会被人体加速吸收,同时还会减慢其代谢速度,使药物成分在血液中的浓度在短期内迅速增高,从而加重镇静、催眠药的效果,对大脑活动产生抑制作用,会引起严重的困倦和眩晕。如果服用者在活动状态下,还会增加跌倒、受伤和出车祸的风险。饮酒后,酒精对大脑中枢神经系统先兴奋后抑制,使中枢神经系统正常活动受到严重抑制,可使患者出现昏迷、休克、呼吸衰竭、死亡等。

3. 解热镇痛药,如阿司匹林、对乙酰氨基酚、布洛芬等

这类药本身对胃黏膜有刺激和损伤作用,而酒精也伤胃,两者双管齐下,可导致胃炎、胃溃疡、胃出血等。对于使用包括羟考酮、吗啡、哌替啶等镇痛药,酒精可以加剧这些药物带来的不良反应,从而增加疲劳感,或者使得血压下降,还可能导致呼吸困难。

4. 降压药

服用降压药后饮酒非常危险,酒精会扩张血管并增强药物的降压效果,使本身因药物作用降到正常的血压降得更低，特别是利血平、贝那普利、卡托普利等血管扩张药，更容易引起突发性低血压，导致头晕、血压骤降甚至休克。

酒有很多种，如果服此类药后喝的是葡萄酒，因葡萄酒含有酪胺，若大量积蓄，会对人体造成重大伤害，导致头晕、头痛、恶心、呕吐、腹泻、心律失常、血压升高甚至脑出血。正常饮用时，其中的酪胺可被人体自然破坏，但若服此类药后，人体却无法成功破坏酪胺，后果会相当严重。服用降压药包括利血平、卡托普利、硝苯地平，如果再饮酒，可能引起血管舒张，出现低血压，甚至休克、危及生命。

5. 降血糖药

酒精会干扰肝脏调节血糖的能力，可能诱发低血糖或高血糖。酒精会刺激胰岛素分泌，若此时再吃降血糖药，就极有可能带来健康风险。因此，糖尿病患者在注射胰岛素或口服降糖药期间，空腹饮酒的话，很容易出现低血糖反应。尤其在服用格列苯脲或注射胰岛素后饮酒，出现低血糖的概率更高。此外，服用二甲双胍类降血糖药还可能增加乳酸性酸中毒风险，导致虚弱、嗜睡、心率减慢、肌肉疼痛、呼吸急促、胃痛等症状；服用格列苯脲和其他磺酰脲类，会和酒精相互作用，引起头晕、恶心、潮红或低血糖反应，表现为心慌、出汗、疲乏无力，甚至烦躁、意识混乱、多语，不易与醉酒区别，如果不及时治疗，可能会导致脑组织不可逆的损害，甚至死亡。

有些药物可能会在体内存留较长时间，所以不要轻率地以为吃完药几个小时后喝酒就安全了，一般服用头孢菌素类抗生素后的一周内，都尽可能不要喝酒。

第十节　服用中药要注意

当下，中药被老百姓广泛地应用，特别是大家越来越重视保健和"治未病"。很多人认为，中药无毒无害，作用缓和，因此喜欢使用中药，特别是一些补益药更是有滥用的趋势。目前很多医院也常采用中西医结合、中西医治疗并重的发展策略，患者经常在患某些疾病时需要中西药协同治疗，也收到了良好的效果。正确联用中西药，可充分发挥各自的优点，取长补短、协同促进，减少用量，缩短疗程，起到事半功倍的效果。但由于中药具体成分和在人体内的代谢过程均较复杂，有些中西药合用则可能出现相互作用降低治疗效果，甚至出现毒性反应和不良反应，因此对一些中西药联用需要非常谨慎，不然反而会产生不良后果。所以，如何正确使用中药，既能取得好的疗效，又保证用药安全是值得关注的问题。中医治疗疾病是中国独特的治疗方法，可以标本兼治。但是服用中药不仅有很多禁忌，而且还要注意服药的时间及服药方法，因此，同时服用中西药的时候应该恰当处理二者的关系。

一、服用中药的频次及最佳时间

一般情况下，每日1剂，分2～3次服用，常早晚各服1次。应合理安排用药时间。特殊情况要根据病情的轻重缓急相应地调整服药时间，如急性病、危重病需要立即服药、多次频服，以维持药效。中西药并用时要分开服用，中间间隔一定的时间，一般1～2小时为佳。

为了最大限度发挥药效，减少毒性反应和不良反应，需根据具体情况及药物特点来确定服药时间。一般情况下，补益类药物应于饭前空腹饮用，以利药物吸收；安神类药物应睡前半小时服用，并保持病室安静；解表药物应温服，以微微发汗为宜；泻下类药一般空腹服，因其伤脾胃，得泻即止；驱虫类药物宜空腹饮用，忌食油腻，使药作用于虫体。

二、西药和中药同服应注意的问题

中药的品种众多，当中还包括很多食物，例如莲子、姜、鸡蛋和水果等。患者在看病时，医生会运用中医理论，指导患者多吃某些食物。假如有人说服西药时就绝对不能服中药，也是十分武断的，因为包括水和白米饭也可以是中药。中药与西药存在明显相互作用的几种或几类药物如下。

（1）含乙醇（酒精）的中成药。包括藿香正气水、十滴水、复方甘草口服溶液、含甘草流浸膏和橙皮酊的感冒止咳糖浆，以及各种中药炮制的药酒等，应避免与头孢类抗生素及甲硝唑等同时应用，以免发生双硫仑样反应。

（2）活血化瘀的中药。这类中药跟一些抗凝血和强心的西药同时服用要谨慎或适当减量，否则可能会引起不正常出血。其中已知的活血化瘀中药品种包括丹参、当归和银杏叶等，跟西药的抗凝血药（包括阿司匹林、华法林等）和强心药（包括地高辛等）产生相互作用，引起不良反应。

（3）中药神曲不能与抗生素、磺胺类药物同时服用。因为神曲含有大量消化酶、酵母菌，若与上述西药同时服用，不仅使神曲的酶性降低，而且导致抗生素的抗菌作用大减，磺胺类药物的抑菌作用遭到拮抗。

（4）中药山楂、枣皮、乌梅、女贞子、山茱萸，以及含有其成分的中成药保和丸、六味地黄丸、肾气丸等为酸性，不能与碱性西药如氨茶碱、碳酸氢钠、复方氢氧化铝等同服，否则出现酸碱中和则使药物失去疗效。同样，属碱性的中药也不能与酸性西药同服，以免失效。如含皂苷的黄芩、远志、金银花、参类药材或制剂等不宜与维生素 C、枸橼酸、苯甲酸等同用。

（5）中药虎杖、桂枝、荆芥、地榆、狗脊、侧柏叶、仙鹤草等含有大量鞣酸，不能与西药硫酸亚铁、维生素 B、胃蛋白酶、胰酶、淀粉酶等酶类制剂合用，否则会形成不溶性沉淀物而丧失药物疗效。

（6）各种药酒不能与胃蛋白酶、胰酶、淀粉酶、多酶丸等制剂同服，因为药酒中的乙醇可引起酶蛋白变性，导致药物失效。

（7）金银花、蒲公英、鱼腥草、大蒜等，是具有抗菌消炎作用的中药，不宜与治疗消化不良、腹泻的西药乳酶生同服。因为这些中药可抑制乳酸杆菌的活力，使药效降低或者丧失。

（8）中成药速效伤风胶囊、复方感冒灵等，不能与含对乙酰氨基酚成分的西药同服，否则会增强对骨髓的抑制，导致再生障碍性贫血的发生。

（9）含强心苷的中药如罗布麻、番加皮、万年青、蟾酥等，均具有洋地黄样强心作用，若与西药洋地黄、毛花苷 C 等同用，就等于将各自的强心作用相加，极容易导致强心苷中毒反应，出现心动过缓，甚至停搏等严重症状。含吗啡的中药如罂粟壳，若与西咪替丁同用，可使患者出现呼吸骤停、神志错乱、定向力消失及全身抽搐等致命性反应。含生物碱类中药不宜与生物碱类西药合用，否则，很可能增强毒性，导致药物中毒，应禁忌配伍。发汗解表性中药都有较强的发汗作用，西药阿司匹林、安乃近等也有较强的发汗作用，同用会使患者出汗过多而伤津耗气，大汗不止，甚至虚脱。中药洋金花含大量的东莨菪碱，具有镇痛作用，而这也正是阿托品的主要功能．故二者合用就可能超过阿托品的安全用量而出现中毒。同时，阿托品、咖啡因等西药若与含有生物碱的乌头、黄连、川贝母及其中成药同服，极易增加毒性，出现药物中毒。

尽管中西药同时服用有很多安全实证，上述中西药一起服用也不一定就发生所描述的问题，但临床上仍主张保守的服药方法，建议中西药相隔 1～2 小时服用。对于上述中西医合用可能发生严重不良反应的情况，如含酒精的中成药与头孢类抗生素及甲硝唑联用可能发生双硫仑样反应，还是要给予足够的重视。为避免中西医合用带来的不良事件，一定要了解所用药物的性能和使用方法，必要时咨询有经验的医生及药师。

三、服用中药期间饮食禁忌

服药忌口，简称食忌，是服药期间对某些食物的禁忌。《本草经集注》说："服药不可多食生葫荽及蒜、鸡、生菜，又不可诸滑物果实等，又不可多食肥猪、犬肉、油腻肥羹、鱼鲙、腥臊等物。"一般来说，服中药期间，应忌食生冷、油腻、腥膻、不易消化及有刺激性的食物。具体如下：①热性病，应忌食辛辣、油腻、煎炸性食物；②寒性病，应忌食生冷食物、清凉饮料等；③胸痹，应忌食肥肉、脂肪、动物内脏及烟、酒等；④肝阳上亢、头晕目眩、烦躁易怒，应忌食胡椒、辣椒、大蒜、白酒等辛热助热之品；⑤黄疸胁痛，应忌食动物脂肪及辛辣烟酒刺激物品；⑥脾胃虚弱，应忌食油炸黏腻、寒冷固硬、不易消化的食物；⑦肾病水肿，应忌食盐、酸辣太过之品；⑧疮疡、皮肤病，应忌鱼、虾、蟹等腥膻发物及辛辣刺激性食物；⑨肿瘤病者忌虾、蟹等腥膻发物。

四、服用中药后的注意事项

服中药除了要煎服得当外，还要注意用药后护理。服药后宜休息片刻。某些解表药物服用后需要盖被安卧，全身微微出汗，症状才能缓解；安神药物服用后，需保持病室安静，避免情绪激动及剧烈运动等。

第十一节　停药时机有讲究

患病时服药，大部分人都很重视服药的问题，但对于何时停药的问题却重视不够，甚至比较随意，即使药品说明书也很少提及停药的时间问题。如果停药的时间过早，病情可能复发，而不停药又有毒性反应和不良反应。有相当一部分人因为过于担心药物的不良反应，或感觉症状缓解，或因药效不明显，或不堪药费负担，不征得医生的同意，就自行停用药物。这种做法不仅可能造成疾病的反复或进一步恶化，而且由于某些药物本身的作用特点，骤然停药还会带来不良后果，有些甚至有生命危险。如何既治好病，又不伤身，把握最佳停药时机的确大有讲究。以下关于停药时机的要领可供参考。

一、立即停药不能等

对于一些持续不久的症状，其用药往往采取"速战速决"，症状解除马上撤药，如腹泻时用止泻药洛派丁胺，头痛、牙痛或痛经时用止痛药，发热用解热药，胃肠痉挛引起的腹痛用阿托品或莨菪碱片，便秘时用乳果糖等，症解药停，不应滥用久服。是药三分毒，如果该停不停，不仅是一种浪费，更严重的是药物会增加肝肾的负担，产生毒性反应和不良反应。

此外，应用毒性反应和不良反应较多或容易产生依赖性的药物，也应当"见好就收"，及时停药。如用哌替啶止痛，用地西泮催眠，容易产生依赖、成瘾。长期滥服广谱抗生素，可造成消化道菌群失调，引起二重感染而导致"抗生素相关性肠炎"。

二、按照疗程不能急

不坚持用药疗程、随意停药的危害很大。不同的疾病或疾病严重程度不同，病程有长短之分。对不少疾病，为了达到彻底治疗的目的，有比较明确的用药疗程，其疗程有数日、一周、半月或更长。如抗结核药 3 个月为一疗程，全疗程一年或一年半；治疗消化性溃疡一疗程需 4～6 周。一般是疗程完成才能停药。治疗细菌感染，用药疗程通常需长于病程，一般在患者发热、乏力等感染症状消失后，还需继续用药 3 日，以求彻底治愈。有些患者过早停药，导致细菌未能彻底消灭，疾病反复、恶化及细菌耐药性产生。

三、长期用药不能断

对于器官移植患者服用抗排斥药物自然需要不间断长期用药，对一些疾病如高血压、糖尿病、心脏病用药、抗凝血药、调血脂药等，目前尚无特效药，用药只能治其标，不能治其本。用药后能减轻症状，可一旦停药，症状又会复发。这类疾病大多需要长期用药，有的甚至终身服药。服这些药物，也不能"三天打鱼，两天晒网"式地服服停停，应该按医嘱服药。

（1）抗排斥药：器官移植服用的免疫抑制剂要严格按照医嘱服药，如果随意停药，即使停药一次也有可能诱发免疫排斥反应，导致器官移植失败。

（2）降压药：患者突然停用某些降压药，如 β 受体阻滞剂普萘洛尔（心得安）、美托洛尔（倍他乐克）等，有可能导致血压骤然升高，诱发心绞痛，严重者可引起出血性脑卒中，危及生命。

（3）降血糖药：治疗糖尿病，需终身服用降血糖药控制血糖，有些药物如促进胰岛素分泌的磺酰脲类，突然停药会引起血糖骤然升高，导致酮症酸中毒，甚至昏迷，危及生命。

（4）心脏用药：寒冷的冬季，冠心病患者突然停用硝酸甘油等，可能引起冠状动脉痉挛，从而诱发心绞痛。一些心律失常患者突然停用抗心律失常药，可引起严重心律失常，甚至诱发心房纤颤，导致原有的血栓脱落，进而发展为脑梗。

（5）调血脂药：因自身代谢旺盛，合成胆固醇较多的患者，若擅自停用他汀类调血脂药，胆固醇水平会大幅反弹，患者可能面临突发心脏病和死亡的风险。

四、缓慢停药不能快

某些药在长期应用中不能"急刹车"，否则会使病情"反跳"、加重，甚至危及生命。如长期应用 β 受体阻滞剂普萘洛尔（心得安）治疗高血压、甲亢或心律失常，骤然停药，除了导致"反跳性高血压"，严重者还会引起心绞痛、心肌梗死而死亡。

（1）糖皮质激素类：长期应用糖皮质激素类（如泼尼松、地塞米松等）会引起机体肾上腺皮质萎缩、功能下降，抑制人体自身皮质激素的分泌。一旦突然停药，中断了外来的激素，此时肾上腺皮质来不及做出反应，会因机体分泌的内源性皮质激素不足而出现"肾上腺皮质功能不全"的症状，即"反跳现象"，表现为恶心、呕吐、肌力减弱、低血压、低血糖等症状，并使原发病复发或恶化，甚至出现休克、死亡。因此停用糖皮质激素前，患者一定要按医生的要求，逐渐减少每日维持量或采用隔日减药法。

（2）β 受体阻滞剂：长期服用 β 受体阻滞剂，如美托洛尔、普萘洛尔的患者，突然停药可引起心脏内的 β- 受体对儿茶酚胺的敏感性增高。这会导致患者的血压反跳性升高，心绞痛加剧，甚至诱发心肌梗死，严重者可引发室性心动过速和心脏猝死。故长期服用此药的患者，应遵医嘱逐渐减量，减量过程以 2 周为宜。

（3）中枢神经系统药物：如镇静催眠药、抗抑郁药、镇痛药等，长期反复应用时，可产生依赖性和成瘾性。如长期用地西泮（安定）来治疗失眠时，药物在体内形成一定的蓄积，会导致药物依赖。突然停用安定后，可出现"反跳现象"和"戒断症状"，患者表现为失眠、焦虑、兴奋、心动过速、呕吐、出汗及震颤，甚至发生惊厥。为防止在长期应用中枢神经系统药物的过程中产生依赖性，可采用多种药物交替使用方法或其他的疗法。

（4）抗甲状腺药：长期服用抗甲状腺药的患者骤然停药，可导致甲状腺功能亢进，使甲状腺激素分泌增多，甚至出现甲状腺危象——患者发生高热、虚脱、心衰、肺水肿、水电解质紊乱，严重时可导致死亡。如果患者甲亢症状缓解或血甲状腺激素水平恢复正常，可以每 2 ～ 4 周减量一次。待症状完全消除，甲状腺肿大、突眼等体征明显好转后，才能减至最小量维持治疗。在完全停药前，如有必要，还可将维持量再减半一次。

（5）降血糖药：如果一旦血糖控制正常，就立即停用降血糖药，可使血糖浓度急剧上升。特别是平时应用胰岛素注射治疗的患者，治疗显效后如果突然停用胰岛素，有发生酮症酸中毒，乃至昏迷的危险。对于 2 型糖尿病患者手术后需要停用胰岛素时，建议可根据血糖水平，逐渐减少胰岛素的量，改用口服降血糖药治疗。

（6）抗乙肝病毒药：拉米夫定是当前常用的抗乙肝病毒药，该药在治疗过程中如果突然停服，三分之一的患者会出现肝损伤，即"拉米夫定停药后肝炎"，表现为患者转氨酶上升，可能达到正常上限的 3 ～ 10 倍；出现黄疸，胆红素超过正常值 2 倍；乙肝病毒 DNA 由阴转阳，严重者还可能发生肝衰竭至死亡。建议当肝功能恢复正常，乙肝病毒 DNA 检查为阴性，e 抗原阳性转为 e 抗体阳性，并且保持至少半年以上，此时才可以考虑逐渐停药。

（7）维生素 C：长期、大剂量服用维生素 C 的患者，血液中的维生素 C 含量反而比正常人低。这是因为，大剂量维生素 C 会改变体内调节机制，加速了维生素 C 的分解和排泄。当突然停用维生素 C 时，机体仍保持加速分解和排泄，就会有数天或数月的停药反应，引起反跳性维生素 C 缺乏病的症状。因此建议逐日减量至停药。

（8）长效避孕药：这类药物也不可突然停药，突然停药不仅可发生子宫突破性出血，还可导致避孕失败。女性想要停药时，应在月经周期第 5 日起开始服短效避孕药，连续 3 个月，作为停用长效避孕药的过渡。

五、选择性暂停使用，而非永久性停用

经过一段时间的药物治疗后，选择性暂停使用，有助于减少或避免长期用药可能发生的不良反应。停药期间必须要监测，一旦病情发生变化，用药指征出现，应立刻恢复药物治疗，而非永久性停用。此类药物常见于需要长期治疗的疾病，如抗骨质疏松症的双膦酸盐，经过药物长期治疗后，骨密度增加、骨折风险下降，暂停药物的使用后仍可从抗骨折疗效中获益，而药物不良反应风险将随之降低，是药物的选择性暂停使用，而非永久性停用，一旦检查发现骨折风险增高，则恢复抗骨质疏松药治疗。

总之，当患者病情已控制或基本痊愈时，不可自作聪明，擅自停药。具体停药时机要根据所患疾病、用药品种及患者的具体情况而定，最好在医生或药师的指导下进行，选择是立即停药，还是逐渐减量或增加替代药品，观察病情无反复后，最后完全停用，以减少或避免因停药而出现的损害。

第二章

器官移植术后常用口服药物

第一节　抗排斥药物

免疫抑制剂是一类对机体的免疫反应具有抑制作用的药物，通过抑制与免疫反应相关细胞（主要是 T 细胞和 B 细胞）的增殖和功能而降低免疫应答，在器官移植方面用于预防和避免移植器官排斥反应的发生。器官移植离不开免疫抑制剂，而免疫抑制剂又是一把"双刃剑"，一面是其抗排斥反应疗效，另一面则是其不良反应。由于各种免疫抑制剂的作用机制不同且其不良反应的程度多与使用剂量有关，因此，针对移植排斥反应发生的不同靶点和关键步骤采用合理、有效的多种免疫抑制剂联合用药方案，既可协同增强免疫抑制效果，又可减少各种免疫抑制剂的用量，从而在临床有效抗排斥的同时最大化降低不良反应的发生率，是保障移植受者长期高质量生存的重要基础。

口服免疫抑制剂主要用于免疫抑制的维持性治疗，预防急性排斥反应的发生。目前器官移植术后常用的免疫抑制药物有以下几类：①钙神经蛋白抑制剂（CNI），包括环孢素 A（CsA）和他克莫司（FK506）；②抗细胞毒性药物，包括吗替麦考酚酯（MMF）、麦考酚钠肠溶片（EC-MPS）、咪唑立宾（MZR）、硫唑嘌呤（AZA）、来福米特（LEF）等；③哺乳动物雷帕霉素靶蛋白抑制剂（mTORi），包括西罗莫司（SRL）和依维莫司；④糖皮质激素；⑤植物免疫制剂如雷公藤制剂。

免疫抑制剂常见的共同毒性反应和不良反应包括：感染、肿瘤、骨髓抑制、肝肾毒性、消化道不良反应、代谢性疾病、神经精神症状及皮肤黏膜病变等。因此必须严格按照要求认真服用，药物过多过少都会对患者带来危害。希望广大器官移植患者慎用药物，听从有经验的移植专科医生的指导，切勿自行调整药物。以下就器官移植术后常用口服免疫抑制剂进行逐一论述。

一、钙神经蛋白抑制剂（CNI）

包括环孢素 A（CsA）和他克莫司（FK506）。

1. CsA

CsA 是抗器官移植排斥反应的革命和里程碑式药物，其抗排斥治疗疗效肯定，但由于其治疗窗窄，血药浓度易受食物、合并用药等因素的影响。CsA 的血药浓度和其免疫抑制作用的强度有关，也和毒性反应和不良反应息息相关。在临床上，部分患者由于不了解相关知识往往导致 CsA 血药浓度的波动而影响治疗效果。因此，如何正确地认识和使用 CsA 并维持安全有效的血药浓度范围，对患者的治疗和预后有着十分重要的意义。

【商品名】　新山地明、新赛斯平、田可等。

【剂型及规格】　胶囊，10mg/ 粒、25mg/ 粒、50mg/ 粒等。

【适应证】　常应用于预防和治疗同种异体器官移植和骨髓移植后的排斥反应或移植物抗宿主反应，以及其他各种自身免疫性疾病。对于肥胖、糖尿病或胰岛功能异常、乙型肝炎病毒（HBV）和丙型肝炎病毒（HCV）携带的受者可优先选择 CsA；因使用 FK506 后出现药物性肾损伤、FK506 血药浓度过低或服药量过大、药物性糖尿病等不良反应时可将 FK506 转换为 CsA。

【禁忌证】　严重肝肾损害、未控制的高血压、感染及恶性肿瘤患者忌用或慎用。

【服药时间及其理由】　可空腹服用，也可进食时或者餐后服药，但应固定服药与进食的先后顺序，如果有时饭前、有时饭后，药物的浓度会有较大波动。每天服用 2 次（早上和晚上），间隔 12 小时（如：早上 8 时、晚上 8 时服药），建议固定服药时间。理由是目前临床上用的 CsA 主要是微乳化的，全胃肠道均能吸收，不受食物、脂肪、胆汁分泌及酸性物质的影响，所以可空腹服用，因可能导致胃肠道不适，亦可进食或者餐后服药。

【服药方法及服用剂量】　建议用温白开水送服。与牛奶或果汁饮料同服可以提高 CsA 药物浓度，若用牛奶或果汁饮料送服需坚持每次定量送服，否则浓度忽高忽低不利于维持免疫抑制效果。不同器官移植用药剂量稍有差异。如肾移植：口服用药起始量通常为 6 ～ 8mg/（kg·d），分 2 次服用，每 12 小时口服 1 次，根据移植时间、受者免疫状态及血药浓度变化调整剂量，具体用量与 CsA 剂型及免疫抑制方案有关，一般维持剂量为 2 ～ 6mg/（kg·d），适时调整。

【注意事项】

（1）需要监测 CsA 血药浓度：因为每个人对 CsA 的吸收和代谢不同，个体差异较大，因此必须定期监测血药浓度，及时调整药物用量，以免血药浓度过低发生排斥反应或达不到治疗作用，或者浓度过高，引起过多的毒性反应和不良反应。CsA 血药浓度分为谷浓度（C0）和峰浓度（C2）。谷浓度为服药前最低的血药浓度，应该在早晨服药前半小时之内抽血。也就是说，如果服药时间为早 8 时和晚 8 时，应该在早晨 7 时半到 8 时服药前抽血。如果延迟太多，如 10 时抽血，浓度就会偏低，如果在早晨服药后或过早抽血，浓度就会偏高，影响医生的判断。峰浓度（C2）一般指服药后 2 小时空腹抽血测定的血药峰浓度值，即一天内最高值。

（2）测定 CsA 浓度的方法：目前主要有高效液相色谱法、高效毛细管电泳法、放射免疫法、荧光偏振免疫法和受体结合法等。不同医院、不同方法所测得的 CsA 血药浓度可能会有所偏差，对患者用药剂量的调整会带来一定的困难。因此应注意询问并尽可能地选择同一种检测方法。

（3）当 CsA 与有肾毒性的药物如氨基糖苷类抗生素（链霉素、卡那霉素、丁胺卡那）、两性霉素 B、环丙沙星、某些消炎镇痛药（布洛芬）、美法仑及甲氧苄啶等合用时，会增加 CsA 的肾毒性，应严密监测肾功能。

（4）因硝苯地平、非洛地平均可引起牙龈增生，故在应用 CsA 期间，发生牙龈增生的患者应避免使用硝苯地平和非洛地平缓释片。

（5）如果出现漏服，应尽可能在漏服后 4 小时内补服。如果几乎已经是下一次服用的时间了，那就跳过这次漏服的，只吃下一次应该服用的剂量，千万不要吃双倍剂量的药。

（6）定期复查 CsA 血药浓度、肾功能、尿蛋白等指标，确保 CsA 不会造成严重有害影响。

（7）禁食西柚：因其会增加血药浓度，导致不良反应增大。

（8）不接种活疫苗，包括麻疹，腮腺炎，风疹（MMR），卡介苗（BCG），口服小儿麻痹症糖丸，口服轮状病毒、天花、黄热病、水痘、带状疱疹、伤寒和鼻流感疫苗等。

（9）不同厂家、不同批号、不同剂型的 CsA 生物利用度可能有很大的差别，从而造成 CsA 血药浓度异常波动，在监测时应充分考虑上述因素。

（10）临床许多药物会导致 CsA 浓度的波动，在服用 CsA 期间一定要谨慎使用其他药物，调整药物要适时监测药物浓度。

（11）疾病因素的影响：肝、肾功能不全的患者 CsA 清除和代谢减少，血浆中药物浓度升高。移植前有糖尿病史的患者，移植后服用很小剂量的 CsA 就有可能导致较高的血药浓度，而高的 CsA 全血浓度又会进一步损伤胰岛细胞，加重糖尿病；腹泻会加速排泄，使血药浓度下降；而便秘增加吸收，使血药浓度升高。

（12）食物对 CsA 浓度的影响：有些食物特别是酸性水果，如橙子、柚子、橘子和葡萄汁等会增加 CsA 的浓度。

【不良反应及防治措施】

（1）肾毒性：约 1/3 的患者可出现与剂量相关的肾功能损伤。随着 CsA 剂量增加，肾有效血流量、肾小球滤过率和清除率下降，血清肌酐和尿素氮增高，钠、钾排泄减少，导致急性肾衰竭。长期应用者肾功能可逐渐减退，甚至出现慢性肾衰竭（高血压、高钾血症、高氯性酸中毒、低镁血症及高尿酸血症和痛风发作等）。慢性进行性肾毒性多发生于 CsA 治疗后 12 个月。防治措施：用药期间应监测 CsA 血药浓度和血肌酐值，适时调整药物剂量，可给予改善肾脏微循环药物以减轻肾毒性。

（2）肝毒性：常发生于用药早期，且与剂量有关。可见肝小叶脂肪变性和肝细胞坏死。表现为肝内胆汁淤积、高胆红素血症，转氨酶、乳酸脱氢酶、碱性磷酸酶升高，低蛋白血症等。部分患者并发胆结石、胰腺炎、肠穿孔等。有肝毒性患者多数在减量或停药以后改善，且有自限性。用药期间应定期查肝功能，发现异常应减量并给予保肝药。

（3）神经毒性：表现为肢体震颤、手掌或足底烧灼感、头痛、失眠、烦躁、视力减退、味觉改变等，可能与本品引起低血镁有关。CsA 可拮抗维生素 B_6 或增加维生素 B_6 经肾排泄，甚至可引起贫血或周围神经炎如手脚麻痹、感觉异常（感觉错位、手足灼热感）。发现异常可考虑补充维生素 B_6，或者平时间断预防性用药。

（4）可继发动脉性高血压、高脂血症、高尿酸血症、高钾血症、血栓形成，诱发感染，继发肿瘤。若出现上述并发症及时给予对症治疗。

（5）部分服用者有厌食、恶心、呕吐等胃肠道反应及多毛、皮肤色素沉着、面部水肿、牙龈增生伴出血、疼痛等。

（6）过敏反应、胰腺炎、白细胞减少、雷诺综合征、糖尿病、血尿等较少见。

（7）可增加皮肤癌的风险。

防治措施：应定期对肝肾功能、血压、血脂进行监测，并关注血钾和血镁等电解质水平，如发生肝肾功能不全应减低药品的剂量或停药，避免过度暴露在紫外线下。

【药物相互作用】

（1）已知可以提高 CsA 血药浓度的药物有：抗真菌药（如酮康唑、氟康唑、伏立康唑和伊曲康唑等）、某些大环内酯类抗生素（如红霉素、阿奇霉素、交沙霉素和克拉霉素等）、某些钙通道阻滞剂（如地尔硫䓬、尼卡地平、维拉帕米、硝苯地平等）、喹诺酮类抗生素（环丙沙星、诺氟沙星、左氧氟沙星等）；胃肠促动药（吗丁啉、西沙必利）、雄激素、多西环素、口服避孕药、中药（如含五味子的五酯胶囊、小檗碱、粉防己甲碱、氟伏沙明等）均可增加 CsA 血药浓度。

（2）已知可以降低 CsA 血药浓度的药物有：抗结核药（如利福平、异烟肼等）、苯巴比妥、卡马西平、奥卡西平、苯妥英钠、安乃近、奥曲肽、萘夫西林钠和甲氧苄啶等。

（3）合用会增加毒性反应和不良反应发生率的药物：合用万古霉素、庆大霉素、双氯芬酸、布洛芬等药物会增加肾毒性，而合用异烟肼、利福平、酯化红霉素、磺胺类药等会增加肝毒性。

（4）与洛伐他汀（降血脂药）合用：对于心脏移植患者，有可能增加横纹肌溶解和急性肾衰竭的危险性。

【药效判定、疗程及停药时机】 开始服药或增减药后 3～7 天应复查 CsA 的血药浓度、肾功能及尿蛋白等指标，以期尽快达到目标血药浓度，确保环孢素不会造成严重有害影响。临床上主要依据患者服用 CsA 后 12 小时的血药谷浓度（C0）和服药后 2 小时峰浓度（C2）来指导临床用药。若发生严重感染、严重肝肾毒性等需要暂停用药或转换为其他免疫抑制剂。一般无特殊禁忌证，需长期维持治疗。

【药物作用机制】 CsA 主要通过选择性抑制 T 淋巴细胞活化而发挥免疫抑制作用。主要机制如下：

（1）抑制淋巴细胞在抗原或分裂原刺激下的分化、增殖，阻断淋巴细胞生长周期使其停滞在 G0 期或 G1 期，使白细胞介素（IL）-2、干扰素（IFN）-γ 分泌抑制；

（2）选择性作用于 B 淋巴细胞的某些亚群；

（3）不仅阻断巨噬细胞中 IL-2 的释放，使其与细胞毒 T 淋巴细胞（CTL）的活力完全抑制，还通过抑制 T 淋巴细胞和促炎因子进而影响巨噬细胞产生和释放 IL-1。

2. FK506

本品属于大环内酯类抗生素，是 CsA 发现之后的又一重要免疫抑制剂，其免疫抑制效果强于传统抑制剂 CsA，目前已作为临床上最主要的免疫抑制剂，广泛应用于包括肝肾移植在内的多种器官移植。

【商品名】 普通剂型有普乐可复、赛福开等；缓释剂型有新普乐可复。

【剂型及规格】 胶囊，0.5mg/粒、1mg/粒；缓释胶囊，0.5mg/粒、1mg/粒。

【适应证】 ①预防肝或肾移植术后的移植物排斥反应；②治疗肝或肾移植术后应用其他免疫抑制剂无法控制的移植物排斥反应。

【禁忌证】 对 FK506 或其他大环内酯类抗生素过敏者。

【服药时间及其理由】 空腹服用，即餐前 1 小时或餐后 2～3 小时服用最佳。理由是饮食可降低他克莫司的吸收速度和程度，尤其是他克莫司与含有中等脂肪饮食一起服用会显著降低其生物利用度和口服吸收率，空腹服用有利于药物最大吸收。

【服药方法及服用剂量】 整粒吞服，用温白开水送服。如有必要可将胶囊内容物悬浮于水，经鼻饲管给药。普通剂型每天服用 2 次（早上和晚上），2 次间隔 12 小时（如：早上 9 时、晚上 9 时服药）；建议固定服药时间。缓释胶囊每天清晨空腹或至少在餐前 1 小时或餐后 2～3 小时服用 1 次，定时服用并间隔 24 小时。服药时间的准确是保证 FK506 血药浓度真实性的关键。不同的疾病服药的推荐剂量也不同。

（1）肝移植患者：口服起始剂量为按体重每千克每日 0.1～0.2mg，此后根据药物浓度适时调整药物剂量。

（2）肾移植患者：口服初始剂量应为每日每千克体重 0.05～0.25mg，维持治疗根据血药浓度调整剂量。儿童的起始剂量应是成人推荐量的 1.5～2.0 倍，以达预期的血药浓度；老年人使用 FK506 可以适当减少用药剂量。

【注意事项】

（1）他克莫司属于治疗窗窄的药物，治疗剂量和中毒剂量相当接近，且个体差异大，需监测全血谷浓度。若在用药前进行基因 CYP3A5 的检测有助于更快速地达到目标血药浓度，并降低药物不良反应。不同的脏器移植、免疫抑制剂方案及移植中心推荐的 FK506 目标血药浓度会有差异，具体的目标浓度应请教有经验的移植医生或专科临床药师。

（2）口服给药时，采血时间应在给药后 12 小时左右，即下次服药前（测谷浓度）。如每天早 8 时和晚 8 时服药，可选择早上 8 时或晚上 8 时服药前采样，时间越接近越好。采血时间应至少在连续服药 4～5 天后。

（3）FK506 不能与 CsA 合用。

（4）药物过量可导致肾功能受损、神经及心脏毒性、糖耐量异常、高血压及高钾血症，因此应定期监测血压、心电图、视力、血糖、血药浓度、肝肾功能及电解质等。免疫抑制过度会增加严重感染的风险。

（5）FK506 浓度对肝功能有显著的影响，必须严密监测，避免发生药物过量。

（6）应避免与布洛芬、氨基糖苷类抗生素及其他肾毒性药物联合使用；应避免与保钾利尿药合用，也不宜与两性霉素 B 合用。

（7）多种药物和部分食物可影响 FK506 代谢，对血药浓度影响较大，增减药物要注意详细询问病史，关注药物与部分食物对药物浓度的影响。

（8）不推荐频繁更换测定血药浓度的地点及 FK506 的品牌。因为 FK506 血药浓度监测的仪器不同，结果会不一致，所以建议患者尽量固定在一家医院监测血药浓度。不同品牌的 FK506 在药物起效、代谢等方面存在差异，在应用一种品牌的 FK506 治疗稳定的情况下不推荐更换其他品牌，如必须更换厂家，需要监测血药谷浓度直至维持目标浓度稳定。

【不良反应及其防治措施】 与 CsA 相比，FK506 在神经毒性和引起糖尿病两方面尤为突出。

（1）神经毒性：临床表现有头痛、失眠、肢体震颤等。

（2）胰岛细胞毒性：导致胰岛素的合成和分泌减少而继发高血糖。

（3）胃肠道不良反应：也较明显，可有恶心、呕吐、腹泻等。

（4）肝、肾功能损伤，高钾血症及低镁血症等。

（5）其他常见的不良反应：还有高血压、白细胞增多等。FK506的不良反应与其血药浓度密切相关，大部分不良反应在停药或减量后均能缓解，故使用时应加强FK506血药浓度监测，适时调整药物剂量。

（6）缓释剂型由于只有一个峰浓度，且峰浓度更低，血药浓度更平稳，因而其不良反应更低，安全性更高。

【药物相互作用】 FK506通过细胞色素酶系统进行代谢，因此诱导或抑制细胞色素酶CYP3A5的药物，均可对其代谢产生影响（表2-1）。已知可以提高或降低FK506血药浓度的药物与CsA相类似。

表2-1 影响FK506血药浓度的食物及药物

升高	抗真菌药：氟康唑、伏立康唑、泊沙康唑、伊曲康唑、酮康唑等
	抗生素：红霉素、克拉霉素、泰利霉素、醋竹桃霉素等
	钙通道阻滞剂：地尔硫䓬、尼卡地平、维拉帕米、非洛地平等
	胃肠促动药：西沙必利、多潘立酮等
	降血脂药：辛伐他汀、阿托伐他汀、洛伐他汀等
	降血糖药：瑞格列奈、那格列奈等
	食物：西柚及西柚汁等
	中草药制剂：含五味子及含五味子的中成药（五酯胶囊、护肝片等）、黄连、大黄、甘草提取物（包括甘草酸二胺胶囊、复方甘草酸苷等）、桑黄等
降低	抗生素：利福布汀、利福平、利福喷汀、异烟肼等
	抗惊厥药：卡马西平、苯巴比妥、苯妥英
	糖皮质激素：醋酸泼尼松
	保肝药：联苯双酯
	草药制剂：圣约翰草 [St. John's Wort]（贯叶连翘，金丝桃素）等

FK506与下列药物合用时可产生毒性反应：氨基糖甙类抗生素、万古霉素、阿昔洛韦。当FK506与阿司匹林、呋塞米（速尿）、黄体酮、卡托普利（开搏通）等药物合用时，又可使FK506在体内的代谢受到抑制。

【药效判定、疗程及停药时机】 FK506属于治疗窗窄的药物，治疗剂量和中毒剂量相当接近，且个体差异大，需监测全血FK506谷浓度，根据药物浓度及时调整用药剂量。对于有新生抗供体特异性抗体（dnDSA）阳性且肾功能稳定的肾移植受者，建议维持FK506血药浓度 > 6ng/mL。若发生严重感染、严重肝肾毒性等需要暂停用药。一般无特殊禁忌证，需长期维持治疗。

【药物作用机制】 FK506 和体内 FK506 结合蛋白 -12（FKBP12）相结合形成复合物，该复合物专一性地与钙调磷酸酶结合并抑制钙调磷酸酶的活性，从而抑制 T 细胞中产生钙离子依赖型信号转导通路，阻止淋巴因子基因的转录，影响 IL-2 和其他细胞因子如 IL-3、IFN-γ、肿瘤坏死因子（TNF）-α 等的表达和 CD25 的表达，抑制 CTL 的生成。

二、哺乳动物雷帕霉素靶蛋白抑制剂（mTORi）

西罗莫司既是一种有效的抗排斥药物，又可经 PI3K/Akt/mTOR 通路抑制肿瘤细胞生长，还同时具有低肾毒性、糖代谢保护作用等优点。此外，新型 mTOR 抑制剂依维莫司，在肝癌肝移植中也取得了多项有价值的研究成果。基于西罗莫司抗细胞增殖和抗肿瘤血管生成等作用机制，其能够降低肝癌肝移植术后肿瘤复发和转移，且不增加排斥风险，尤其是符合米兰标准的低风险受者，在 3 ～ 5 年内能明显获益。因此在肝移植受者使用西罗莫司方案是安全、可行的。

西罗莫司

【商品名】 雷帕霉素、雷帕鸣、宜欣可等。

剂型及规格：片剂，1mg/ 片；口服液，50mg/50mL。与口服液相比，片剂的保存和服用更为方便。

【适应证】 多用于器官移植维持期的转换治疗，如器官移植术后发生肿瘤、或减少 CNI 的肝肾毒性及感染风险。器官移植术后转换治疗包括以下 3 种方案：①减量使用 CNI，在原有 CNI+MPA+ 糖皮质激素三联方案中减少 CNI 的用量，加用 SRL，构成低剂量的四联方案，此方案需要适当减少抗增殖药物的剂量，以免增加感染的风险；②替代 MPA，将原有 CNI+MPA+ 糖皮质激素三联方案中的 MPA 撤除，换为 SRL；③替代 CNI，在原有 CNI+SRL+ 糖皮质激素三联方案中撤除 CNI 后，SRL 单独与糖皮质激素两联应用或者加用 MPA 构成三联方案。

【禁忌证】 禁用于对西罗莫司过敏者。

【服药时间及其理由】 每日早上应恒定地与或不与食物同服，即每次均空腹服药或者每次均饭前或饭中或饭后固定的时间点服用。如果是联合 CsA 方案，建议在服用 CsA 后 4 小时服用；如与他克莫司联用则无时间限制。理由是高脂肪餐可使血药浓度下降，延长达峰时间，增加西罗莫司的总摄入量，为尽可能地减少吸收差异，保持药物浓度更加恒定。

【服药方法及服用剂量】 口服液只能用水或橙汁进行稀释后服用，但不可用西柚汁送服或稀释。片剂用温水送服。每日 1 次，需固定服药时间。对新的移植受者，首次应服用负荷量，即其维持量的 3 倍剂量。对肾移植患者的建议负荷量为 4 ～ 6mg,维持量为 2mg/d。建议服用 CsA 后 4 小时再服用西罗莫司。

【注意事项】 ①西罗莫司在移植术后早期使用可能会导致剂量依赖性伤口愈合延迟等不良反应风险增加，多采用在移植术后 4 ～ 6 周转换为以西罗莫司为主的免疫抑制方案；②服用后应反复漱口以预防口腔溃疡的发生；③术前就有明显高脂血症的患者术后不推荐使用此药，每次复诊均要检查血脂、血常规；④不宜食用西柚或饮用西柚汁，因其可显著提高西罗莫司的药物浓度；⑤要做好防晒防护，以预防皮肤癌的发生。

【不良反应及其防治措施】　①最常见的不良反应为高脂血症。防治措施：通过改变生活习惯，如给予低脂饮食以及加强运动通常可改善，必要时可使用阿托伐他汀和辛伐他汀等进行降脂治疗。受者严重高脂血症时建议换用其他免疫抑制剂。②蛋白尿，尤其是合并糖尿病的受者较易在转换后出现蛋白尿。防治措施：应谨慎筛选受者，出现轻微蛋白尿时，可给予血管紧张素转化酶抑制剂或血管紧张素受体拮抗剂缓解蛋白尿；若出现蛋白尿 ≥ 1000mg/d 或移植后糖尿病，说明受者肾功能进一步恶化，此时应停用西罗莫司，转换其他免疫方案。③间质性肺炎，常表现为无明确感染病因下，运动后呼吸困难、干咳，也可出现发热、乏力甚至咳血，影像学检查明显改变。防治措施：药物减量有利于症状改善，但若要使炎症完全消退需停用西罗莫司，必要时可辅以静脉类固醇治疗以促进炎症修复。④可导致骨髓抑制及切口愈合不良。其他尚可出现淋巴囊肿、外周性水肿、肝功能异常、皮疹、口腔溃疡、痤疮、贫血、白细胞减少、血小板减少、关节痛、腹痛、发热、腹泻、低钾血症、鼻出血、尿路感染等。

【药物相互作用】　西罗莫司为 CYP3A4 和 P- 糖蛋白的作用底物，作用于上述两种蛋白的药物均可影响西罗莫司的吸收和消除，详见表 2-1。

【疗效判断、疗程及停药时机】　需要进行血药浓度监测。早期转换为 SRL+MPA+ 糖皮质激素（CNI 慢撤除或直接撤除）方案，将 SRL 目标血药谷浓度控制在 4 ～ 10ng/mL。晚期转换 SRL+MPA+ 糖皮质激素方案，SRL 血药谷浓度控制在 4 ～ 8ng/mL。与 CNI 联用无 MPA 方案时，mTORi 的谷值不必过高，控制在 5 ～ 7ng/mL 即可，有利于减轻 mTORi 的不良反应；FK506 联合 SRL 其目标浓度为 FK506 浓度 +SRL 浓度，CsA 联合 SRL 其目标浓度为 CsA-C2 浓度 /100+SRL 浓度。

【药物作用机制】　哺乳动物雷帕霉素靶蛋白（mTOR）是一种多功能激酶，在淋巴细胞的共刺激活化和细胞周期中均存在，其主要作用机制是：与 FKBP12 相结合形成复合物（SRL-FKBP12-mTOR）能抑制钙依赖性和非钙依赖性的 IL-2R 后转导信号，以及由非淋巴性细胞因子如纤维母细胞生长因子（FGF）、干细胞因子（SCF）、血小板源性生长因子（PDGF）等因子所传递的增殖信号，从而阻断 T 淋巴细胞及其他细胞周期中由 G1—S 期的进程，在转录水平上抑制蛋白质的合成。SRL 抑制丝裂原诱导的 T 淋巴细胞增殖但不影响细胞因子和细胞因子受体的表达，SRL 也抑制外源性细胞因子（IL-2、IL-4 和 IL-15）激发 T 淋巴细胞的活化和增殖，以及抑制 B 淋巴细胞产生抗体。SRL 与 CNI 免疫抑制的重要区别在于，SRL 只影响 IL-2R 的信号传递，并不像 CNI 那样干扰 IL-2 的转录与合成。因此 SRL 虽可抑制由 IL-2 介导的 T 淋巴细胞增殖，但并不抑制由 IL-2 所介导的 T 淋巴细胞凋亡过程，而后者对于免疫耐受或免疫低反应性的诱导和维持起着重要的作用。

三、细胞毒性药物

也称抗细胞增殖类药物，包括吗替麦考酚酯（MMF）、麦考酚钠肠溶片（EC-MPS）、咪唑立宾（MZR）、硫唑嘌呤（AZA）和来氟米特（LEF）等。

1. 吗替麦考酚酯

【商品名】　骁悉、赛可平等。

【剂型及规格】　胶囊，250mg/ 粒；片剂，250mg/ 片、500mg/ 片。

【适应证】 适用于预防和治疗器官移植后的排斥反应，也常用于狼疮性肾炎和其他免疫性疾病。

【禁忌证】 对本药过敏者及孕妇禁用。

【服药时间及其理由】 最好空腹服用，即在餐前 1 小时和餐后 2～3 小时服用。理由是虽然食物对霉酚酸总的吸收量影响不大，但进食可降低本品的血浆峰值近 40%，故应空腹服药。

【服药方法及服用剂量】 用温白开水送服，且需整粒或整片吞服，不能咀嚼、掰开或压碎。服药剂量目前国内尚没有统一标准，但维持治疗多每次服用 500～1000mg，每日 2 次，早晚各 1 次，间隔 12 小时（如：早上 9 时、晚上 9 时服药）；且需固定服药时间。具体服用剂量常根据临床表现或霉酚酸（MPA）血药浓度曲线下面积（AUC）调整剂量。除非有明显撤减或停用该药的因素（如严重腹泻、条件致病菌感染、白细胞减少症、败血症等），否则移植术后任何时间的撤减或停用都是危险的。为了提高移植器官的长期存活率，强调器官移植术后的患者应长期保持足够的剂量。

【注意事项】

（1）用药期间需要常规监测血常规、肝肾功能、免疫球蛋白、大便隐血等，并注意预防感染的发生。

（2）出于安全考虑，如果有生育需求，可以更换其他免疫抑制剂，且在治疗期间以及中止治疗后 6 周都必须采取有效的避孕措施。

（3）足量的吗替麦考酚酯服用量并不增加巨细胞病毒及 BK 病毒感染发生率，可抑制新发供体特异性抗体的形成，有助于减少急性排斥反应的发生。

（4）服用本品后至少 2 小时再服用含铝或镁的抗酸药。

【不良反应及其防治措施】 常见的不良反应包括：

（1）胃肠道反应：如腹泻、恶心、呕吐、腹胀、胃肠道出血等。胃肠道不良反应多为剂量依赖性，降低剂量多能好转，然后仍可逐渐加至原剂量服用；如果出现严重腹泻要及时停药并去医院就诊。

（2）骨髓抑制：如外周血白细胞减少、血小板减少和贫血等。服药期间应当密切监测血常规，尤其是刚开始服药阶段。一旦发现问题，要给予相应的积极处理，必要时减药或停药。

（3）机会性感染：真菌感染、巨细胞病毒及疱疹病毒感染等，会增加巨细胞病毒性肺炎的发生率。积极采取预防感染措施，定期检查炎性指标，根据免疫状态适时调整免疫抑制剂剂量，发现有感染迹象，应早期干预治疗。

（4）生殖毒性：主要表现为孕妇自发性流产、胎儿或新生儿先天性异常，各种畸形及胎儿死亡等。有生殖需求者可考虑更换为其他免疫抑制剂。

（5）与其他免疫抑制剂联合应用时，可能会增加淋巴瘤和其他恶性肿瘤（特别是皮肤癌）发生的风险。适时调整免疫抑制的强度和疗程，加强皮肤防护。

【药物相互作用】

（1）与干扰肝肠循环的药物（如消胆胺）联用，后者会降低吗替麦考酚酸酯的药效，故不建议合用。而与他克莫司合用时，可能会使血药浓度升高。

（2）与阿昔洛韦或更昔洛韦合用时，二者的血药浓度均高于单药服用；当肾功能不良时两药竞争性地通过肾小管排泄，使两种药血药浓度进一步升高，增加发生药物不良反应的危险。

（3）与抑酸剂或含氢氧化镁、氢氧化铝的抗酸药同时服用时会降低吗替麦考酚酯的吸收。

（4）不影响环孢素的药代动力学，但若同时联合使用西罗莫司和环孢素，则会降低吗替麦考酚酸酯的吸收和血药浓度，进而影响疗效。

（5）利福平可降低吗替麦考酚酸酯的血药浓度，必要时需要监测其浓度，相应地调整剂量。

【疗效判断、疗程及停药时机】 疗效判断：依据是否发排斥反应事件、蛋白尿量的增减、药物浓度监测、新生供体特异性抗体等。评估吗替麦考酚酸酯药物疗效可行霉酚酸浓度检测并计算药时曲线下面积（AUC），因为 AUC 与免疫抑制剂疗效和不良反应的相关性更好，治疗窗为 $30 \sim 60mg \cdot h/L$，需要采集的血样时间点最少需要采集 3 个时间点，即三点法，其监测时间为次日清晨服药前 30 分钟之内（C0 谷值）、服药后 30 分钟（C0.5）及服药后 2 小时（C2）。为有效控制排斥反应，器官移植患者一般需要长期服用抗排斥药物，任何时间，不恰当地减药或停药，都会使移植的器官处于排斥危险之中。停药时机：患者存在严重感染、白细胞减少或缺乏症、严重腹泻等特殊情况，在权衡弊大于利条件下，需要短时间暂停使用，或更换其他免疫抑制剂。

【药物作用机制】 本品为嘌呤合成抑制剂，是一种抗代谢类免疫抑制剂。口服吸收后在人体肝脏内水解转化为活性代谢物霉酚酸（MPA），MPA 抑制 T、B 淋巴细胞，平滑肌细胞和成纤维细胞的增殖。通过非竞争性抑制嘌呤合成途径中次黄嘌呤核苷酸脱氢酶的活性，阻断淋巴细胞内鸟嘌呤核苷酸的合成，使 DNA 合成受阻，从而抑制 T 和 B 淋巴细胞的增殖反应，抑制 B 细胞生成抗体和细胞毒 T 细胞的分化。MPA 抑制与内皮细胞黏附有关的淋巴细胞和单核细胞表面黏附分子的糖基化，从而阻断淋巴细胞和单核细胞向排斥反应和炎症部位的迁移。

2. 麦考酚钠肠溶片（EC-MPS）

本品是肠衣片型的 MPA 钠盐，其活性成分同样是 MPA，与 MMF 在分子结构上的差异在于以钠盐替代了酯基团。MMF 需要在胃内酸性条件下分解为 MPA 和羟乙基吗啉，后者对胃肠道具有刺激作用，而 EC-MPS 在酸性环境下会保持相对稳定，其在胃内保持片剂状态，进入非酸性环境的小肠，片剂破裂释放出的 MPA 被吸收，与 MMF 体内代谢的结果是相同的。EC-MPS 肠溶剂型的主要作用是能够改善 MPA 的胃肠道不良反应，多项临床研究结果显示与 MMF 治疗组比较，EC-MPS 治疗组患者由于胃肠不良反应或感染所致的剂量调整和停药的发生率均低于 MMF。同时 MMF 需要在胃内酸性条件下才能分解成 MPA 和羟乙基吗啉，而器官移植受者术后多需要服用胃质子泵抑制剂，它影响胃内酸性环境，因此 MMF 与胃质子泵抑制剂联用，MPA 暴露量会下降，而 EC-MPS 的药代动力学并不受此影响，故使用 PPI 类药物时，EC-MPS 较 MMF 更有优势。针对服用 MMF 胃肠道不耐受的患者，换用 EC-MPS 后胃肠道症状可得到改善，MPA 耐受剂量会增加。

【商品名】 米芙。

【剂型及规格】 片剂，180mg/ 片，免疫抑制效力相当于 MMF 250mg。

【适应证】 与吗替麦考酚酸酯相同。

【禁忌证】 对本药过敏者。

【服药时间及其理由】 最好是空腹服用，即在餐前 1 小时和餐后 2～3 小时服用。理由是进食可降低本品的血浆峰值近 40%，故应空腹服药。

【服药方法及服用剂量】 用温白开水送服。服药剂量目前国内尚没有统一标准，但维持治疗多每次服用 360～720mg，每日 2 次，早、晚各 1 次，间隔 12 个小时（如：早上 9 时、晚上 9 时服药）；需固定服药时间。具体服用剂量常根据临床表现或参考霉酚酸(MPA)血药浓度曲线下面积（AUC）调整剂量。其他与吗替麦考酚酸酯相同。

【注意事项】 与吗替麦考酚酸酯相同。

【不良反应及其防治措施】 其胃肠不良反应较吗替麦考酚酸酯轻，其他不良反应与吗替麦考酚酸酯是相同的，

【药物相互作用】 本品吸收不受抑酸剂或含氢氧化镁、氢氧化铝等的抗酸药影响。其他药物相互作用类似吗替麦考酚酸酯。

【疗效判断、疗程及停药时机】 与吗替麦考酚酸酯相同。

【药物作用机制】 本品在酸性环境下会保持相对稳定，其在胃内保持片剂状态，进入非酸性环境的小肠时，片剂破裂释放出的 MPA 被吸收，与 MMF 体内代谢的结果是相同的。

3. 来氟米特（LEF）

【商品名】 爱若华、妥抒等。

【剂型及规格】 片剂，10mg/ 片。

【适应证】 适用于成人类风湿性关节炎和狼疮性肾炎。在器官移植方面，由于其不良反应较多，长期应用患者耐受性差，临床常用在确认 BK 病毒感染或 BK 病毒性肾病时更换本品维持治疗。

【禁忌证】 严重肝脏损害、过敏及孕妇和哺乳妇女禁用。

【服药时间及其理由】 本品吸收不受高脂肪饮食的影响，即饮食对来氟米特无显著影响，可选择任一时间服用，但需固定时间点服用。建议餐后服用或每晚睡前服药，理由是可减少消化道不良反应。

【服药方法及服用剂量】 口服，半衰期较长，推荐剂量每日 1 次，即每 24 小时给药 1 次。使用方法为前 3～5 天，10mg/（kg·d）的负荷剂量，之后根据病情给予每日 10～30mg 的维持剂量。肝肾功能异常时需根据情况调整剂量。

【注意事项】 因其活性代谢物半衰期长，不良反应延迟，故服药后应仔细观察，加强血常规、肝功能和临床检测。准备生育的男性应考虑中断治疗，换用其他免疫抑制剂。

【不良反应及其防治措施】 可见厌食、腹泻、恶心、呕吐等胃肠道反应。其他尚有白细胞减少、可逆性肝转氨酶升高、高血压、头晕、瘙痒、皮疹、消瘦、贫血、致畸胎及可逆性脱发等不良反应。若出现剂量过大或出现毒性时，可给予消胆胺或活性炭加以消除。

【药物相互作用】 与肝毒性药物合用，不良反应增强；与利福平合用时可显著提高本药的利用率，需慎重。

【药效判断、疗程及停药时机】 根据临床症状及化验检查判断疗效，一般需要较长期维持治疗。若出现严重不良反应如骨髓抑制、毒性表皮坏死及肝功能异常等应减量或中断治疗，停药后待肝功能及骨髓恢复正常可继续用药，同时加强护肝治疗及严密随访。

【药物作用机制】 本品为人工合成的异噁唑衍生物类抗炎及免疫抑制剂。来氟米特具有抗增殖活性，能高效、特异、非竞争性抑制线粒体内二氢乳酸脱氢酶的活性，通过抑制嘧啶的全程生物合成，影响活化的淋巴细胞嘧啶合成，抑制 T、B 淋巴细胞及非免疫细胞的增殖，从而抑制淋巴细胞介导的细胞性和体液性免疫应答。

4. 硫唑嘌呤（AZA）

【商品名】 依木兰。

【剂型及规格】 片剂，50mg/ 片。

【适应证】 对初次免疫反应具有很强的抑制作用，但对再次反应几乎无任何作用，故其仅适用于器官移植术后排斥反应的预防性治疗；近 20 年来临床上本品已被麦考酚类衍生物替代。较多见于早期（麦考酚类药物在我国未上市时）的肾移植受者小剂量应用。对不耐受麦考酚类免疫抑制剂或多瘤病毒（BK 病毒）感染等的受者仍可考虑选择性应用。临床常用于其他自身免疫性疾病。

【禁忌证】 过敏者禁用。

【服药时间及其理由】 饭后服药。理由是减少胃肠不良反应。

【服药方法及服用剂量】 本品要以足量水送服，片剂绝对不可掰开或弄碎。每日早晨顿服或分两次服用，需固定时间服用。器官移植用量：初始剂量为 $2 \sim 5$mg/（kg·d），以后逐渐减量至维持剂量 $1 \sim 3$mg/（kg·d）。根据肝功能情况及血液学指标的耐受程度调整药物剂量，严重受损应减少用量或停用本品。

【注意事项】 本品具有潜在的危险性，应定期进行血常规检查（在治疗的前 8 周内，应至少每周进行 1 次血常规检查），若出现肝肾功能异常及血液学毒性时应减少本品的药量，并加强检测。

【不良反应及其防治措施】 不良反应：常见有肾毒性、肝毒性、高血压、中枢神经系统功能紊乱及胃肠功能失调等；主要为白细胞及血小板减少，伴有出血倾向，过量时可引起骨髓抑制；胃肠道反应如恶心、呕吐、腹泻及食欲缺乏，大剂量可发生肠黏膜溃疡和口腔溃疡，偶见黄疸和肝毒性如胆汁淤积和肝功能损伤。防治措施：肝、肾功能不良者慎用，孕妇忌用。

【药物相互作用】 与降尿酸药物别嘌呤醇合用时，硫唑嘌呤的剂量应减少至原剂量的四分之一。与磺胺类药合用需注意血液学异常可能。

【疗效判断、疗程及停药时机】 本品在用药治疗数周或数月后方能见效。器官移植后，应长期维持治疗，否则将会出现预期的排斥反应。在出现药物相关的严重不良反应如白细胞缺乏或减少症等应立即停用并给予积极的对症治疗。

【药物作用机制】 本品具有嘌呤拮抗作用，为嘌呤类抗代谢剂，故可抑制免疫活性细胞 DNA 的合成，从而抑制淋巴细胞的增殖，即阻止抗原敏感性淋巴细胞转化为免疫母细胞，产生免疫抑制作用。本品对 T 淋巴细胞的抑制作用较强，较小剂量即可抑制细胞免疫，抑制 B 淋巴细胞的剂量要比抑制 T 细胞的剂量大得多。

5. 咪唑立宾（MZR）

该药虽然作为抗增殖类免疫抑制剂二线用药，但其仍有较多优势，不仅可以抑制巨细胞病毒、BK 病毒的复制，同时可强化阿昔洛韦和更昔洛韦的抗病毒作用；还可抑制丙型肝炎复制活跃的作用，且不增加肝功能的负担。所以如果有肺部感染、丙肝、BK 病毒感染、巨细胞病毒及疱疹病毒等感染可以调换成本药治疗；还可以作为生育期备选的免疫抑制剂。除有明显高尿酸血症的风险，相比吗替麦考酚酯，其骨髓抑制和胃肠道不良反应较小。因此在发生吗替麦考酚酸酯或硫唑嘌呤药物引起的白细胞减少、肝功能异常或腹泻等严重消化道不良反应时，可作为替代药物治疗。

【商品名】 布累迪宁。

剂型及规格：片剂，25mg/ 片、50mg/ 片。

【适应证】 适用于抑制器官移植后排异反应和自身免疫性疾病。

【禁忌证】 既往对本剂有严重过敏症史、白细胞计数 $< 3 \times 10^9/L$。肾功能不全及原发病为痛风性肾病的患者慎用。

【服药时间及其理由】 饮食对本品的影响不大，可空腹、餐前、餐中或餐后均可。建议餐后服，理由是减轻胃肠道不良反应。

【服药方法及服用剂量】 温白开水送服。初用量为 $2 \sim 3$ mg/ (kg•d)，维持量为 $1 \sim 3$ mg/ (kg•d)，分 $1 \sim 2$ 次口服，即每日早餐顿服或分两次服用，无论分几次服用，均需固定时间服药。肾功能不全者需要适当减量。本品耐药量及有效量个体差异大，为取得最佳治疗效果，需根据受者对其耐受性和肾功能来酌情增减剂量。

【注意事项】

（1）本品主要从肾脏排泄，所以肾损害患者会延迟排泄，故应考虑肾功能情况，老龄患者慎重用药，肾损害者应减量使用。

（2）肾功能延迟恢复的无尿期间不建议用本品。

（3）该药不要求进行血药物浓度监测，主要根据受者对其的耐受性来调整剂量。

（4）合并感染患者，有可能加重感染，要慎重用药。

【不良反应及其防治措施】

（1）高尿酸血症：因抑制嘌呤合成作用，增加尿酸生成，所以高尿酸血症为常见不良反应，严重时会出现急性肾衰竭。尿酸超过正常标准值，先通过低嘌呤饮食、多饮水、碱化尿液等处理，仍高就需要服用降尿酸药物如苯溴马隆、非布司他等。应定期检查，密切观察患者病情，积极给予处理。

（2）骨髓抑制：与吗替麦考酚酸酯或硫唑嘌呤类抗增殖类相比，骨髓抑制作用较轻，也可出现白细胞减少、血小板减少、红细胞减少等，必要时可减量、停药，加服增白细胞药等对症治疗。

（3）肝功能损害及黄疸：定期复查肝功能，若出现异常，应停药并适当处理。

（4）增加感染风险：注意观察患者状态，发现异常及时停药并适当处理。

（5）消化系统症状：可出现食欲缺乏、恶心、呕吐、腹痛、腹泻等。

（6）其他：头痛、皮疹等。

【药物相互作用】 因利尿药、吡嗪酰胺、阿司匹林、喹诺酮类抗生素及抗肿瘤药可引起尿酸显著升高，因此合用本品需注意监测尿酸水平，及时给予降尿酸处理，避免停药，保证治疗顺利进行。

【疗效判断、疗程及停药时机】 对无明显禁忌及严重不良反应者根据病情常需要长期维持治疗。停药时机：若出现严重并发症如高尿酸血症所致急性肾衰竭、白细胞减少症、合并严重感染等需要停药，并给予积极对症处理。

【药物作用机制】 本品为咪唑核苷类抗代谢药，是一种嘌呤类似物，可抑制嘌呤合成途径中的次黄苷酸脱氢酶（IMPDH）和单磷酸鸟嘌呤核苷合成酶（cAMP），使鸟苷酸合成减少，细胞内 RNA 和 DNA 合成减少，阻止增殖的淋巴细胞由 G0 期进展为 S 期，抑制抗体的产生及记忆性 B 淋巴细胞和记忆辅助性 T 淋巴细胞的产生，延长移植物的存活。

四、植物免疫抑制剂——雷公藤制剂

雷公藤又名"断肠草"，因具有显著的抗炎、免疫调节、抗生育、抗肿瘤、抗菌、抗病毒、止痛等作用且临床疗效较好，其多种制剂包括雷公藤多苷片、昆明山海棠片、复方雷公藤制剂、昆仙胶囊等被广泛应用于治疗各种自身免疫病和肾病。其中雷公藤多苷是从雷公藤中提取分离得到的一种有效成分，具有独特的抗炎和免疫抑制效应，现已被制成中成药，通过原国家食品药品监督管理局（现国家药品监督管理局）批准用于治疗包括类风湿关节炎在内的自身免疫性和炎性疾病。但由于其有效成分也是毒性成分，不可避免地产生各种毒性反应和不良反应，因此在应用过程中要严格掌握适应证，权衡利弊，并通过一些措施控制不良反应，降低对身体的损害。

【适应证】 中医上有祛风解毒、除湿消肿、舒筋通络作用；西医上有抗炎及抑制细胞免疫和体液免疫等作用。作为中药中的免疫抑制剂临床常应用于抗排斥、肾移植术后蛋白尿、慢性肾炎、狼疮性肾炎、过敏性紫癜肾炎等疾病的治疗。

【禁忌证】 禁用于有生育需求的患者；心、肝、肾功能不全者禁用；严重贫血、白细胞减少和血小板降低者禁用；胃、十二指肠溃疡活动期患者禁用；严重心律失常者禁用。

雷公藤多苷片

【剂型及规格】 片剂，10mg/ 片。

【服药时间及其理由】 饭后 15 ～ 30 分钟服用。理由是可减轻消化道不良反应。

【服药方法及服用剂量】 用温水送服。一般使用剂量按每日每公斤体重 1 ～ 1.5mg，饭后服用，一般每次 20mg，每日 3 次。有肝肾功能及血常规异常者如应用本品应适当减量。初始治疗应从小剂量开始，临床安全剂量不超过每日 60mg。一些长期用药方案也可以 0.5mg/（kg·d）的低剂量维持。如需应用大剂量者，应遵循从常规量开始循序渐进逐渐加量的原则，并注意增加剂量幅度要小，速度要慢，及时观察毒性反应，如应用 1 ～ 2个月后仍无效者，不宜再服。雷公藤毒性反应和不良反应的发生与用药剂量明显相关。

【注意事项】

（1）该药有一定的毒性，要权衡利弊，慎用。

（2）服药期间可引起月经紊乱，精子活力及数目减少，白细胞和血小板减少，停药后可恢复；有严重心血管病和老年患者慎用。

（3）发现少部分患者服用雷公藤多苷片会显著提高他克莫司药物浓度，注意服药前后定期复查他克莫司药物浓度。

（4）在服用本品治疗期间可服用小剂量维生素 C，以免体内维生素 C 水平下降。

（5）定期复查血常规、尿常规、肝肾功能及心电图等，有异常者及时停药或调整治疗方案。

【不良反应及其防治措施】

（1）消化系统：可出现口干、恶心、呕吐、腹痛、腹泻或食欲不佳等胃肠道不适，一般无须停药，必要时可服用护胃药及维生素 B_6；也可出现肝功能异常，根据轻重确定是否停药。

（2）骨髓抑制：可出现血白细胞、血小板，乃至全血细胞的减低。

（3）泌尿系统：可有少尿、水肿、血尿、蛋白尿及急性肾功能损害。

（4）对性腺和月经的影响：可以引起女性月经减少、紊乱甚至停经，男性精子数量减少、活力下降或性欲减退等。因此对于正处发育期的青少年或尚未生育的妇女，疗程一般不宜超过 3 个月。生殖系统不良反应一般停药即可恢复正常，但恢复时间和程度因人而异，若严重抑制也可能难以逆转。所以处于育龄期并有生育要求者避免应用。

（5）出现心血管系统、神经系统及皮肤黏膜损害等：如出现心悸、胸闷、头晕及皮疹、皮肤色素斑等。防治措施：用药期间定期检查血常规、尿常规、肝肾功能、心电图等，发现异常，根据情况减量或暂停使用，并及时采取针对性治疗措施，以待病情恢复。

【药物相互作用】　在应用本药过程中发现个别患者的他克莫司药物浓度显著升高，不排除其具有一定的升高他克莫司药物浓度的可能。目前尚无关于本品的相互作用药物明确的资料。

【疗效判断、疗程及其停药时机】　疗效判断：可依据尿常规及 24 小时尿蛋白定量判断改善尿蛋白的治疗效果；用于类风湿性关节炎可观察关节肿胀、疼痛改善情况，监测血沉、C 反应蛋白等炎症指标综合判断。起效时间通常在开始服药后的 5～10 天，疗效在 3 个月左右达到顶峰时间，此后容易进入"平台期"，即随着用药剂量增大和疗程的延长，其临床疗效并不增加甚则有减退趋势。为避免"平台期"，通常宜采用连续服药不超过 3 个月，停药 1～2 个月后再行新疗程的方法，并在停药期间穿插服用其他免疫调节剂，如小剂量强的松治疗。疗程一般不宜超过 3 个月，也有建议疗程 3～6 个月，根据病情需要可适当延长。停药时机：用药过程中评估疗效，若已获缓解，可再继续维持 4～8 周后逐渐减量。若停药后尿蛋白反复，再使用原剂量又能见效，无须增大剂量，无耐药性。

【药物作用机制】　药理研究表明，雷公藤多苷具有抗炎、免疫抑制、抗肿瘤、减少蛋白尿和影响生殖等多种功能。对免疫的作用主要体现在对细胞免疫、体液免疫的抑制上。雷公藤多苷可抑制 T 细胞增殖反应，对体液免疫，它能明显抑制胸腺依赖性抗原诱发的抗体反应，抑制胸腺和网状内皮系统吞噬功能；还可以调节免疫系统的过度激活，对于免疫系统过度活跃的疾病如类风湿关节炎等也有一定效果。

五、糖皮质激素

人们常说的激素，一般就是指糖皮质激素。糖皮质激素是一类由肾上腺皮质束状带合成的甾体类化合物，具有抗炎、抗毒素、抗过敏、退热、抗休克、抑制免疫应答、抑制气道高反应性、降颅内压等功效，如泼尼松、泼尼松龙、甲泼尼龙、氢化可的松、倍他米松和地塞米松等，临床被广泛用于过敏性、自身免疫性疾病、血液系统疾病、呼吸系统疾病、内分泌系统疾病、风湿免疫性疾病、肾脏疾病、消化系统疾病、皮肤疾病、眼科疾病、休克、严重感染等的治疗，也是器官移植受者不可或缺的基本免疫抑制剂之一。器官移植患者在维持期常用的口服药物是醋酸泼尼松（强的松）或甲泼尼龙（美卓乐）。

1. 醋酸泼尼松

【剂型及规格】　片剂，5mg/ 片。

【适应证】　主要用于过敏性与自身免疫性炎症性疾病，常作为防治器官移植排异反应的基础免疫用药。

【禁忌证】　禁用或谨慎应用于高血压、血栓症、胃与十二指肠溃疡、精神病、电解质代谢异常、心肌梗死、内脏手术、青光眼、较重的骨质疏松症、糖尿病、结核病、肝肾功能损害等患者，应权衡利弊，注意病情恶化的可能。

【服药时间及其理由】　早上 7—8 时，早餐后立即服用最佳。理由是符合人体激素分泌的生理曲线特征，即人体内激素的分泌高峰出现在早晨 7—8 时，此时服用可以减少药物对人体自身的糖皮质激素分泌节律的干扰，从而对下丘脑 - 垂体 - 肾上腺皮质的抑制较轻，可减少不良反应。此外在早餐后立即服用可减少胃肠道不适。

【服药方法及服用剂量】　一般在器官移植术后 1 个月左右，口服剂量逐渐递减为 10 ～ 15mg/d，进入维持治疗阶段后多数移植中心采用小剂量维持，通常术后 2 ～ 3 个月维持剂量为每日 10mg，6 个月时为每日 5 ～ 10mg，半年后为每日 5.0 ～ 7.5mg。服药维持剂量要根据原发肾脏疾病及患者具体情况采取个体化方案治疗，对于 IgA 肾病、狼疮肾病等免疫性因素所致的器官移植不建议小剂量激素维持治疗。对于糖皮质激素剂量范围的界定，一般分小剂量（泼尼松 < 7.5mg/d 或等效剂量）、中等剂量（泼尼松 7.5 ～ 30mg/d 或等效剂量）、高剂量（泼尼松 30 ～ 100mg/d 或等效剂量）、冲击剂量（泼尼松 ≥ 250mg/d 或等效剂量）。所用剂量及用药时间长短决定了药物的作用效果及不良反应。

【注意事项】

（1）糖皮质激素的应用剂量要从足量开始，严格掌握适应证和禁忌证。

（2）定期监测血压、血脂、血糖、C 反应蛋白、电解质等，每年进行 1 次眼底检查及骨密度测定。

（3）避免盲目的加量或随意停药：激素突然停药的危害很大，首先是停药反应，表现为乏力、恶心、呕吐、食欲缺乏、关节肌肉痛、精神不佳，重者可出现发热、低血压、昏迷等；其次是反跳现象，易导致肾病复发，前期治疗都白费，需重新开始。激素的停药方式要根据用药疗程及用药剂量的不同而采取不同的方案。冲击治疗：通常使用冲击剂量，疗程多小于 5 天，可以迅速停药。短程治疗：疗程小于 1 个月，可能是小剂量、中等剂量或者大剂量，停药时需要逐渐减量至停药。中程治疗：开始可能采用较大剂量给药，生效后改用中小剂量维持给药，疗程在 3 个月以内，停药时需要逐渐递减。长程治疗：通常以维持剂量治疗，疗程大于 3 个月，停药前应首先过渡至隔日疗法，然后再开始逐渐减量。终身替代治疗：常用于各种原因导致的肾上腺皮质功能减退，一般不考虑减量或者停药，且还需要根据实际情况增加给药。

（4）糖尿病肾病肾移植后，或移植后出现糖尿病，以及股骨头坏死等受者，应减少激素用量或不以激素作为抗排斥药。

（5）结核、急性细菌性或病毒性感染患者应用时，必须给予适当的抗感染治疗。

【不良反应及其防治措施】 糖皮质激素的不良反应在大剂量使用时较为明显，小剂量使用时比较安全，不良反应较小，无须过多地担心，减量和停用后自然会好转。对于器官移植受者一般不良反应为：

(1) 增加感染和恶性肿瘤的发生，增加病毒性肝炎和肝癌的复发率；

(2) 易引起移植后糖尿病及代谢性骨病；

(3) 可致伤口愈合延迟；

(4) 长期使用可致白内障、水肿、高血压、肥胖、骨质疏松、股骨头坏死、消化道溃疡、儿童生长抑制、肾上腺皮质功能减退等；

(5) 药物性库欣综合征。

当大剂量服用激素时还是要警惕感染及股骨头坏死，做到早发现、早治疗，可降低其激素带来的不良反应。糖皮质激素的常见不良反应及其防治措施详见表 2-2。

表 2-2　皮质激素的常见不良反应及其防治措施

常见不良反应	防治措施
水盐代谢紊乱：因水、钠潴留而致水肿，保钠排钾作用引起低血钾、高血压等	用药期间尽量减少饮食中的含盐量，适当增加含钾丰富的食物，控制总热量摄入，必要时可加用保钾利尿药如螺内酯或加用沙坦类及普利类降压药
营养物质代谢紊乱：可致糖、蛋白质和脂肪代谢紊乱，引起糖皮质激素面容如向心性肥胖、满月脸、水牛背、皮肤痤疮等，并抑制蛋白质的合成使伤口愈合减慢，长期使用可引起类固醇性糖尿病、肌病等	一般不需特殊治疗，停药后可自行消退。低盐、低糖、高蛋白饮食等措施可预防。出现糖耐量异常或糖尿病，需要监测血糖，适时使用胰岛素或其他降糖药物控制血糖
肌无力或肌病：发生于使用开始阶段或者维持治疗阶段，尤其见于长时间大量使用者，可以急性或慢性肌病形式出现，甚至可累及呼吸肌	一旦出现肌病，应减量或停用糖皮质激素，可行物理治疗与高蛋白饮食
诱发和加重溃疡：可刺激胃酸和蛋白酶分泌而诱发或加重胃、十二指肠溃疡，甚至消化道出血等，与糖皮质激素剂量有关	中等剂量以上及溃疡病史者注意观察胃肠黏膜病变；大剂量使用时建议加用胃质子泵抑酸剂或胃黏膜保护剂，尽量避免与非甾体抗炎药联用。如已出现症状则应停药，若因病情治疗需要不能停药者，则必须加用胃肠道黏膜保护剂和（或）抗酸药
诱发和加重感染：可使机体防御功能降低，易诱发如细菌、真菌和病毒感染，使潜在的病灶扩散（如结核），尤其是在冲击治疗后的 1～2 周或长期服用泼尼松＞15 mg/d 时，可能损伤机体抗感染的免疫功能。此外激素还容易掩盖发热及咳嗽等炎症症状，延误早期感染的诊断。药物剂量越大、疗程越长，诱发和加重感染的危险越高	用药前需要常规做胸片或 CT 检查，用药后要监测血常规、C 反应蛋白等指标的变化；密切观察与外界相通的 4 个"道"——呼吸道、消化道、尿道、胆道等部位易发生感染腔道的症状；可以使用免疫球蛋白，增强非特异性免疫功能；注意病原不明的细菌感染、耐药性细菌、真菌及病毒感染均应忌用或慎用。一旦出现感染，需即刻查清感染的性质，选择敏感药物，予以足量治疗，达到迅速控制，并同时减少糖皮质激素的用量

续表

常见不良反应	防治措施
骨质疏松、自发性骨折或骨坏死：与药物剂量及疗程、年龄、种族、性别及伴随的骨质疏松危险因素等有关。糖皮质激素导致钙在肠道的吸收减少，以及尿中排出增加。此外，糖皮质激素还可以诱导成骨细胞凋亡，破骨细胞活性增加等	长期使用者，不论剂量大小，应定期进行骨密度监测，一旦发现骨质疏松即应常规补充钙盐及维生素 D，必要时加用双膦酸盐类药物。也就是说只要使用激素，就应该同时服用，这是防治骨质疏松的必要措施
精神行为异常：可提高中枢兴奋性，出现失眠、激动甚至精神错乱，也可诱发癫痫发作；其他可见焦虑、欣快症、抑郁等	其发生常与用量有关，若出现精神症状，应及时减量或停药，可使用镇静药及抗精神病药、抗抑郁药等对症处理，并加强心理疏导及监护
医源性肾上腺皮质功能亢进：急性期注意低血钾、水肿、高血压、高血糖，肾上腺皮质功能亢进还表现为向心性肥胖、满月脸、皮肤紫纹、痤疮、多毛、乏力等，多在停药后逐渐自行消失或减轻	用药期间监测电解质、血压、血糖及容量状况
撤药综合征：①连续使用泼尼松(20～30mg/d) 2 周以上突然停药，可能出现肾上腺皮质功能不全／减退样症状，如精神萎靡、疲乏无力、食欲减退、关节和肌肉疼痛、发热、恶心、呕吐、低血压等；②长期使用时，减量过快或突然停药可使原发病复发或加重	①需注意逐渐减量，一般应遵循"先快后慢""先大后小"的原则；②若出现撤药综合征或应激时，应恢复糖皮质激素治疗并常需加大用量，待症状消失后再逐渐减量，不可骤停

【药物相互作用】

(1) 非甾体消炎镇痛药可加重其致溃疡作用。

(2) 可增强对乙酰氨基酚的肝毒性。

(3) 与两性霉素 B 或碳酸酐酶抑制剂合用，可加重低钾血症，长期与碳酸酐酶抑制剂合用，易发生低血钙和骨质疏松。

(4) 与蛋白质同化激素合用，可增加水肿的发生率，使痤疮加重。

(5) 与抗胆碱药（如阿托品）长期合用，可致眼压增高。

(6) 三环类抗抑郁药可使其引起的精神症状加重。

(7) 与降血糖药如胰岛素合用时，因可使糖尿病患者血糖升高，应适当调整降血糖药剂量。

(8) 甲状腺激素可使其代谢清除率增加，故甲状腺激素或抗甲状腺药与其合用，应适当调整后者的剂量。

(9) 与避孕药或雌激素制剂合用，可加强其治疗作用和不良反应。

(10) 与强心苷合用，可增加洋地黄毒性及心律失常的发生。

(11) 与排钾利尿药合用，可致严重低血钾，并由于水钠潴留而减弱利尿药的排钠利尿效应。

(12) 与麻黄碱合用，可加快其代谢清除。

（13）与免疫抑制剂合用，可增加感染的危险性，并可能诱发淋巴瘤或其他淋巴细胞增生性疾病。

（14）可增加异烟肼在肝脏代谢和排泄，降低异烟肼的血药浓度和疗效。

（15）可促进美西律在体内代谢，降低血药浓度。

（16）与水杨酸盐合用，可减少血浆水杨酸盐的浓度。

（17）与生长激素合用，可抑制后者的促生长作用。

【疗效判断、疗程及停药时机】 糖皮质激素拥有强大的抗炎、抗毒、抗休克和免疫抑制作用，但长期大剂量全身用糖皮质激素会诱发一系列严重不良反应。适时减停糖皮质激素，可减少不良反应，但停药、减药不恰当又有可能诱发停药反应或者反跳现象，导致患者病情加重或者反复。糖皮质激素何时停、停多少、怎么停，这也是临床医生最关心的问题之一。停药时机：使用糖皮质激素治疗，已达到了最大的期待治疗收益，考虑停药；充分使用后仍不能达到满意疗效，考虑停药或更加全面的治疗；使用时出现严重不良反应时，考虑停药或更改治疗方案。

【药物作用机制】 作为肾上腺皮质激素类药，糖皮质激素具有抗炎、抗过敏、抗风湿、免疫抑制作用。其具体作用机制如下。

（1）抗炎作用：可减轻和防止组织对炎症的反应，从而减轻炎症的表现。激素抑制炎症细胞，包括巨噬细胞、白细胞在炎症部位的集聚，并抑制吞噬作用、溶酶体酶的释放以及炎症化学中介物的合成和释放。

（2）免疫抑制作用：包括防止或抑制细胞介导的免疫反应、延迟性的过敏反应，减少 T 淋巴细胞、单核细胞、嗜酸性细胞的数目，降低免疫球蛋白与细胞表面受体的结合能力，并抑制白介素的合成与释放，从而降低 T 淋巴细胞向淋巴母细胞转化，并减轻原发免疫反应的扩展。可降低免疫复合物通过基底膜，并能减少补体成分及免疫球蛋白的浓度。糖皮质激素免疫抑制作用的机制主要包括：①诱导 IL-10 等抗炎因子的合成；②抑制树突状细胞成熟及抗原提呈功能；③抑制促炎因子的合成；④抑制单核细胞、中性粒细胞和巨噬细胞向炎症部位募集；⑤诱导炎症细胞凋亡。

2. 甲泼尼龙片

又称甲强龙、甲基强的松龙等。

【商品名】 美卓乐等。

【剂型及规格】 片剂，2mg/ 片，4mg/ 片。

甲泼尼龙在器官移植患者中的应用基本等同于醋酸泼尼松，一片 5mg 的醋酸泼尼松与一片 4mg 的甲泼尼龙等效。器官移植术后一般维持剂量为每天 4 ～ 8mg。

醋酸泼尼松和甲泼尼龙的区别：水钠潴留的不良反应方面甲泼尼龙优于醋酸泼尼松，即甲泼尼龙的水肿或高血压等不良反应轻于醋酸泼尼松；抗炎作用方面甲泼尼龙强于醋酸泼尼松；对血糖的影响甲泼尼龙的影响比醋酸泼尼松大；甲泼尼龙对肝脏的影响比醋酸泼尼松小，因此肝功能不全患者适合使用甲泼尼龙，而不适合使用醋酸泼尼松。

糖皮质激素类药物的比较见表 2-3。

表 2-3　常用糖皮质激素类比较

类别	药物	对糖皮质激素受体亲和力	水盐代谢（比值）	糖代谢（比值）	抗炎作用（比值）	等效剂量（mg）	血浆半衰期（min）	作用持续时间（h）
短效	氢化可的松	1.00	1.0	1.0	1.0	20.0	90	8～12
	可的松	0.01	0.8	0.8	0.8	25.0	30	8～12
中效	泼尼松	0.05	0.8	4.0	3.5	5.0	60	12～36
	泼尼松龙	2.20	0.8	4.0	4.0	5.0	200	12～36
	甲泼尼龙	11.9	0.5	5.0	5.0	4.0	180	12～36
长效	地塞米松	7.1	0	20.0～30.0	30.0	0.75	100～300	36～54
	倍他米松	5.4	0	20.0～30.0	25.0～30.0	0.6	100～300	36～54

注：水盐代谢、糖代谢、抗炎作用的比值均以氢化可的松为 1 计；等效剂量以氢化可的松为标准计。

器官移植术后常用口服免疫抑制剂如表 2-4 所示。

表 2-4　器官移植术后常用口服免疫抑制剂

药物类别	常用口服免疫抑制剂	服药时间用法用量	不良反应	注意事项
钙神经蛋白抑制剂	他克莫司胶囊（普乐可复、赛福开等）	餐前 1 小时或餐后 2 小时，用水送服。每日 2 次，早晚各 1 次，间隔 12 小时，需固定服药时间	神经毒性和消化道不良反应：头痛、失眠、无力、恶心、呕吐、腹泻等；肝肾功能损害、高钾血症、低镁血症、高血压、白细胞增多，继发性高血糖等	定期监测血药浓度、肝肾功能、血糖、电解质及血压、心电图等
	他克莫司缓释胶囊（新普乐可复）	早上空腹或至少在饭前 1 小时或餐后 2～3 小时服用，每日 1 次	同上	同上
	环孢素软胶囊（新山地明、新赛斯平、田可等）	可空腹，亦可进食时或餐后服药，但应固定服药与进食的先后顺序。每日 2 次，早晚各 1 次，间隔 12 小时，需固定服药时间	常见不良反应包括肝肾毒性：血肌酐升高及肝转氨酶升高；神经毒性：高钾血症、恶心、呕吐、厌食等胃肠道不良反应；多毛、牙龈增生伴出血、疼痛等	定期复查环孢素药物浓度（C_0、C_2）、肝肾功能、电解质等。注意药物相互作用

续表

药物类别	常用口服免疫抑制剂	服药时间用法用量	不良反应	注意事项
哺乳动物雷帕霉素靶蛋白抑制剂	西罗莫司片/胶囊/口服溶液（雷帕鸣、赛莫司等）	每日1次，固定服药时间。应恒定地与或不与食物同服。若联合环孢素A，应先服环孢素A，至少4小时后再服用本品	高脂血症、蛋白尿、外周性水肿、腹痛、腹泻、低血钾、贫血、血小板减少等	定期监测雷帕霉素药物浓度，重点监测血脂、尿常规、血常规
	依维莫司	同上	口炎、感染、虚弱、疲劳、咳嗽、腹泻等	定期监测肾功能、血糖、血脂、血常规等
细胞毒性药物或抗代谢类药物	吗替麦考酚酯胶囊/片/分散片（骁悉、赛可平等）	空腹服用。每日2次，早、晚各1次，12个小时，需固定服药时间	腹泻、恶心、呕吐等；白细胞减少；感染风险（尿路感染、各种病毒感染、机会性感染）增大等	加强血常规、炎性指标（C反应蛋白、白介素-6、降钙素原）及病毒学等监测，可选择性监测霉酚酸药物浓度，根据病情适时调整药物剂量
	麦考酚钠肠溶片（米芙）	空腹服用。每日2次，早、晚各1次，间隔12个小时，需固定服药时间	同上	同上
	咪唑立宾片（布雷迪宁）	建议餐后服，可减少胃肠不良反应。每日1～2次，选择任一时间，若2次服用需间隔12小时，且要固定时间点服药	较常见的有高尿酸血症、白细胞减少、血小板减少、红细胞减少、食欲缺乏、恶心、呕吐、腹痛、腹泻等	根据患者对本药的耐受性和肾功能来调整剂量。定期重点检测血尿酸、血常规
	来氟米特片（爱若华）	建议餐后或睡前服用。目的是减轻胃肠不适。每日1次，但需固定时间点	较常见的有腹泻、瘙痒、可逆性转氨酶升高、脱发、皮疹及白细胞下降等	因其活性代谢物半衰期长，不良反应延迟，应加强血常规、肝功能和临床检测
	硫唑嘌呤片（依木兰）	饭后以足量水吞服。每日1次或分次服用。药片绝对不可掰开或弄碎	可造成转氨酶及胆红素可逆性升高	定期进行肝功能检查，若受损应减量或停用

续表

药物类别	常用口服免疫抑制剂	服药时间用法用量	不良反应	注意事项
糖皮质激素	醋酸泼尼松	早上7—8时，早餐后立即服用最佳，可减少胃肠道不适	①增加感染和恶性肿瘤的发生，增加病毒性肝炎和肝癌的复发率。②易引起移植后糖尿病及代谢性骨病。③可致伤口愈合延迟。④长期使用可致白内障、水肿、高血压、肥胖、骨质疏松、股骨头坏死、消化道溃疡、儿童生长抑制、肾上腺皮质功能减退等。⑤药物性库欣综合征	加强血压、血脂、血糖的监测，每年进行1次眼底检查及骨密度测定。勿随意停药、减量遵循"先快后慢"的原则、预防和监测不良反应
	甲泼尼龙片（美卓乐）	早上7—8时，早餐后立即服用最佳	同上	勿随意停药、减量遵循"先快后慢"的原则、预防和监测不良反应
植物免疫抑制剂	雷公藤多苷片	饭后服用。常用剂量为每公斤体重每天1～1.5mg，每日分3次服用	常见消化道症状如恶心、呕吐、胃部不适；骨髓抑制如白细胞及血小板减少；肝功能异常；女性月经异常，男性精子异常，既可治疗肾病，也可导致肾损伤	定期复查血常规、尿常规、肝肾功能及心电图等。疗程3～6个月，可间断用药，勿长期服用。个别患者会影响他克莫司药物浓度，谨慎合用

第二节　抗高血压药

由于免疫抑制剂的应用及患者自身长期慢性疾病的影响，高血压是器官移植术后最常见和最重要的并发症之一。移植后高血压控制不佳不仅可导致移植物功能丧失，还可使心、脑血管并发症的风险显著升高，而心脑血管不良事件是移植后并发症发生和受者死亡的主要原因。因此加强移植后高血压的诊疗对提高移植器官的存活率、改善患者预后具有重要意义。针对器官移植术后患者这个群体，高血压的诊断标准仍基于普通人群的血压诊断标准，即血压≥140/90mmHg。至于血压控制目标，有建议合并糖尿病、冠心病、心力衰竭、慢性肾脏疾病伴有蛋白尿或肾移植患者血压控制目标在130/80mmHg以下，但笔者认为，对于肾移植患者来说，由于移植肾远离中心血管，控制血压不宜追求过低，最好不要低于120/70mmHg，否则可能因为移植肾灌注不足影响移植肾功能。而对于老年患者，年龄在65～79岁的患者血压降至150/90mmHg以下，如能耐受，可进一步降至140/90mmHg以下；80 岁及以上患者降至 150/90mmHg 以下。因为过于严格的血压控制反而会增加心脑血管事件，故应权衡利弊，可采取相对宽松的控制目标。

器官移植术后高血压发生率高，而且难治性高血压常见，患者常需口服多种抗高血压药（又称：降压药）才能把血压降到目标血压水平，而很多降压药不仅存在明显的不良反应，还对服用的免疫抑制剂有影响，因此在选择降压药方面要慎重考虑，权衡利弊。降压药的品种较多，有短效制剂，也有长效制剂如控释、缓释制剂等，而且每个人的血压波动特点各异，因此服用降压药的方法除要坚持高血压治疗三原则（降压达标、平稳降压、综合管理）外，还要坚持个体化原则，因人而异。

长期以来，高血压患者习惯于每日 3 次或 2 次等量服用降压药，而不再去考虑具体服用时间问题。另外还有不少轻度血压升高患者，为维持血压稳定，常在晚上服用 1 片降压药，其实这种不考虑个人具体血压情况而随意服用降压药的方法是极其不符合正常血压白昼变化规律的。高血压有明显昼夜节律性特点，无论正常人或高血压患者，在每日清晨的短短几小时内，血压都将较大幅度地升高。血压波动性越大，导致心脑血管事件发生的概率越大，控制血压昼夜波动可降低心脑血管并发症或靶器官损害。那么降压药一般选择什么时候服用为最佳服用时间？对于这个问题，无论医生还是高血压患者都要有明确的时间概念。正常情况下，慢性原发性高血压患者一天 24 小时的血压水平是不恒定的，有两个高峰和两个低谷：早晨 9—11 时及下午 4—6 时为全天最高血压；中午 12 时至下午 2 时为第一个低谷，晚上 8 时后血压呈缓慢下降趋势，凌晨 2—3 时为最低。所以要选择用药时间，一般第一次用药在早晨 6—7 时，第二次用药在下午 3—4 时。药效持续 24 小时的降压药，一般每天早晨服 1 次即可。但仍要注意的是，部分高血压患者的血压昼夜节律异常，特别是夜间收缩压较日间下降 < 10% 和夜间高血压，即所谓的非杓型高血压。而且此型高血压在肾移植受者中常见，是心血管事件的高危因素，而夜间高血压可加速终末期血管损害，因此应高度重视非杓型高血压的存在，建议家庭自我监测血压以及 24 小时动态血压监测。

临床医学研究表明，在血压高峰出现前半小时至 1 小时服药效果最好。若按一般的早、中、晚每日 3 次服药，或临睡前服用，显然与血压的这种自然变化不相适应，甚至增加诱发心脑血管事件的危险性。长效控、缓释制剂如硝苯地平缓释片、氨氯地平、缬沙坦、福辛普利等每日只服用 1 次，应在清晨醒后即可服用。故一天服用 1 次降压药在清晨 7 时左右服用，这种服药方法对防治上午血压升高有重要的意义，既白昼的血压得到良好的控制，又不使夜间的血压过度下降，起到稳定 24 小时血压的目的。如果夜间血压较高时，晚上临睡前最好服用缓释长效降压药，因为夜间睡眠时血压较低，如果这时降压药发挥作用，使血压再行下降，则容易引发心、脑血管并发症的发生。若一日两次用药宜在清晨 7 时、下午 4 时，不可临睡前服用，以免夜间血压下降，血压波动过大，引起并发症。一般药物的作用是在服药后半小时出现，2～3 小时达高峰。因此上午 7 时和下午 2 时服降压药最合适。当然我们还可以将服药时间进一步简化，起床后即服药，若中午不休息，则在午饭后 1 小时左右服药。

针对高血压先除去继发性因素，如肾动脉狭窄、肾上腺肿瘤等因素外，再以长期坚持生活方式干预为前提，包括减少钠盐摄入、减轻体重、规律的中等强度运动（如快走、慢跑、骑车、游泳、太极拳等）、戒烟、戒酒、减轻精神压力、保持心理平衡等预防和非药物措施后血压仍不能正常，在权衡免疫抑制方案条件下适当调整免疫抑制剂量或更改方案，如果仍不能达标，就需要给予口服降压药治疗。目前我国推荐的一线降压药一共分5类：钙通道阻滞剂（地平类）、血管紧张素转换酶抑制药（普利类）、血管紧张素受体阻滞药（沙坦类）、利尿药和β受体阻滞剂（洛尔类）。此外临床上还常用α1受体阻滞剂及上述不同类药物的复方制剂。针对器官移植受者术后高血压的药物治疗目前尚无统一的治疗指南，临床用药坚持个体化原则，结合实际病情、高血压发病因素，并根据药物的有效性、耐受性、药物代谢和相互作用特点制定方案。普通人群的降压药使用是从单药开始，逐渐加量；单药控制不良，再考虑联合用药的方案。而对于移植术后高血压的降压药治疗措施，目前主张联合用药方案，通过多种途径达到强化降压效果、平衡部分药物的不良反应，以及减少降压效果达峰所需的单药剂量、加速起效的目的。

一、钙通道阻滞剂

钙通道阻滞剂是通过阻断血管平滑肌细胞上的钙离子通道，导致血管扩张，达到降低血压的作用。其卓越的降压疗效、广泛的联合降压潜能、优越的心脑血管保护作用使其在当今的抗高血压治疗、降低心脑血管发病率及死亡率方面占据了重要地位。从化学结构上将钙通道阻滞剂分为二氢吡啶类钙通道阻滞剂和非二氢吡啶类钙通道阻滞剂。二氢吡啶类钙通道阻滞剂的药名多以"地平"结尾，该类药主要作用于动脉，具有直接扩张血管作用，是临床常用的一线降压药，故也称地平类降压药。该类降压药尤其适用于老年高血压、单纯收缩期高血压、合并动脉粥样硬化的高血压如伴有冠心病的高血压患者。对于肾移植术后高血压患者也是首选药，这是基于其能够改善肾小球滤过率以及移植肾的存活率。常用的降压药有苯磺酸氨氯地平片、左旋氨氯地平片、硝苯地平控释片、硝苯地平缓释片、非洛地平缓释片、拉西地平、马尼地平、贝尼地平等。而非二氢吡啶类钙通道阻滞剂主要包括维拉帕米和地尔硫䓬，它们的血管选择性差，可松弛血管平滑肌、扩张血管，对心脏具有负性变时、负性传导及负性变力作用，适用于高血压合并心绞痛、高血压合并室上性心动过速及高血压合并颈动脉粥样硬化的患者，也适用于各种折返性的室上性心动过速和预激综合征，以及房扑和房颤使用来减慢心率和一些特殊的室性心动过速。由于非二氢吡啶类钙通道阻滞剂能抑制P450代谢系统，可升高钙调神经磷酸酶抑制剂如环孢素A、他克莫司等的血药浓度，因此在移植术后早期免疫抑制剂的剂量较大时，应谨慎使用。但因此地尔硫䓬还常被用于提高器官移植患者环孢素A和他克莫司的药物浓度。

代表性药物：苯磺酸氨氯地平片。属二氢吡啶类钙通道阻滞剂的一种，通过舒张血管平滑肌的方式，起到解除冠状动脉痉挛，抗高血压、缓解心绞痛的作用。苯磺酸氨氯地平包括左旋体和右旋体，其中左旋体主降血压作用，而右旋体可能有抗氧化应激及促使血管释放内源性的一氧化氮，保护血管内皮的作用，但本品的不良反应也主要是右旋体引起的。左旋氨氯地平2.5mg与氨氯地平5mg降压作用相似。目前临床也有用苯磺酸左氨氯地平（如施慧达），由于去除了右旋体，其水肿、面部潮红等不良反应相对苯磺酸氨氯地平发生率降低，但缺少了其右旋体的血管内皮保护作用。若是因外周水肿不能耐受氨氯地平者，可考虑使用左旋氨氯地平。由于本品临床效果较好，还常用于复合制剂，其中氨氯地平复合制剂包括缬沙坦氨氯地平片（倍博特）、氨氯地平阿托伐他汀钙片（多达一）、氨氯地平贝那普利片等。

【商品名】 络活喜、压氏达等。

【剂型及规格】 片剂，5mg/ 片。

【适应证】 适用于高血压及慢性稳定性心绞痛的对症治疗。

【禁忌证】 禁用于高血压合并快速性心律失常患者。

【服药时间及其理由】 饭前或饭后服用都可以，但最好每天固定的时间服药，可在血压高峰的前 6 ～ 12 小时服药。理由是其生物利用度不受摄入食物的影响，且服用本品后6 ～ 12 小时其血药浓度达至高峰，疗效较好。

【服药方法及服用剂量】 成人：通常本品治疗高血压的起始剂量为 5mg，每日 1 次；最大剂量为 10mg，每日 1 次。身材小、虚弱、老年、或伴肝功能不全患者，起始剂量为 2.5mg，每日 1 次。剂量调整应根据患者个体反应进行。一般的剂量调整应在 7 ～ 8 天后开始进行。

【注意事项】

（1）因本品主要通过肝脏代谢，肝功能受损的患者对该药清除时间延长，因此用于重度肝功能不全患者时应缓慢增量。

（2）低血压及反射性心动过速。氨氯地平属长效类 L 型钙通道阻滞剂，半衰期长达35 ～ 50 小时，降压缓慢持久，几乎不激活交感神经活性，对心率影响较少。因此发生低血压及反射性心动过速多为药物过量导致外周血管过度扩张。如果发生低血压，应提供心血管支持治疗，包括四肢抬高以及准确补液，必要时给予血管收缩药，同时要注意循环液体量和尿量。

（3）极少数患者可出现心绞痛恶化或发生急性心肌梗死。

【不良反应及其防治措施】

（1）较常见的不良反应：足踝部水肿（仅扩张动脉，对静脉影响小）、头痛、头晕、疲劳、潮红、心悸、失眠、牙龈增生、顽固性便秘及恶心等，极少见的不良反应为瘙痒、皮疹、呼吸困难、无力、肌肉痉挛和消化不良等。不良反应一般与给药剂量多少有一定的相关性。

（2）防治措施：①针对足踝部水肿，抬高足部可减轻水肿症状，如果持续水肿，应更换为其他降压药，联用普利类 / 沙坦类降压药可减轻水肿症状；②针对牙龈增生，保持口腔卫生可减少牙龈增生的发生率。

【药物相互作用】

（1）与雌激素合用可引起体液潴留而增高血压。

（2）与 CYP3A4 抑制剂合用可能轻度升高两者的药物浓度，因此器官移植患者应用他克莫司及环孢素 A 等时，应用本品可增加他克莫司或环孢素 A 的全身暴露量，要注意监测药物浓度，同时密切监测低血压及水肿症状，并适时调整剂量。

（3）与 CYP3A4 诱导剂（如利福平）合用时本品的血药浓度变化较大，需要监测血压，必要时进行剂量调整。

（4）与辛伐他汀合用时，应将辛伐他汀的剂量限制在每日 20mg 以下。

【疗效判断、疗程及停药时机】 每日 1 次，口服，对血压的控制效果至少维持 24 小时，要监测血压变化，每日给药，一般连续 7 ～ 8 天，血药浓度才达至稳态，即给药 7 ～ 8 天后再根据血压情况调整用药剂量。抗高血压药一般需要长期维持治疗，如果发现血压偏低，或出现心动过速，或心绞痛频率增加、时间延长和 / 或程度加重，或发生急性心肌梗死均应及时停药。

【药物作用机制】　苯磺酸氨氯地平是二氢吡啶类钙通道阻滞剂（或慢通道阻滞剂）。心肌和平滑肌的收缩依赖于细胞外钙离子通过特异性离子通道进入细胞。本品选择性抑制钙离子跨膜进入平滑肌细胞和心肌细胞，对平滑肌的作用大于心肌。其与钙通道的相互作用决定于它和受体位点结合和解离的渐进性速率，因此药理作用逐渐产生。本品是外周动脉扩张剂，对静脉影响小，直接作用于血管平滑肌，降低外周血管阻力，从而降低血压。

钙通道阻滞剂的代表性药物见表 2-5。

表 2-5　代表性钙通道阻滞剂

药物类别	代表性口服药	适应证、作用机制及主要优缺点	服药时间、用法用量	不良反应	注意事项
二氢吡啶类钙通道阻滞剂	苯磺酸氨氯地平片（络活喜）	L 型钙通道阻滞剂。适用于高血压、冠心病心绞痛、左心室肥厚等。慎用于快速心律失常及充血性心力衰竭　本品作用时间迟而维持时间长，能维持 24 小时稳定降压	绝对生物利用度不受饮食影响。每天 1 次，固定时间服用。初始剂量 5mg，7 ～ 8 天后根据血压调整剂量，一般每次 2.5 ～ 10mg，每天 1 次。最大剂量为每天 10mg	踝部水肿、牙龈增生、头痛、面部潮红、心跳加快等；还可出现头痛、头晕、腹痛、腹泻、失眠、抑郁、健忘焦虑等	用药 7 ～ 8 天才达到稳态，因此至少需要 1 周才能评估其疗效或增减药物。每日不宜超过 10mg，过量服用不良反应增加。抬高足部或联用普利类 / 沙坦类降压药均可减轻水肿症状。尽可能不与克拉霉素及辛伐他汀合用。肝功能不全者应缓慢增量。与雌激素合用可引起体液潴留而增高血压
	苯磺酸左旋氨氯地平 / 马来酸左旋氨氯地平（施慧达、玄宁等）	适用于高血压病及心绞痛	绝对生物利用度不受饮食影响。初始剂量每日 1 次，每次 2.5mg，根据临床反应可将剂量增加，最大可增至 10mg，一般 2.5 ～ 5mg，每日 1 次	少见水肿、头痛、疲劳、失眠等，但轻于苯磺酸氨氯地平	用药 7 ～ 8 天才达到稳态，因此至少需要 1 周才能评估其疗效或增减药物。肝功能受损患者慎用
	硝苯地平缓释片（伲福达）	用于治疗高血压、心绞痛。慎用于低血压患者、严重主动脉瓣狭窄、肝肾功能不全患者	服药时间不受就餐时间限制。用水整粒吞服，初始剂量每次 20mg，每日 1 ～ 2 次，维持剂量每次 20 ～ 40mg，每 12 小时 1 次	较多见的是踝、足与小腿肿胀，用利尿药可消退。还可出现牙龈增生。偶可出现胸痛、头痛、腹痛、恶心等症状	本品为缓释片，须吞服，勿嚼碎；如需减少剂量，也可沿片面"中心线"完整分开半片服用。中止服用时应逐渐减量，没有医生指示，不要中止服药。慎与地高辛合用

续表

药物类别	代表性口服药	适应证、作用机制及主要优缺点	服药时间、用法用量	不良反应	注意事项
二氢吡啶类钙通道阻滞剂	硝苯地平控释片（拜新同、欣然）	适用于高血压、冠心病、慢性稳定性心绞痛	服药时间不受就餐时间限制。成人一般每天1次，每次30～60mg	外周水肿（如踝部水肿）、头晕、疼痛、乏力及牙龈增生等	对他克莫司及环孢素A药物浓度有一定影响，可提高药物浓度。不与利福平联用。水肿者可用利尿药治疗。增减剂量均应缓慢
	盐酸贝尼地平片（可力洛）	用于高血压及心绞痛的治疗。本品可同时阻断L型、N型、T型钙通道，不激活交感神经，不影响心率；同时扩张肾小球入球小动脉和出球小动脉，对肾脏的保护作用优于氨氯地平，水肿的发生率较低	早饭后口服。初始剂量可用2mg，一般每天1次，根据年龄及症状适当增减剂量，一般每天2～12mg	耐受性较好，偶有心悸、颜面潮红、头痛等	增减药物均应缓慢进行。本品主要通过CYP3A4代谢，因此可提高他克莫司及环孢素A药物浓度。本品既可降压，又可同时改善肾功能
	西尼地平片/胶囊	用于高血压的治疗。本品可同时阻断L型和N型钙通道，不仅可以有效降血压，而且可抑制交感神经的激活，对心率影响更小。充血性心力衰竭和肝肾功能不全者慎用	早餐后服用。初始剂量每次5mg，每日1次，根据患者血压情况可将剂量增大至10mg，一般5～20mg，每日1次	可出现泌尿系统症状如尿频，尿酸、尿素氮升高及尿蛋白阳性；可出现头痛、眩晕等神经系统症状，也可出现心悸、胸痛、肝功能异常等，一般症状轻微，若症状明显应立即停止服药	与CYP3A4代谢有关，本品慎与他克莫司及环孢素A合用，因可使二者药物浓度增高。慎用于肝肾功能不全者；增减剂量均应缓慢
	盐酸马尼地平片	可同时阻断L型和T型钙通道，对肾小球入球小动脉和出球小动脉均有扩张作用，对肾脏的保护作用优于氨氯地平 尤其适用于低肾素型高血压，也适用于肾功能已损伤者	早餐后口服，每日1次，初始剂量5mg，可逐渐增加为10～20mg	有踝、足与小腿肿胀，偶有肝肾功能异常及白细胞减少	慎用于严重肝功能受损者及高龄患者

续表

药物类别	代表性口服药	适应证、作用机制及主要优缺点	服药时间、用法用量	不良反应	注意事项
二氢吡啶类钙通道阻滞剂	非洛地平缓释片（波依定）	本品具有高度血管选择性，扩血管作用极强而不影响心功能，主要作用部位在外周血管。适用于高血压及稳定性心绞痛	早晨服用，用水整片送服，进食与服药无关，但高脂早餐后最大吸收。一般患者初始剂量每次 5mg，每日 1 次。对于肝功能不全患者初始剂量为 2.5mg。根据患者反应情况缓慢增减剂量，剂量调整一般不少于 2 周。维持剂量每次 5～10mg	踝部水肿、面部潮红、牙龈炎及牙龈增生、低血压、头痛、头晕、心悸、疲乏等。上述不良反应大多数具有剂量依赖性，常在开始用药或增加剂量时暂时出现，应用时间延长后可逐渐消失	本品经 CYP3A4 代谢，可提高本品及他克莫司及环孢素 A 药物浓度，需慎重合用，合用时需监测药物浓度。本品需用水吞服，药片不能掰碎、压碎或嚼碎。肝功能受损、严重肾受损者慎用
	尼群地平片	用于高血压和冠心病。本品引起冠状动脉、肾小动脉等全身血管的扩张，产生降压作用	食物不影响吸收，餐前餐后及餐中均可，建议固定时间服用。初始剂量 10mg，每日 1 次，以后根据血压情况可调整每日 1～2 次，每次 10～20mg。最大剂量每日不超过 40mg	少见有头痛、面部潮红、头晕、恶心、足踝部水肿、低血压等	慎用于肝功能不全患者，可出现碱性磷酸酶增高。在服药初期或调整剂量时，应从小剂量开始，并定期监测血压、心电图
非二氢吡啶类钙通道阻滞剂	盐酸地尔硫䓬片 / 缓释胶囊（恬尔心、合心爽、合贝爽等）	适用于轻中度高血压，能缓解血管痉挛，治疗心绞痛及肥厚性心肌病。禁用于心脏房室传导阻滞或病态窦房结综合征或心动过缓的高血压患者。也可用于心衰患者	餐前及睡前服药。普通片剂起始剂量一次 30mg，每日 3～4 次。每 1～2 天增加一次剂量，直至获得最佳疗效。缓释制剂每次 1 粒，每日 1～2 次。剂量一般每日 90～360mg。每次 30～90mg，每天 2～4 次	可出现水肿、头痛、恶心、眩晕、皮疹、无力、面红及胃部不适等。偶可出现房室传导阻滞和心功能抑制	能显著提高他克莫司及环孢素 A 药物浓度，应慎用，且需要监测药物浓度，不能随意增减；不宜与 β 受体阻滞剂、地高辛、胺碘酮联用；不宜突然停药，特别是合并心绞痛或心功能不全者。应定期监测肝肾功能

二、血管紧张素转换酶抑制药（普利类）

普利类降压药是针对肾素 - 血管紧张素 - 醛固酮系统激活，对交感神经系统兴奋也有控制作用。其优点是既可以单独降压也可联合降压；不但能平稳降压，而且能预防和控制心脏扩大，是治疗心衰最主要的药物之一；能控制动脉粥样硬化加重，保护血管；保护肾功能，消除尿蛋白，是糖尿病以及慢性肾功能不全初期的首选降压药；是合并心衰的首选降压药；是合并心肌梗死的首选降压药。虽然该类药具有肯定的降压、减少蛋白尿的效果，但它们可产生血清肌酐升高、高血钾、肾小球滤过率降低、贫血等不良反应。尤其是在急性期，有可能干扰肾移植后急性排斥反应的判断。因此，一般建议此类药物的使用延迟至术后 4～6 个月、肾功能稳定后，以获得最大的安全性。普利类降压药常用的有盐酸贝那普利、卡托普利、赖诺普利、福辛普利、培哚普利等。从合理用药的服药时间上讲，普利类药物中的卡托普利和培哚普利这两种药与胃中食物混合可使药物吸收减少，因此宜在进餐前 1 小时服用。其他普利类药物的吸收不受食物的影响或影响较小，即餐前、餐中、餐后服药都可以。

盐酸贝那普利

【商品名】 洛汀新、信达怡等。

【剂型及规格】 片剂，5mg/ 片、10mg/ 片。

【适应证】 用于治疗高血压、充血性心力衰竭。作为对洋地黄和（或）利尿药反应不佳的充血性心力衰竭患者（NYHA 分级 Ⅱ - Ⅳ级）的辅助治疗。

【禁忌证】 慎用或禁用于孤立肾、移植肾、双侧肾动脉狭窄而严重肾功能减退以及有血管神经性水肿史患者。对于低血压、粒细胞缺乏症、中性粒细胞减少者慎用。

【服药时间及其理由】 根据患者血压类型，每天固定时间点服药，可在餐中或两餐间。理由是进食后服药，虽延迟药物的吸收，但不影响吸收量和转变为贝那普利拉。

【服药方法及服用剂量】

（1）高血压的治疗：未用利尿药者一般初始治疗每次 10mg，每日 1 次，然后根据血压的反应来调整剂量，若疗效不佳，可加至每日 20mg，通常每隔 1～2 周调整 1 次，每日最大推荐剂量 40mg，一次或均分为 2 次服用。若单独服用本品血压下降不满意，需要加用其他种类的降压药。肾功能不全者可适当减量，一般肌酐清除率≥ 30mL/min 服用常用剂量即可，而小于 30mL/min 的患者，初始剂量为 5mg，必要时剂量可加至 10mg/d。

（2）充血性心力衰竭的治疗：初始剂量为 2.5mg，一天 1 次，如果心衰的症状未能有效缓解，可在 2～4 周后将剂量调整为 5mg，每天 1 次。

【注意事项】

（1）肾功能不全严重至一定程度时，本品的应用可能因为进一步降低肾小球滤过率而恶化肾功能，加重肾衰竭。

（2）影响胚胎发育、育龄女性使用本类药时应采取避孕措施。

（3）注意可能发生的过敏反应，特别是血管性水肿，严重时可能致命。

（4）严密监测血压，如果确实发生低血压，患者应采取卧位，必要时行扩容治疗。

（5）检测血钾、白细胞变化，必要时减量或对症处理。

【不良反应及其防治措施】

（1）可有不同程度的咳嗽，以咽痒、干咳为主，约30%的患者可引起持续的干咳，常在躺下后加重。女性患者更容易发生干咳。普利类降压药均可能引起干咳，不能耐受者可以更换为沙坦类降压药。

（2）头痛也较常见。

（3）其他少见的不良反应有血管神经性水肿（若出现唇或面部水肿应立即停药，监护患者直至水肿消失。如声门、舌、喉部水肿引起气道阻塞，应停药并立即给予抗组胺及脱敏治疗）、高钾血症、白细胞减少（定期检查血常规，必要时减量或停药）、低血糖等。

（4）可有血肌酐升高，特别是联合利尿药时。慎用于肾功能减退及禁用于肾动脉狭窄者，发现血肌酐升高需减量或停用本品及利尿药即可恢复，用药过程中要定期检查肾功能。

（5）低血压。如发生低血压，应采取卧位，必要时静脉滴注生理盐水。

【药物相互作用】

（1）与利尿药合用降压作用增强，可引起严重低血压，故原用利尿药应停药或减量，本品开始用小剂量，逐渐调整剂量。

（2）与其他血管扩张药合用可能导致低血压。如合用，应从小剂量开始。

（3）与潴钾利尿药（如螺内酯、氨苯蝶啶、阿米洛利）合用可引起血钾过高。

（4）与非甾体抗炎药合用可通过抑制前列腺素合成及水钠潴留，使本品降压作用减弱。

（5）与其他降压药合用，降压作用加强。

【疗效判断、疗程及停药时机】

（1）疗效判断：根据血压、心衰症状、尿蛋白量变化判断本品治疗效果。

（2）疗程及停药时机：一般需要长期用药，若治疗过程中出现严重低血压、肾功能损害、血管神经性水肿等特殊情况，需要立即停药，并给予对症处理。

【药物作用机制】

（1）降压：本品在肝内水解为贝那普利拉，成为一种竞争性的血管紧张素转换酶抑制药，阻止血管紧张素Ⅰ转换为血管紧张素Ⅱ，使血管阻力降低，醛固酮分泌减少，血浆肾素活性增高。贝那普利拉还抑制缓激肽的降解，也使血管阻力降低，产生降压作用。

（2）减低心脏负荷：本品扩张动脉与静脉，降低周围血管阻力或心脏后负荷，降低肺毛细血管嵌压或心脏前负荷，也降低肺血管阻力，从而改善心排血量，使运动耐量和时间延长。

（3）显著降低蛋白尿。

血管紧张素转换酶抑制药（普利类）代表性药物见表2-6。

表 2-6 血管紧张素转换酶抑制药（普利类）代表性药物

药物类别	代表性口服药	主要适应证	服药时间、用法用量	不良反应	注意事项
血管紧张素转换酶抑制药（普利类）	盐酸贝那普利片（洛汀新、信达怡）	适用于高血压及高血压伴慢性心力衰竭、心肌梗死后心功能不全、心房颤动预防、糖尿病肾病、非糖尿病肾病、代谢综合征、蛋白尿或微量白蛋白尿患者。禁用于肾动脉狭窄、高钾血症及妊娠等	饮食不影响吸收量，可在空腹、餐中或两餐间服用。初始剂量为 2.5～5mg，根据血压的反应情况调整剂量，应每隔 1～2 周调整一次。每日剂量一般 5～40mg，1 次或均分为 2 次服用。肌酐清除率大于 30mL/min 服用常规剂量即可，低于 30mL/min 应减量或慎用	咳嗽（干咳为主）、血钾升高、头痛、头晕，少见血管神经性水肿	限盐或加用利尿药可增加普利类降压药的降压效应。监测血钾、肾功能水平。普利类药物给药剂量均需遵循个体化原则，按疗效予以调整，视病情或个体差异而定
	卡托普利（开博通）	适用于高血压及心力衰竭。慎用于骨髓抑制、高血钾（血钾 > 5.5μmol/L）、低血压（收缩压 < 80mmHg）、中重度肾功能不全（血肌酐 > 265μmol/L）者。禁用于双侧肾动脉狭窄、血管性水肿者	宜在餐前 1 小时服药，胃中食物可使本品吸收减少 30%～40%。成人常用量每次 12.5～50mg，每日 2～3 次。加量需要观察 1～2 周疗效再考虑增减药物	常见有皮疹、心悸、咳嗽及味觉迟钝等，可出现血钾升高、低血压、血管性水肿等	可使血尿素氮、肌酐增高；与保钾利尿药合用注意检查血钾；定期检查血压、血常规、尿常规；出现低血压应立即停药并扩容以纠正；有严重腹泻最好暂停本品；避免突然停药
	马来酸依那普利（悦宁定、依苏等）	适应证同上。其优点是半衰期较长，达 11 小时，降压作用比卡托普利强而持久。禁用或慎用于双侧性肾动脉狭窄、严重低血压、高钾血症、严重肾衰竭、严重心衰伴低血压或肾功能不全者	餐前、餐中或餐后服用均可，固定时间服用有利于平稳降压。起始量为 5～10mg，分 1～2 次服用，常用维持剂量为每日 5～40mg，每日 1～2 次。最大剂量为每日 80mg	可有刺激性干咳，伴咽干、咽痛等刺激症状，偶有头晕、头痛、嗜睡、疲劳、上腹不适、恶心、胸闷、皮疹、面红和蛋白尿等。也可出现高血钾及低血压	应从小剂量开始用药，不宜与保钾利尿药合用，定期监测血常规、肾功能及血钾。出现明显不良反应可减量；如出现白细胞减少需停药。本品主要经肾排泄，且低血压可加重肾损害，尤其是应用利尿药或血容量减少者

续表

药物类别	代表性口服药	主要适应证	服药时间、用法用量	不良反应	注意事项
血管紧张素转换酶抑制药（普利类）	培哚普利叔丁胺片（雅施达）	适应证同上	因食物减少药物的生物利用度，餐前1小时服用利于发挥药效。建议起始剂量为4mg，每日清晨一次。根据疗效，剂量可于3～4周内逐渐增加到8mg，每日1次。维持量一般每日4～8mg	低血压、血钾升高、头痛、咳嗽、头晕、感觉异常、眩晕、视觉障碍、耳鸣、低血压、呼吸困难、腹痛、便秘、腹泻、味觉障碍、消化不良、恶心、呕吐、瘙痒、皮疹、肌肉痉挛和乏力	同上述普利类药物
	雷米普利片（瑞索坦、瑞泰）	适应证同上	食物对药物没有影响，一般早餐后服药，整片吞服，不可嚼碎。高血压起始剂量为2.5mg，每日1次，根据患者的反应，如有必要，间隔2～3周后将药量加倍。一般维持量为每日2.5～10mg，最大量为10mg/d，肾功能不全的患者适当减量	基本同上	首次给药容易发生低血压，最好在睡前给药。定期监测血常规、肾功能及血钾

三、血管紧张素受体阻滞药（沙坦类）

本类药不仅具有较好的降血压作用，还具有保护心血管、肾脏及改善糖代谢的作用。其降压作用呈剂量依赖性，虽与普利类在降压和心血管保护作用有许多相似之处，但降压效果更好，相对不良反应较小，且不良反应并不随剂量增加而增加，没有普利类常见的干咳不良反应，也无血管神经性水肿的不良反应，患者治疗依从性更高，在临床广泛应用，已成为一线降压药。可单独降压，也可联合其他降压药一起降压；为所有不能耐受普利类的高血压、糖尿病、心衰、心肌梗死等患者的首选。此外优先选用的人群还包括：高血压合并左心室肥厚、高血压合并心功能不全、高血压合并心房颤动、高血压合并冠心病、高血压合并糖尿病肾病、高血压合并蛋白尿、高血压合并代谢综合征等。同样，虽然该类药具有肯定的降压、减少蛋白尿的效果，但它们可产生血清肌酐升高、高血钾、肾小球滤过率降低、贫血等不良反应。尤其是在急性期，有可能干扰肾移植后急性排斥反应的判断。因此，一般建议此类药物的使用延迟至术后 4 ～ 6 个月、肾功能稳定后，以获得最大的安全性。根据其化学结构的不同分为：非杂环类，如缬沙坦等；二苯四咪唑类，如氯沙坦、厄贝沙坦、替米沙坦、坎地沙坦、阿利沙坦等；非二苯四咪唑类，如伊贝沙坦。结构不同，导致理化特性也不同，因此，不同的药物其半衰期和降压效果也有所不同。

氯沙坦钾

【商品名】 科素亚、倍怡等。

【剂型及规格】 片剂，50mg/ 片、100mg/ 片。

【适应证】 治疗原发性高血压。

【禁忌证】 禁用于双侧肾动脉狭窄、妊娠、高血钾患者。慎用于血肌酐水平超过 265μmol/L 的肾功能减退患者。

【服药时间及其理由】 服药时间要根据患者血压情况，单纯服用本品无特殊要求，建议每天固定时间点服药。早晨服用可以控制白天高血压，晚上服用可以控制夜间或晨起高血压。理由是食物不影响本品的吸收，固定时间点服药有利于控制血压平稳。

【服药方法及服用剂量】 通常起始和维持剂量为每次 50mg，每日 1 次。治疗 3 ～ 6 周可达到最大降压效果。若血压不达标，可增加至足剂量，在部分患者中，剂量增加到 100mg，每日 1 次，可产生进一步的降压作用，必要时可联合其他降压药。对血管容量不足的患者（例如应用大剂量利尿药治疗的患者），可考虑采用每天 1 次 25mg 的起始剂量。对老年患者或肾损害患者包括透析的患者，不必调整起始剂量。对有肝功能损害病史的患者应考虑使用较低剂量。

【注意事项】

（1）用药过程中若出现低血压、电解质紊乱，需减量或使用较低的起始剂量。

（2）对于中重度肾功能受损者，初始剂量减半，若血肌酐水平超过 265μmol/L，要慎用或禁用。

（3）对高钾血症和肾损害患者，避免联合使用普利类，尤其是不能联合使用螺内酯。

（4）不推荐与 β 受体阻滞剂连用，理由是二者降压机制部分重叠，降压效果不能显著增加。

【不良反应及其防治措施】 主要不良反应有：高钾血症、高钙血症、高血糖和高脂血症等；血肌酐升高及血管神经性水肿；肝功能损害。对肾功能减退的患者也有不利影响，可引起血尿素氮和肌酐的增高，极少数患者也可出现咳嗽，一般停药后肾功能可以恢复。总体上本品耐受性良好，不良反应轻微且短暂，一般不需终止治疗。

【药物相互作用】

（1）与保钾利尿药（如：螺内酯，氨苯蝶啶，阿米洛利）、补钾剂、或含钾的盐代用品合用时，可导致血钾升高。

（2）联合使用氯沙坦钾片和其他影响 RAAS 的药物的患者，密切监控其血压、肾功能和电解质。

（3）非甾体抗炎药包括选择性环氧合酶 -2 抑制剂（COX-2 抑制剂）可能降低利尿药和其他抗高血压药的作用，还可能导致进一步的肾功能损害。

【疗效判断、疗程及停药时机】

（1）疗效判断：根据血压、心衰症状、尿蛋白量变化判断本品治疗效果。

（2）疗程及停药时机：一般需要长期用药，若治疗过程中出现严重低血压、肾功能损害、血管神经性水肿等特殊情况，需要立即停药，并给予对症处理。

【药物作用机制】　血管紧张素Ⅱ是肾素 - 血管紧张素系统的主要活性物质，为强效的血管收缩剂，在高血压的病理生理过程中起主要作用。血管紧张素Ⅱ在多种组织内与AT1受体结合（如血管平滑肌、肾上腺、肾脏和心脏），产生包括血管收缩和醛固酮释放在内的多种重要的生物学效应。同时，它还能够刺激平滑肌细胞增殖。氯沙坦可选择性地作用于AT1受体，不影响其他激素受体或心血管中重要的离子通道的功能，也不抑制降解缓激肽的血管紧张素转化酶（激肽酶Ⅱ）。

血管紧张素受体阻滞药（沙坦类）的代表性药物见表2-7。

表 2-7　血管紧张素受体阻滞药（沙坦类）的代表性药物

药物类别	代表性口服药	主要适应证	服药时间、用法用量	不良反应	注意事项
血管紧张素受体阻滞药（沙坦类）	氯沙坦钾（科素亚、缓宁等）	不能耐受普利类降压药者可选用沙坦类降压药。降低高血压和心血管疾病并发症的发生率，还可以降低糖尿病或慢性肾病患者的蛋白尿。本类药是唯一具有降尿酸作用的药物	本品可与或不与食物同时服用。固定时间服用，有利于血压平稳。通常起始和维持剂量为50mg，每日1次。治疗3至6周可达到最大降压效果。一般每次50～100mg，每日1次	咳嗽、上呼吸道感染；血钾升高和血管性神经水肿（罕见），还可引起背痛和关节痛	避免与保钾利尿药、非甾体抗炎药联用，预防低血压，监测血钾水平
	缬沙坦胶囊/分散片（代文、穗悦等）	适应证同上。禁用于重度肝损害、肝硬化及胆道阻塞者	可以在进餐时或空腹服用，建议每天同一时间用药（如早晨）。推荐剂量：本品80mg，每日1次。用药2周内达确切降压效果，4周后达最大疗效。降压效果不满意时，每日剂量可增加至160mg，维持量为80～160mg，每日1次	低血压、头晕、咳嗽	轻中度肝损害者每日总剂量不超过80mg。与血管紧张素转换酶抑制药联用相关不良反应增加
	厄贝沙坦片（安博维、伊泰青等）	适应证同上。禁用于重度肝损害、肝硬化及胆道阻塞者	饮食对服药无影响，建议每天同一时间用药。通常建议的初始剂量和维持剂量为每日150mg，维持量为150～300mg，每日1次	可有腹泻、头痛、上呼吸道感染等	与血管紧张素转换酶抑制药联用相关不良反应增加。不宜突然停药

药物类别	代表性口服药	主要适应证	服药时间、用法用量	不良反应	注意事项
血管紧张素受体阻滞药(沙坦类)	替米沙坦片/胶囊(美卡素、邦坦等)	适应证同上。禁用于使用阿利吉仑的糖尿病患者、严重肝肾功能损害及胆道阻塞性疾病患者。该药具有较强的脂溶性和组织穿透性,具有强效、长效、安全等特点。本品半衰期较长,大于20小时	本品在空腹、餐时或餐后服用均可,疗效影响不大。常用初始剂量为每次40mg,每日1次,治疗4～8周后才能发挥最大降压疗效,即间隔4～8周调整药物剂量,维持量为40～80mg,每日1次	咳嗽、上呼吸道感染	肝损害者减少剂量;与血管紧张素转换酶抑制药联用时相关不良反应增加
	坎地沙坦酯片(奥必欣、伲利安等)	适应证同上。严重肝损害者禁用	饮食对服药无影响,建议每天同一时间用药。一般成人每日1次,1次4～8mg,必要时可增加剂量至12mg	常见头晕、腹泻。严重者可出现血管性水肿、低血压、高钾血症、肝功能恶化等	对心力衰竭患者需定期检查。出现严重并发症或发现与本品治疗相关的合并症应停止服药,并进行适当处理
	奥美沙坦酯片(傲坦、兰沙等)	适用于高血压的治疗。禁用于使用阿利吉仑的糖尿病患者	进食与否不影响本品疗效,固定时间服用有利于血压平稳。通常推荐起始剂量为20mg,每日1次。对进行2周治疗后仍需进一步降低血压的患者,剂量可增至40mg。维持量为20～40mg,每日1次或分2次服用均可。肝肾功能损害患者需要适当减量	本品耐受性较好,不良反应时间通常轻微且短暂,有头晕、咳嗽、上呼吸道感染等也可出现肾功能损害、低血压等	中度肝或肾损害者每日最大剂量为20mg。监测血压、血常规及肾功能等

四、β 受体阻滞剂（洛尔类）

最新的高血压指南已经不推荐这类降压药作为单独降压的首选,而推荐在联合降压的时候,配合其他降压药一起降压,但对于高血压合并心率快者仍是首选;且这类降压药是治疗心衰的基石,所以是高血压合并心衰者首选;高血压合并心肌梗死者首选;高血压合并心绞痛者首选;高血压合并快速心律失常者首选。由于该类药药名多以"洛尔"结尾,所以常称为洛尔类。本类药物针对交感神经系统兴奋,对肾素 - 血管紧张素 - 醛固酮系统激活也有控制作用。常用的有美托洛尔、比索洛尔、阿罗洛尔等。

酒石酸美托洛尔片

【商品名】 倍他乐克。

【剂型及规格】 片剂，25mg/ 片、50mg/ 片等。

【适应证】 用于治疗高血压、心绞痛、心肌梗死、肥厚型心肌病、主动脉夹层、心律失常、甲状腺功能亢进、心脏神经症及心力衰竭的治疗等。

【禁忌证】 禁用于严重的心动过缓、房室传导阻滞、失代偿性心衰、心源性休克等；慎用于老年、肥胖、糖代谢异常、卒中、间歇跛行、严重慢性阻塞性肺疾病（简称"慢阻肺"）患者等。

【服药时间及其理由】 治疗高血压时早晨空腹顿服或分早晚两次空腹服用；治疗心绞痛时，应进餐时或餐后立即服用。理由是时辰药理学及治疗要求。本品的生物利用度受饮食影响，空腹服药时药物作用强度稳定，病情可得以稳定控制。

【服药方法及服用剂量】

（1）治疗高血压：每日 100mg，分 1 ～ 2 次服用，效果不满意时可再加量，最大剂量每日不超过 300mg，或与其他抗高血压药合用。

（2）治疗心绞痛及急性心肌梗死：主张早期使用，可先静脉注射美托洛尔，然后开始口服，一般每日 100mg，分 1 次或 2 次服用，病情严重者可加量。

（3）心律失常、肥厚型心肌病、甲状腺功能亢进等症时一般 1 次 25 ～ 50mg，一日 2 ～ 3次，或 1 次 100mg，一日 2 次。

（4）心力衰竭：应在使用洋地黄和（或）利尿药等抗心力衰竭的治疗基础上使用本药。起初一次 6.25mg，一日 2 ～ 3 次，以后视临床情况每数日至一周 1 次增加 6.25 ～ 12.5mg，一日 2 ～ 3 次，最大剂量可用至 1 次 50 ～ 100mg，一日 2 次。

【注意事项】

（1）长期使用本品时如欲中断治疗，须逐渐减少剂量，一般于 7 ～ 10 天内撤除，至少也要经过 3 天。尤其是冠心病患者骤然停药可致病情恶化，出现心绞痛、心肌梗死或室性心动过速。

（2）用胰岛素的糖尿病患者在加用 β 受体阻滞剂时，其 β 受体阻滞作用往往会掩盖低血糖的症状如心悸等，从而延误低血糖的及时发现。但在治疗过程中选择性 $β_1$ 受体阻滞剂干扰糖代谢或掩盖低血糖的危险性要小于非选择性 β 受体阻滞剂。

（3）用于嗜铬细胞瘤时应先行使用 α 受体阻滞剂。

（4）低血压、心或肝功能不全时慎用。

（5）慢性阻塞性肺部疾病与支气管哮喘患者应慎用美托洛尔，如需使用以小剂量为宜，且剂量一般应小于同等效力的阿替洛尔。对支气管哮喘患者应同时加用 $β_2$- 受体激动剂，剂量可按美托洛尔的使用剂量调整。

（6）葡萄柚可增加本品的生物利用度。

【不良反应及其防治措施】

（1）心血管系统：心率减慢、传导阻滞、血压降低、心衰加重、外周血管痉挛导致的四肢冰冷等雷诺现象或脉搏不能触及。防治措施：若出现显著的低血压和心动过缓，这时可以先静脉注射 1～2mg 阿托品，之后再给予间羟胺或去甲肾上腺素。

（2）中枢神经系统：疲乏、眩晕、抑郁、头痛、多梦、失眠等。

（3）消化系统：腹泻、恶心、胃痛、便秘等，一般不严重，很少影响用药。

【药物相互作用】

（1）美托洛尔与维拉帕米和二氢吡啶类钙通道阻滞剂合用，可能会增加负性变力和变时作用。

（2）利福平会降低美托洛尔的血药浓度。

（3）与吲哚美辛或其他前列腺素合成酶抑制剂合用会降低 β 受体阻滞剂的抗高血压作用。

（4）接受 β 受体阻滞剂治疗的患者，其口服降血糖药的剂量必须调整。

【疗效判断、疗程及停药时机】

（1）疗效判断：根据血压、心绞痛及心律失常症状和检查综合判断本品治疗效果。

（2）疗程及停药时机：一般需要长期用药，若治疗过程中出现严重低血压、心动过缓等，需要立即停药，并给予对症处理。

【药物作用机制】　本药属于 2A 类即无部分激动活性的 β_1 受体阻断药（心脏选择性 β 受体阻滞剂）。它对 β_1 受体有选择性阻断作用，无 PAA（部分激动活性），无膜稳定作用。其阻断 β 受体的作用约与普萘洛尔相等，对 β_1 受体的选择性稍逊于阿替洛尔。美托洛尔对心脏的作用如减慢心率、抑制心收缩力、降低自律性和延缓房室传导时间等与普萘洛尔、阿替洛尔相似，其降低运动试验时升高的血压和心率的作用也与普萘洛尔、阿替洛尔相似。其对血管和支气管平滑肌的收缩作用较普萘洛尔为弱，因此对呼吸道的影响也较小，但仍强于阿替洛尔。

β 受体阻滞剂（洛尔类）的代表性药物见表 2-8。

表 2-8　β 受体阻滞剂（洛尔类）的代表性药物

药物类别	代表性口服药	作用机制、主要适应证及优缺点	服药时间用法用量	不良反应	注意事项
β 受体阻滞剂（洛尔类）	酒石酸美托洛尔片（倍他乐克）	对 β_1 受体有选择性阻断作用，对 β_2 受体阻断作用很弱。适用于治疗高血压，特别是高血压伴快速性心律失常者、冠心病心绞痛、甲亢、心脏神经症及慢性心力衰竭的患者 本品半衰期短，仅 3～4 小时，首过效应达 50%～60%，口服生物利用度低	治疗高血压时空腹服用，早晨顿服或分早、晚 2 次服用。治疗心绞痛时，应进餐时或餐后立即服用。成人用量一般每次 50～100mg，每日 2 次	心血管系统多见心跳减慢、血压降低及心衰加重等；中枢神经系统多见疲乏、眩晕等，可引起勃起功能障碍，其他较少见	长期服用时应避免突然停药，一般于 7～10 天内撤除，否则会发生反跳现象，使原有症状加重，甚至心脏猝死。慎用于慢阻肺及哮喘患者。糖尿病患者有可能掩盖低血糖的症状。对于高血压合并冠心病患者，在控制血压的同时应减慢静息心率至 50～60 次 / 分为佳。注意监测心率

续表

药物类别	代表性口服药	作用机制、主要适应证及优缺点	服药时间用法用量	不良反应	注意事项
β受体阻滞剂（洛尔类）	琥珀酸美托洛尔缓释片	适应证同上。本品半衰期较长，达12～24小时，口服生物利用度低	最好在早晨服用，可掰开服用，但不能咀嚼或压碎，至少半杯液体送服，食物不影响生物利用度。每日1次，初始剂量可从23.75mg开始，维持量47.5～190mg	同上	应从小剂量开始，逐渐增加用药剂量至达到理想的治疗效果，然后改为维持剂量治疗。而停药时应逐渐减量，不可突然停药
	富马酸比索洛尔片	为高选择性的$β_1$肾上腺受体阻滞剂（心脏选择性），有抗心律失常和抗缺血作用及抑制血小板的聚集作用。适用于高血压、冠心病（心绞痛）；伴有左心室收缩功能减退（射血分数≤35%）的慢性稳定性心力衰竭。禁用于严重心衰、房室传导阻滞、心动过缓、低血压及严重哮喘和慢阻肺等。本品口服吸收迅速完全，生物利用度高，$β_1$受体选择性最高，半衰期10～12小时，相对较长	早晨且可以在进餐时服用本品。用水整片送服，不应咀嚼。初始剂量可从2.5mg开始，通常每日1次，每次5～10mg	可有头晕、头痛、失眠多梦、抑郁、心悸、胸痛、心律失常、腹痛、腹泻、性欲减退、阳痿等多系统症状	注意脉搏和血压情况，根据个体反应情况进行调整。如需停药，应逐渐停用，不可突然中断
	阿替洛尔片	为选择性$β_1$受体阻滞剂，不具有膜稳定作用和内源性拟交感活性。用于治疗高血压、心绞痛、心肌梗死，也可用于心律失常、甲状腺功能亢进、嗜铬细胞瘤。禁用于心动过缓者 本品胃肠道吸收不完全，但生物利用度相对较高	饮食与否不影响本品吸收，固定时间服用。成人常用量：开始每次6.25～12.5mg，每日2次，按需要及耐受量渐增至50～200mg。肾功能损害时，依据肌酐清除率适当减量	可出现低血压、心动过缓、头晕、疲劳、乏力等症状	停药要缓慢，常需3～14天。慎用于肾功能损害、慢阻肺等。注意监测心率、血压

续表

药物类别	代表性口服药	作用机制、主要适应证及优缺点	服药时间用法用量	不良反应	注意事项
β 受体阻滞剂（洛尔类）	盐酸拉贝洛尔片（迪赛诺）	本品具有 $α_1$ 受体和非选择性 β 受体拮抗作用，两种作用均有降压效应。用于各种类型高血压。禁用于支气管哮喘、房室传导阻滞、重度或急性心衰以及心源性休克患者	餐后服用，减少胃肠道不良反应。口服。一次 100mg（2片），每日 2～3 次，2～3 日后根据需要加量。常用维持量为 200～400mg（4～8 片），每日 2次	偶有头晕、胃肠道不适、疲乏、感觉异常、哮喘加重等症状。个别患者有直立性低血压，因此用药剂量应逐渐增加	慎用于充血性心力衰竭、糖尿病、肺气肿或非过敏性支气管炎、肝功能不全、甲状腺功能低下、雷诺综合征或其他周围血管疾病、肾功能减退。慎与西咪替丁、维拉帕米、甲氧氯普胺等合用
	卡维地洛片/胶囊	具有非选择性的 β 阻滞、α 阻滞和抗氧化特性。适用于治疗高血压及有症状的充血性心力衰竭。禁用于哮喘、心动过缓、严重低血压、严重肝肾功能不全等。因其能诱发低血糖反应，掩盖低血糖症状，因此应慎用于糖尿病患者	宜与食物一起服用以减慢吸收，降低直立性低血压的发生率。初始剂量为 6.25mg，以服药后 1 小时的收缩压为指导，7～14 天根据血压情况调整。一般维持剂量为 12.5～50mg，每日 2 次	可有乏力、心动过缓、直立性低血压、下肢水肿等	可增加环孢素 A 药物浓度，药物变动期间要监测药物浓度。开始使用时应从小剂量开始，增减剂量时应缓慢进行，以免出现不良反应。注意监测心率、血压情况
	盐酸阿罗洛尔片（阿尔马尔）	本药有 α 及 β 受体阻断作用，其作用比值约为 1∶8。适用于原发性高血压（轻度-中度）、心绞痛、心动过速性心律失常、原发性震颤。本品降压效果较强。慎用于心动过缓、房室传导阻滞、低血压及严重肝肾功能不全者	餐后服，可减少胃肠反应。一般每次 10mg，每日 1 次，根据病情可增至每日 30mg。维持量每次 10～20mg，每日 1～2 次	可出现心力衰竭、房室传导阻滞、心动过缓等	需要定期检查心功能，监测血压、心率等。若出现低血压及心动过缓等应缓慢减量。停药或减药均应缓慢进行

五、利尿药

利尿药主要有袢利尿药如呋塞米，噻嗪类利尿药如氢氯噻嗪与吲达帕胺，保钾利尿药如螺内酯等。临床应用最多的是噻嗪类利尿药。利尿药尤适于老年高血压、难治性高血压、心力衰竭合并高血压、盐敏感性高血压等患者的钠摄入过多、钠敏感性高血压。最常用的是噻嗪类利尿药，代表性药物是氢氯噻嗪片和吲达帕胺片。其作用机制是排钠利尿，降低血容量。

利尿药在体内发挥药效，与肾功能和血流动力学等因素密切相关，故择时服药尤为重要。如氢氯噻嗪，在早晨 7 时服药较其他时间服用的不良反应要小，而呋塞米（速尿）于上午 10 时服用利尿效果最强。而且利尿药宜清晨服用，避免夜间排尿次数过多，影响睡眠。服用利尿药除了时间对疗效有影响外，服用方法也要注意，如氢氯噻嗪（双克）、螺内酯（安体舒通）与食物包裹在一起，可增加生物利用度。目前临床常用的口服利尿药有氢氯噻嗪、呋塞米、吲达帕胺、螺内酯和托拉塞米片等。

1. 噻嗪类利尿药代表药物：吲达帕胺片

本品有扩张血管作用，为降压的主要作用，对血钾的影响很小，对糖耐量和脂质代谢无不良影响，其清除半衰期和作用持续时间均长于氢氯噻嗪。此外，本品可促进肾小管对钙的重吸收，增加骨形成，减少骨吸收，对伴有高血压的骨质疏松患者或存在骨质疏松危险因素者尤其适宜。

【商品名称】 寿比山等。

【剂型及规格】 片剂，2.5mg/ 片。

【适应证】 用于治疗高血压。

【禁忌证】 对磺胺类药过敏、严重肾功能不全、肝性脑病或严重肝功能不全、低钾血症等。

【服药时间及其理由】 早上给药，建议早餐后服药，且每天固定时间服药。理由是本品生物利用度不受食物影响，早晨给药，可避免夜间起床排尿。

【服药方法及服用剂量】 成人常用量，每日 1 次，每次 1.25 ~ 2.5mg。每日不应超过 2.5mg。

【注意事项】

（1）因对电解质有影响，宜用较小的有效剂量，并定期检测血钾、钠及尿酸等，注意维持水与电解质平衡，注意及时补钾。

（2）作利尿药用时，最好每天早晨给药 1 次，以免夜间起床排尿。

（3）用于糖尿病患者时可使糖耐量更差。

（4）用于痛风或高尿酸血症患者时，此时血尿酸可进一步增高。

（5）用于肝功能不全患者时，利尿后可促发肝昏迷。

【不良反应及其防治措施】

（1）电解质紊乱：低血钠、低血钾、低氯性碱中毒等。

（2）少见有腹泻、头痛、食欲减退、失眠、直立性低血压等。

【药物相互作用】

（1）本品与肾上腺皮质激素同用时利尿、利钠作用减弱。

（2）本品与胺碘酮同用时由于血钾低而易致心律失常。

（3）本品与口服抗凝血药同用时抗凝效应减弱。

（4）本品与非甾体抗炎镇痛药同用时本品的利钠作用减弱。

（5）本品与其他种类降压药同用时降压作用增强。

（6）与二甲双胍合用易出现乳酸酸中毒。

【疗效判断、疗程及停药时机】 根据血压水平判断疗效。一般需要长期用药，若发生过敏、严重肝肾功能不全及低钾血症应暂停用药。

【药物作用机制】 本品是一种磺胺类利尿药，通过抑制远端肾小管皮质稀释段的再吸收水与电解质而发挥作用。降压作用未明，其利尿作用不能解释降压作用，因降压作用出现的剂量远小于利尿作用的剂量，可能的机制包括以下几个方面：调节血管平滑肌细胞的钙内流；刺激前列腺素 PGE_2 和前列腺素 PGI_2 的合成；减低血管对血管加压胺的超敏感性，从而抑制血管收缩。本品降压时对心排血量、心率及心律影响小或无。长期用本品很少影响肾小球滤过率或肾血流量。本药不影响血脂及碳水化合物的代谢。

2. 保钾利尿药代表性药物：螺内酯片

【剂型及规格】 片剂，20mg/ 片。

【适应证】 ①水肿性疾病，与其他利尿药合用，治疗充血性水肿、肝硬化腹水、肾性水肿等水肿性疾病，其目的在于纠正上述疾病时伴发的继发性醛固酮分泌增多，并对抗其他利尿药的排钾作用，也用于特发性水肿的治疗；②高血压，作为治疗高血压的辅助药物；③原发性醛固酮增多症，螺内酯可用于此病的诊断和治疗；④低钾血症的预防，与噻嗪类利尿药合用，增强利尿效应和预防低钾血症。

【禁忌证】 禁用于高钾血症。慎用于无尿、肾功能不全、肝功能不全、低钠血症、酸中毒等。

【服药时间及其理由】 进食时或餐后服药，若每日服药 1 次，应于早餐时或早餐后服药。理由是可减少胃肠道反应，并可能提高本药的生物利用度；早晨服用可以避免夜间排尿次数增多。

【服药方法及服用剂量】 不同疾病服用剂量略有不同。

（1）治疗水肿性疾病：每日 40 ～ 120mg，分 2 ～ 4 次服用，至少连服 5 日，以后根据病情酌情调整剂量。

（2）治疗高血压：开始每日 40 ～ 80mg，分次服用，至少 2 周，以后酌情调整剂量，不宜与血管紧张素转换酶抑制药合用，以免增加发生高钾血症的机会。

（3）治疗原发性醛固酮增多症：手术前患者每日用量 100 ～ 400mg，分 2 ～ 4 次服用。不宜手术的患者，则选用较小剂量维持。

（4）诊断原发性醛固酮增多症：长期试验，每日 400mg，分 2 ～ 4 次，连续 3 ～ 4 周。短期试验，每日 400mg，分 2 ～ 4 次服用，连续 4 日。老年人对本药较敏感，开始用量宜偏小。

【注意事项】 本药起作用较慢，而维持时间较长，故首日剂量可增加至常规剂量的 2～3 倍，以后酌情调整剂量。与其他利尿药合用时，可先于其他利尿药 2～3 日服用。在已应用其他利尿药再加用本药时，其他利尿药剂量在最初 2～3 日可减量 50%，以后酌情调整剂量。在停药时，本药应先于其他利尿药 2～3 日停药。对一些化验有干扰，可使下列测定值升高：血肌酐、尿素氮、镁、钾、肾素等；尿钙排泄可能增多，而尿钠排泄减少。给药应个体化，从最小有效剂量开始使用，以减少电解质紊乱等不良反应的发生。用药前应了解患者血钾浓度，但在某些情况血钾浓度并不能代表机体内总钾量，如酸中毒时钾从细胞内转移至细胞外而易出现高钾血症，酸中毒纠正后血钾即可下降。

【不良反应及其防治措施】

（1）常见的不良反应有：①高钾血症，最为常见，尤其是单独用药、进食高钾食物、与钾剂或含钾药物如青霉素钾等以及存在肾功能损害、少尿、无尿时，即使与噻嗪类利尿药合用，高钾血症的发生率仍可达 8.6%～26%，且常以心律失常为首发表现，故用药期间必须密切随访血钾和心电图；②胃肠道反应，如恶心、呕吐、胃痉挛和腹泻。

（2）少见的不良反应有：①低钠血症。单独应用时少见，与其他利尿药合用时发生率增高；②抗雄激素样作用或对其他内分泌系统的影响。长期服用本药在男性可致男性乳房发育、阳痿、性功能低下，在女性可致乳房胀痛、声音变粗、毛发增多、月经失调、性机能下降；③中枢神经系统影响。研究表明，长期或大剂量服用本药可发生行走不协调、头痛等。

【药物相互作用】

（1）肾上腺皮质激素拮抗本药的潴钾作用。

（2）雌激素能引起水钠潴留，从而减弱本药的利尿作用。

（3）非甾体抗炎药，尤其是吲哚美辛，能降低本药的利尿作用，且合用时肾毒性增加。

（4）与引起血压下降的药物合用，利尿和降压效果均加强。

（5）与下列药物合用时，发生高钾血症的机会增加，如含钾药物、血管紧张素转换酶抑制药、血管紧张素受体阻滞药和环孢素 A 等。

（6）与肾毒性药物合用，肾毒性增加。

（7）甘草类制剂具有醛固酮样作用，可降低本药的利尿作用。

【疗效判断、疗程及停药时机】 根据血压及水肿情况、血钾水平判断用药疗效。根据用药目的不同疗程也不同，用药期间如出现高钾血症应立即停药。

【药物作用机制】 本药结构与醛固酮相似，为醛固酮的竞争性抑制剂，作用于远曲小管和集合管，阻断 Na^+-K^+ 和 Na^+-H^+ 交换，结果 Na^+、Cl^- 和水排泄增多，K^+、Mg^{2+} 和 H^+ 排泄减少，对 Ca^{2+} 和 P^{3-} 的作用不定。由于本药仅作用于远曲小管和集合管，对肾小管其他各段无作用，故利尿作用较弱。另外，本药对肾小管以外的醛固酮靶器官也有作用。

利尿药的代表性药物见表 2-9。

表 2-9　利尿药的代表性药物

药物类别	代表性口服药	主要适应证	服药时间用法用量	不良反应	注意事项
利尿药	螺内酯片/安体舒通	为保钾利尿药，适用于治疗水肿性疾病及高血压，特别是原发性醛固酮增多症的诊断与治疗，也用于低钾血症的预防。禁用于高钾血症患者。慎用于无尿、肝肾功能不全及电解质紊乱者	餐中或餐后服用，既减少胃肠道反应还可增加药物的吸收量。用于成人：①治疗水肿性疾病，每日 40 ～ 120mg，分 2 ～ 4 次服用，至少连服 5 日。以后酌情调整剂量。②治疗高血压，开始每日 40 ～ 80mg，分次服用，至少 2 周，以后酌情调整剂量，不宜与血管紧张素转换酶抑制药合用，以免增加发生高钾血症的机会。③治疗原发性醛固酮增多症，手术前患者每日用量 100 ～ 400mg，分 2 ～ 4 次服用。不宜手术的患者，则选用较小剂量维持	常见的有高钾血症及胃肠道反应。少见的有低钠血症、抗雄激素样作用，如：男性乳房发育、阳痿及性功能低下；女性乳房胀痛、声音变粗、月经失调及性机能下降等。也可引起暂时性血肌酐及尿素氮升高	早晨服用可减少夜尿。与肾毒性药物合用可增加肾毒性。注意与可能引起高钾血症的药物合用时会增加高钾血症的概率
	氢氯噻嗪片	适用于水肿性疾病、高血压、尿崩症及肾石症。慎用于肝肾功能减退者和痛风、糖尿病患者	宜餐中或餐后服用，进食能增加其吸收量。从时辰药理学讲，早晨 7 时服用，不良反应最小。成年人常用量口服：①治疗水肿性疾病，每次 25 ～ 50mg，每日 1 ～ 2 次，或隔日治疗，或每周连服 3 ～ 5 日。②治疗高血压，每日 25 ～ 100mg，分 1 ～ 2 次服用，并按降压效果调整剂量	水、电解质紊乱较常见，如血钾降低、血钠降低和碱中毒等，还可出现血尿酸升高、高糖血症、加重肾功能不良等	可与磺胺类药发生交叉过敏反应；应从小剂量开始用药，以减少不良反应的发生。注意随访检查血电解质、血糖、尿酸、肌酐及尿素氮、血压等
	吲达帕胺片/缓释片（寿比山、纳催离等）	为磺胺类利尿药，具有多种降压机制，对肾功能影响较小。适用于治疗高血压。禁用于磺胺类药过敏者、严重肾功能不全、肝性脑病或严重肝功能不全、低钾血症等	早晨给药，不受食物影响，固定时间给药。普通片，每次 1.25 ～ 2.5mg，每日 1 次。缓释片 24 小时服用 1 片，药片用水整片吞服且不能嚼碎	血钾降低、血钠降低和血尿酸升高	慎与胺碘酮、口服抗凝血药、二甲双胍等合用。早晨给药，以免夜间起床排尿。糖尿病时可使糖耐量更差

续表

药物类别	代表性口服药	主要适应证	服药时间用法用量	不良反应	注意事项
利尿药	托拉塞米片	用于充血性心力衰竭、肝硬化腹水、肾脏疾病所致的水肿患者。禁用于肾衰竭无尿、肝昏迷、对磺酰脲类过敏、低血压、低血容量、低钾或低钠及严重排尿困难者	每日早晨1次，口服，饭前饭后均可，服药时间不影响利尿效果。一般初始剂量为5～10mg，每日早晨1次，口服。以后根据病情调整剂量，一般每日最高不超过200mg。对肝硬化腹水患者：一般初始剂量为10mg，与醛固酮拮抗剂或保钾利尿药同时服用	常见不良反应有头痛、眩晕、疲乏、食欲减退、肌肉痉挛、恶心呕吐、高血糖、高尿酸血症、便秘和腹泻；长期大量使用可能发生水和电解质平衡失调	应定期检查血电解质、血糖、尿酸、肌酐、血脂等。避免血压过低，特别是与普利或沙坦类药物合用时。慎与有肾毒性药物合用。其排钾的作用明显弱于其他强效髓袢利尿药
	呋塞米片	用于治疗水肿性疾病、高血压、预防急性肾衰竭、高钾血症及高钙血症、稀释性低钠血症、抗利尿激素分泌过多症（SIADH）、急性药物毒物中毒 慎用于无尿或严重肾功能损害者、糖尿病、高尿酸血症或痛风病史。禁用于对磺胺类药过敏者	进食能减慢吸收，但不影响吸收率及其疗效。时辰药理学提示早上10时服药，作用最强。①起始剂量为口服1～2片，每日1次。必要时6～8小时后追加20～40mg，直至出现满意利尿效果。最大剂量虽可达每日600mg，但一般应控制在100mg以内，分2～3次服用，以防过度利尿和不良反应发生。部分患者剂量可减少至20～40mg，隔日1次，或每周连续服药2～4日，每日20～40mg。②治疗高血压：起始每日40～80mg，分2次服用，并酌情调整剂量。③治疗高钙血症：每日口服80～120mg，分1～3次服	常见不良反应与水、电解质紊乱有关，尤其是大剂量或长期应用时，如直立性低血压、休克、低钾血症、低氯血症、低氯性碱中毒、低钠血症、低钙血症以及与此有关的口渴、乏力、肌肉酸痛、心律失常等	药物剂量应从最小有效剂量开始，然后根据利尿反应调整剂量，以减少水、电解质紊乱等不良反应的发生。存在低钾血症或低钾血症倾向时，应注意补充钾盐。与降压药合用时，后者剂量应酌情调整。少尿或无尿患者应用最大剂量后24小时仍无效时应停药。用药过程中定期检查血电解质、血压、肝肾功能

六、α 受体阻滞剂

本类药物选择性阻断 α 受体，能降低外周血管阻力，对收缩压和舒张压都有降低作用，对电解质、血糖、肝肾功能无不良影响；还可治疗男性前列腺增生。由于 α 受体阻滞剂减少了对血管的神经冲动，使血液更容易流动，特别适用于伴有肥胖、高脂血症及肾功能不全的高血压患者。常用药物有特拉唑嗪、阿夫唑嗪、多沙唑嗪、哌唑嗪等，由于药名多以"唑嗪"结尾，所以也常称"唑嗪类"降压药。不同的药物服用方法都有其特殊性，其中特拉唑嗪宜睡前服用，以减少其直立性低血压风险；阿夫唑嗪控缓释片宜晚饭后服，进食可增加其吸收；多沙唑嗪进食时服用可减少其吸收量，但不影响疗效。本类药物最常见的不良反应是直立性低血压，例如从卧位转为立位时出现血压下降，头晕，甚至晕厥。此外还可能有头晕及心率加快等不良反应。

盐酸特拉唑嗪

【商品名】 马沙尼、高特灵等。

【剂型及规格】 片剂，2mg/片；胶囊，2mg/粒。

【适应证】 ①本品主要降低舒张压，用于治疗轻度或中度高血压，可单独使用或与其他抗高血压药同时使用；②用于改善良性前列腺增生症患者的排尿症状，如尿频、尿急、尿线变细、排尿困难、夜尿增多、排尿不尽感等。

【禁忌证】 对本品过敏者禁用。

【服药时间】 首次睡前服用，以后根据患者血压类型可早晨服用也可睡前服用。理由是可防止严重的体位性低血压发生；口服吸收好，食物对生物利用度无影响。

【服药方法及服用剂量】 口服。高血压患者：每日 1 次，首次睡前服用。开始剂量1mg，剂量逐渐增加直到出现满意疗效，以后根据血压类型可早晨服用也可睡前服用。常用剂量为每日 1 ～ 10mg，最大剂量为每日 20mg，停药后需重新开始治疗者，亦必须从1mg 开始渐增剂量。良性前列腺增生患者：每日 1 次，初始剂量为睡前服用 1mg，1 ～ 2周后可以加倍服用，常用维持剂量为 2 ～ 10mg。睡前服用对改善前列腺增生症状效果较好。

【注意事项】

（1）患者在开始治疗及增加剂量时应避免可导致头晕或乏力的突然性姿势变化或行动。

（2）加用其他抗高血压药时要注意防止低血压，必要时应重新调整剂量。

（3）如果用药中断数天，应当重新使用初始剂量方案进行治疗。

（4）首次用药或停药后重新给药会发生眩晕、轻度头痛或瞌睡，建议在给予初始剂量12 小时内或剂量增加时应当避免从事驾驶、高空或其他危险工作。

【不良反应及其防治措施】 本品主要不良反应有：头痛、头晕、无力、心悸、恶心、直立性低血压等。这些反应通常轻微，若认为眩晕与直立性低血压有关，应立即躺下，然后在站立前稍坐片刻，必要时采用支持疗法。发生轻微的不良反应一般继续治疗可自行消失，必要时可减量。

【药物相互作用】 当本品与其他抗高血压药合用时应当注意观察，以避免发生显著低血压。

【疗效判断、疗程及停药时机】

（1）疗效判断：高血压患者监测血压，前列腺增生患者观察排尿通畅情况变化。

（2）疗程及停药时机：一般需要长期服药，若出现严重低血压或其他难以耐受的情况需要停药，若再次用药，仍要从初始剂量开始逐渐增加用量。

【药物作用机制】 本品为选择性 α_1 受体阻滞剂，能降低外周血管阻力，对收缩压和舒张压都有降低作用；具有松弛膀胱和前列腺平滑肌的作用，可缓解良性前列腺肥大而引起的排尿困难症状。

α 受体阻滞剂的代表性药物见表 2-10。

表 2-10 α 受体阻滞剂的代表性药物

药物	代表性口服药	主要适应证	服药时间用法用量	不良反应	注意事项
α₁ 受体阻滞剂	盐酸特拉唑嗪片（高特灵、马沙尼等）	本品为选择性 α₁ 受体阻滞剂，能降低外周血管阻力，对收缩压和舒张压都有降低作用；具有松弛膀胱和前列腺平滑肌的作用。适用于轻度或中度高血压的治疗，还适用于良性前列腺增生引起的症状治疗。本品主要降低舒张压。禁用于严重动脉硬化及肾功能不全、直立性低血压	食物对生物利用度无影响，首次服用需睡前服用，以防止严重直立性低血压风险；以后可晨服也可睡前服用。高血压患者：每日 1 次，首次睡前服用。开始剂量 1mg，剂量逐渐增加直到出现满意疗效。常用剂量为每日 2～10mg，最大剂量为每日 20mg，停药后需重新开始治疗者，亦必须从 1mg 开始渐增剂量。用于前列腺增生睡前服用效果更好。开始剂量 1mg，1～2 周后可以加倍服用，常用维持剂量为每日 2～10mg，每日 1 次	直立性低血压、头痛、头晕、无力、心悸、恶心等。这些反应通常轻微，继续治疗可自行消失，必要时可减量	患者在开始治疗及增加剂量时应避免可导致头晕或乏力的突然性姿势变化或行动。应监测血压，剂量调整应缓慢，若出现眩晕应立即躺下，然后在站立前稍坐片刻，必要时采用支持疗法。如果用药中断数天，应当重新使用初始剂量方案进行治疗
	甲磺酸多沙唑嗪缓释片（可多华）	适用于良性前列腺增生对症治疗，以及高血压	本品不受进食与否的影响。服用本缓释片时，应用足量的水将药片完整吞服，不得咀嚼、掰开或碾碎后服用。最常用剂量为每日 1 次，每次 4mg	少部分患者在治疗初始阶段，会出现直立性低血压，表现为头晕和无力，极少出现意识丧失（晕厥）。偶可引起阴茎异常勃起，需及时处理	服用本品时将药片完整吞服，不应咀嚼、掰开或碾碎。如果药物过量导致低血压，患者应立即平卧，取头低位，可根据个体情况，采取其他必要的支持治疗
	盐酸哌唑嗪片	为选择性突触后 α₁ 受体阻滞剂，可松弛血管平滑肌、扩张周围血管、降低周围血管阻力、降低血压。主要适用于治疗轻、中度高血压	首剂为 0.5mg，睡前服用，此后每次 0.5～1mg，每日 2～3 次，逐渐按疗效调整为每日 6～15mg，分 2～3 次服，每日剂量超过 20mg 后，疗效不进一步增加	可引起晕厥，多为直立性低血压引起，还可出现眩晕、疲惫、口干、头痛及恶心等。若出现晕厥或眩晕，即刻保持卧位，必要时补液及给予血管收缩药	剂量必须按个体化原则，以降低血压反应为准；与其他抗高血压药合用，降压作用加强，注意调整药物剂量；首次给药及加大剂量，均建议在卧床时给药，不做快速起立动作

七、单片复方降压药

半数以上的老年人患有高血压，加之高血压发病机制复杂、单一药物很难做到有效控制，因此，临床需要联合用药或使用单片复方制剂（SPC）。SPC 相对于自由联合用药／单一用药有诸多优势，如：降压达标率高；服药依从性好，提高患者耐受性；有利于减少药物不良反应；降低了药物成本，减轻了患者经济负担。在最新高血压各大指南中都是首选的理想降压方案。目前常用的复方降压药有：氨氯地平贝那普利Ⅱ（地奥氨贝）、缬沙坦氨氯地平片（倍博特）、氯沙坦钾氢氯噻嗪片（海捷亚）、厄贝沙坦氢氯噻嗪片（安博诺、依伦平等）、缬沙坦氢氯噻嗪片（复代文）等。

复方制剂代表性降压药见表 2-11。

表 2-11 单片复方降压药

药物	代表性口服药	主要适应证	服药时间用法用量	不良反应	注意事项
单片复方降压药	缬沙坦氨氯地平片（倍博特）	治疗原发性高血压。本品用于单药治疗不能充分控制血压的患者。慎用于中重度肝肾功能损害及胆道阻塞性疾病	进食或空腹状态下服用均可，用水送服，建议早上服用，固定时间服用有利于平稳降压。剂型为 80mg/5mg。降压疗效随剂量升高而增加，一般 2 周内达到绝大部分的治疗效应	可出现低血压、外周水肿、眩晕、鼻咽炎等	严密监测可能出现的低血压及血容量不足的情况，应及时减量或停药。具体可分别参考缬沙坦及氨氯地平
	氨氯地平贝那普利片	用于治疗高血压，但非初治高血压。本品适用于单独服用氨氯地平或者贝那普利不能满意控制血压的患者；或同时服用氨氯地平和贝那普利的替代治疗	进食或空腹状态下服用均可，建议早上服用，固定时间服用有利于平稳降压。规格有 10mg/5mg、2.5mg/10mg 等。通常起始剂量为每日 1 次，每次 1 片	较常见头痛、水肿、疲劳、失眠、恶心、腹痛、面红、心悸和头晕	详见氨氯地平及贝那普利
	氯沙坦钾氢氯噻嗪片（海捷亚）	适用于需联合用药治疗的高血压。禁用于血容量不足者、磺胺类药过敏者及严重肝肾功能不全患者	食物不影响本品的治疗效果，早上服用可减少夜间多次排尿的问题。此复合制剂有多种剂型，包括 50mg/12.5mg、100mg/12.5mg、100mg/25mg 等。常用的氯沙坦钾氢氯噻嗪片（50mg+12.5mg）起始剂量和维持剂量是每日 1 次，每次 1 片。对反应不足的患者，剂量可加倍。通常在开始治疗 3 周内可获得最大降压效果	偶可出现血小板减少、过敏、咳嗽等	慎用于肾功能不全患者，特别是存在血容量不足、合用非甾体抗炎药等，若应用需要减少本品的剂量，并且要注意血尿素氮、血清肌酐和血钾的变化。肌酐清除率低于 30mL/min 者不推荐使用

续表

药物	代表性口服药	主要适应证	服药时间用法用量	不良反应	注意事项
单片复方降压药	厄贝沙坦氢氯噻嗪片（安博诺、依伦平等）	同上	空腹或进餐时使用，早上服用可减少夜间多次排尿的问题。本品规格有：150mg/12.5mg、300mg/12.5mg、300mg/25mg 等。一般每日 1 次，每次 1 片，根据血压适当调整	包括头晕、恶心、呕吐、排尿异常、疲劳	同上
	缬沙坦氢氯噻嗪片（复代文）	同上	进餐时间不影响治疗效果，早上服用可避免夜间排尿问题。常用剂型为80mg/12.5mg。通常每次 1 片，每日 1 次，在服药 2～4 周内可达到最大的降压疗效，必要时增加剂量	同上	同上

附一：高血压治疗的处方举例

1. 单一用药方案

适用范围：适用于年轻、初次发病或早期发病、轻度及中度高血压病例。

方案：钙通道阻滞剂如苯磺酸氨氯地平片 5～10mg，1 次/日

　　　苯磺酸左旋氨氯地平片 2.5～10mg，1 次/日

　　　普利类如盐酸贝那普利片 10mg，1 次/日

　　　沙坦类如氯沙坦钾片 50～100mg，1 次/日

　　　缬沙坦胶囊 80mg～160mg，1 次/日

　　　洛尔类如酒石酸美托洛尔片 25mg，2～3 次/日

　　　琥珀酸美托洛尔缓释片 23.75～47.5mg，1 次/日

　　　利尿药如吲达帕胺片 1.25～2.5mg，或缓释片 1.5mg，1 次/日

以上药物任选其中之一，长期服用。

【注意事项】 注意各种降压药的不良反应，如：钙通道阻滞剂可导致下肢水肿，普利及沙坦类可有咳嗽、高血钾、血肌酐升高等，洛尔类可使心率减慢及影响血脂、血糖的代谢，利尿药对电解质、尿酸及血脂、血糖有影响等。

【疗程】 长期服用。

【评价】 单药服用，依从性好。

2. 联合用药方案

（1）两种药物联用

适用范围：适用于中重度高血压，单药不能控制患者。

方案 1：钙通道阻滞剂 + 普利或沙坦类

　　苯磺酸氨氯地平片 2.5 ～ 10mg，1 次 / 日

　　盐酸贝那普利片 10mg，1 ～ 2 次 / 日或氯沙坦钾片 50 ～ 100mg，1 次 / 日

【注意事项】　钙通道阻滞剂可能会引起下肢水肿，贝那普利有干咳、高血钾、血肌酐升高等不良反应，若用普利类有咳嗽的患者，可改用沙坦类。

【疗程】　长期服用。

【评价】　两种药物联合应用，控制血压作用强，不良反应少。普利或沙坦还能延缓糖尿病患者并发症的进展，可减轻蛋白尿。

方案 2：钙通道阻滞剂 + β 受体阻滞剂

　　硝苯地平控释片 30mg，1 次 / 日

　　琥珀酸美托洛尔缓释片 23.75 ～ 47.5mg，1 次 / 日

【注意事项】　钙通道阻滞剂可能会引起下肢水肿，β 受体阻滞剂可使心率降慢及影响血脂、血糖的代谢。

【疗程】　长期服用。

【评价】　降压作用好，两种药物联合应用，不良反应少。美托洛尔缓释片可以减低冠心病患者心源性猝死风险。

方案 3：钙通道阻滞剂 + 利尿药

　　非洛地平片 5mg，1 ～ 2 次 / 日

　　吲达帕胺片 1.25 ～ 2.5mg，1 次 / 日

【注意事项】　钙通道阻滞剂可能会引起下肢水肿，利尿药对电解质、尿酸及血脂、血糖有影响等。

【疗程】　长期服用。

【评价】　降压作用好，利尿药可以减轻钙通道阻滞剂引起下肢水肿的不良反应。

方案 4：利尿药 + 普利或沙坦类

　　吲达帕胺片 1.25 ～ 2.5mg，1 次 / 日

　　缬沙坦胶囊 80 ～ 160mg，1 次 / 日

【注意事项】　肾功能不全患者慎用。

【疗程】　长期服用。

【评价】　可以抵消彼此的不良反应，对血糖、血脂代谢影响小。

（2）3 种药物联用

适用范围：适用于中重度高血压，两种药不能控制患者。

方案 1：钙通道阻滞剂 + 普利或沙坦类 + 利尿药

　　苯磺酸氨氯地平片 2.5 ～ 10mg，1 次 / 日

　　盐酸贝那普利片 10mg，1 ～ 2 次 / 日或氯沙坦钾片 50 ～ 100mg，1 次 / 日

　　吲达帕胺片 1.25 ～ 2.5mg，1 次 / 日

【注意事项】　钙通道阻滞剂可能会引起下肢水肿，贝那普利有干咳、高血钾、血肌酐升高等不良反应，若用普利类有咳嗽的患者，可改用沙坦类。服用药物多，患者依从性差，

费用大。

【疗程】 长期服用。

【评价】 3 种药物联合应用，降压效果好，利尿药可减轻钙通道阻滞剂及普利或沙坦的不良反应，但对于肾功能不全患者慎用。

方案 2：钙通道阻滞剂 + 普利或沙坦类 + β 受体阻滞剂

苯磺酸氨氯地平片 2.5 ～ 10mg，1 次 / 日

盐酸贝那普利片 10mg，1 ～ 2 次 / 日或氯沙坦钾片 50 ～ 100mg，1 次 / 日

琥珀酸美托洛尔缓释片 23.75 ～ 47.5mg，1 次 / 日

【注意事项】 钙通道阻滞剂可能会引起下肢水肿，贝那普利有干咳、高血钾、血肌酐升高等不良反应，若用普利类有咳嗽的患者，可改用沙坦类。服用药物多，患者依从性差，费用大药物。

【疗程】 长期服用。

【评价】 3 种药物联合应用，降压效果好。

（3）4 种药物联用

方案：钙通道阻滞剂 + 普利或沙坦类 + 利尿药 + α 或 α、β 受体阻滞剂

苯磺酸氨氯地平片 2.5 ～ 10mg，1 次 / 日

盐酸贝那普利片 10mg，1 ～ 2 次 / 日或氯沙坦钾片 50 ～ 100mg，1 次 / 日

吲达帕胺片 1.25 ～ 2.5mg，1 次 / 日

哌唑嗪片 0.5 ～ 2mg，2 ～ 3 次 / 日或阿罗洛尔 10 ～ 15mg，2 次 / 日

【注意事项】 钙通道阻滞剂可能会引起下肢水肿，贝那普利有干咳、高血钾、血肌酐升高等不良反应，若用普利类有咳嗽的患者，可改用沙坦类。氯沙坦钾不仅降压、降尿酸、降蛋白尿，还有助于延缓肾功能损害进展、降低血糖和血脂等作用。但当血肌酐大于 265μmol/L 时不可应用普利及沙坦类药物。阿罗洛尔在出现心动过缓及低血压时，须减量或停用。

【疗程】 长期服用。

【评价】 4 种药物联合应用，降压效果好，利尿药可以减轻钙通道阻滞剂及普利或沙坦类的不良反应。服用药物多，患者依从性差，费用大。

附二：关于血压的小常识

1. 血压测量方法

血管内的血液对血管壁产生的侧压力，称之为血压，通常人们所说的血压是指动脉血压。

高血压诊断基本标准：主要根据诊室测量的血压值，采用经核准的汞柱式或者电子血压计，测量取安静休息坐位时上臂肱动脉部位血压。测量前 30 分钟避免吸烟、摄入咖啡因、运动，排空膀胱，静坐、放松 3 ～ 5 分钟，一般需非同日 3 次血压值，收缩压均 ≥ 140mmHg 和（或）舒张压 ≥ 90mmHg 方可诊断为高血压。

根据测量场所和方式不同，血压可以分为诊室血压测量、诊室外血压测量（血压以及 24 小时动态血压监测）；必须鉴别白大衣高血压、隐蔽性高血压和血压昼夜节律异常。24

小时动态血压监测可以发现以诊室测量值诊断高血压存在一定的假阳性（白大衣高血压）和假阴性（隐蔽性高血压）现象，有助于发现非杓型血压（即血压昼夜节律异常，夜间收缩压较日间下降小于 10%）和夜间高血压。非杓型血压是心血管疾病的高危因素，而夜间高血压可加速终末期血管损害，这两种在肾移植受者中比较常见，因此在有条件的情况下应开展 24 小时动态血压监测，以鉴别白大衣高血压、隐蔽性高血压以及血压昼夜节律异常等，然后针对性治疗。

2. 血压分型及合理服用降压药的时间问题

人体血压生理状况下，根据血压昼夜波动节律的不同，医学上将血压分为 4 种类型（图 2-1）。

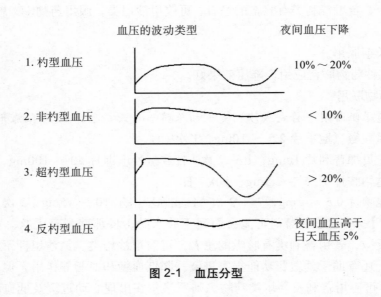

图 2-1　血压分型

（1）杓型血压：简单地说就是夜间血压较日间降低 10%～20%。大多数正常成人的 24 小时血压节律呈双峰双谷，即表现为白天高夜间低，从清晨觉醒和起床后血压开始逐渐升高，在上午 7—10 时呈现一日中的最高峰值，之后稍有下降，在下午 4—6 时又出现一个较小的血压峰值，之后血压缓慢下降，直到午夜至凌晨 2—3 时，血压降至一日中的最低谷，血压夜间比白天低 10%～20%。因昼夜血压动态曲线类似杓子，故称为杓型血压。有些高血压患者的血压虽然升高，但仍有上述规律，故称为"杓型高血压"，此类高血压患者适合晨起服用降压药，如果睡前服药，可能引起夜间血压偏低，导致心、脑等器官灌注不足而导致并发症。

（2）非杓型血压：即夜间血压下降不足 10%。非杓型血压节律在老年高血压人群中较为多见，应考虑晚上服药，因为此类患者有晨峰高血压（晨起时血压可能会更高），这也是发生心梗、脑卒中的风险因素，这样对控制夜间血压升高更有效，而且可使非杓型向杓型血压的节律转换，减少对心脑血管的损害。

（3）超杓型：即夜间血压降低超过 20%。这类患者应采用早上服药，不要在晚上服用，以免夜间血压过度降低诱发心脑血管疾病的发生。

（4）反杓型：有些患者夜间血压比白天还要高5%，医学上称为反杓型。建议这类患者晚上服用降压药，以更好地控制夜间血压。

因此，建议高血压患者进行动态血压监测，找到个体化的血压昼夜节律，进行用药。所以要选择用药时间，一般第一次用药在早晨6—7时，第二次用药在下午3—4时。药效持续24小时的降压药，一般每天服1次即可。

3. 为什么提倡抗高血压药小剂量联合应用，而不是单纯增加某一种药物的剂量？

单药治疗常常达不到降压目标，一味地将单药增大剂量易出现不良反应。为使降压效果增大而不增加不良反应，可采用两种或多种降压药联合治疗，目的是使药物治疗作用相加，其不良反应可以相互抵消或者至少不增加不良反应。联合应用降压药已成为降压治疗的基本方法。

4. 如何预防和处理直立性低血压？

直立性低血压在年龄65岁及以上人群中的发生率可达20%～50%，合并高血压者比例更高，临床表现为头晕、目眩、心悸、冷汗、恶心、呕吐等。老年伴有糖尿病、低血容量者易发生直立性低血压。在联合用药、首次服用α受体阻滞剂或加量时要特别注意。直立性低血压的预防方法：避免长时间站立，尤其在服药后最初几个小时；改变姿势，特别是从卧、坐位起立时动作宜缓慢；服药时间可选择在平静休息时，服药后继续休息一段时间再下床活动；如在睡前服药，夜间起床排尿时应注意。发生直立性低血压时应平卧，可抬高下肢超过头部，以促进下肢血液回流。

5. 降压临界值及降压目标值的确定

大量研究证实：血压≥140/90mmHg的高血压人群，发生心脑血管疾病的风险显著增加；而血压在130～139/80～89mmHg的人群，发生心脑血管疾病的风险也比血压<120/80mmHg的人群明显增高。无临床心脑血管疾病老年人（年龄≥65岁）的降压目标为<140/90mmHg，对于合并糖尿病、慢性肾病、心力衰竭、外周动脉疾病的高血压患者，降压目标为<130/80mmHg。肾功能受损的高血压患者，血压应该控制在125～130/75～80mmHg以下，才能延缓肾功能损害的发展。对于肾移植患者，由于移植肾远离主动脉，且从髂动脉分支，因此控制血压不应过低，否则会导致移植肾灌注不足，而损害移植肾的功能。

6. 高血压治疗原则及服用降压药要注意的几个方面

（1）要降压达标：不论采用何种治疗，降血压控制在目标值以下是根本。

（2）降压药要从小剂量开始，并根据需要逐步增加剂量，且降压不宜过快、过低，以避免心脑血管事件的发生，要平稳降压。若非急症，应在数日、数周或数月内逐渐降低为好。尤其是超声结果已经发现颈动脉有严重狭窄，降压更要慎而又慎，切忌在短时间内快速降压，否则很容易导致脑血管病的发生。告知患者长期坚持生活方式干预和药物治疗，保持血压长期平稳至关重要。此外，长效制剂有利于每日血压的平稳控制，对减少心血管并发症有益，因此优先选择长效制剂。

（3）对高血压患者进行综合干预管理：选择降压药时应综合考虑其伴随合并症情况；此外，对于已患心血管疾病的患者及具有某些危险因素的患者，应考虑给予抗血小板及降血脂治疗，以降低心血管再发率及死亡风险。

（4）推荐联合用药：联合用药可增加降压效果又不增加不良反应，在低剂量单药治疗疗效不满意时，可以采用两种或多种降压药物联合治疗。

（5）个体化用药：根据患者具体情况和耐受性及个人意愿或长期承受能力，选择适合患者的降压药物。

（6）不要随便换药、加药或突然停药。

第三节　降血脂药

器官移植术后因需要长期应用诸如西罗莫司、糖皮质激素、环孢素 A 及他克莫司等免疫抑制剂，再加上移植前已经存在的高脂血症或高危因素（如肥胖、糖尿病、肾病综合征、肾衰竭、肝脏疾病等），大部分移植患者会发生脂代谢异常。据估计，其在肾脏、胰腺和心脏移植受者的发病率高达 80%。高脂血症是指血总胆固醇、三酰甘油、低密度脂蛋白水平过高，而高密度脂蛋白水平过低的情况。高脂血症的主要危害在于血管增生性病变，也是促进高血压、糖尿病的重要危险因素，还可以促进移植器官慢性排斥反应的发生和进展，因此对于高脂血症应给予足够的重视和良好的控制。预防、控制和减低血脂代谢异常的目的是降低心脑血管疾病的发病率和死亡率，防止继发于高脂血症的血管病变造成的移植物功能减退和丢失，以延长移植器官的存活时间。器官移植术后的推荐血脂目标：总胆固醇 ≤ 5.2mmol/L（200mg/dL）；低密度脂蛋白 ≤ 3.12mmol/L（120mg/dL）；三酰甘油 < 1.7mmol/L（150mg/dL）。其中降血脂治疗的首要目标是降低低密度脂蛋白水平，其他可以作为次级目标。鉴于高脂血症对实体器官移植患者的危害，因此，相对于普通人群，器官移植受者应采取更严格的控制标准。

在全面评估器官移植受者的血脂水平和移植术后血脂代谢异常危险因素，制订个体化血脂管理策略。首先采用非药物治疗，包括控制饮食（如减少饱和脂肪酸和胆固醇的摄入）和改变生活方式（减轻体重，增加有规律的体力锻炼等），还可以考虑调整免疫抑制剂方案（如减少或撤除激素、谨慎使用西罗莫司等）。药物治疗首先要考虑受者的安全性及其对移植物的影响。目前用于治疗高脂血症的药物按其作用不同分为主要降低胆固醇的药物包括羟甲基戊二酰辅酶 A（HMG-CoA），还原酶抑制剂（他汀类）、胆固醇吸收抑制剂、脂质抗氧化剂、胆汁酸螯合剂及其他调脂药（脂必泰等）和主要降低三酰甘油的药物，包括贝特类、烟酸类和高纯度鱼油制剂等。但因部分降血脂药对器官移植患者可能存在或多或少的不良反应，现就临床常用不良反应相对较少的降血脂药，现分述如下。

一、他汀类

此类药物由于其疗效切实、耐受性良好，是目前临床上应用最广泛的一类降血脂药。目前的证据显示，早期使用他汀类药物有助于降低移植术后高脂血症的发生率，减少动脉硬化性心血管疾病的发病风险，因此也是治疗器官移植患者血脂异常的首选药物。目前国内临床上常用的有阿托伐他汀（规格有片剂：10mg、20mg。分散片：10mg。胶囊：10mg、20mg 等）。辛伐他汀、洛伐他汀、瑞舒伐他汀（规格有片剂：5mg、10mg）、普伐他汀、氟伐他汀等。尽管它们同属于一类药，但从作用效果、药物相互作用及不良反应等方面又各有其自身特点，如阿托伐他汀、辛伐他汀和洛伐他汀需经肝脏 CYP3A4 代谢，因而会不同程度地提高环孢素或他克莫司药物浓度，对于合用此类药物要慎用，但如果想利用他汀类降血脂药轻度提高药物浓度的效果可以选择这几种药物。而瑞舒伐他汀、氟伐他汀、普伐他汀均不通过 CYP3A4 代谢，对环孢素及他克莫司药物浓度的影响较小或不影响。但从降脂作用强度方面来说，阿托伐他汀和瑞舒伐他汀降脂效果最强。从对肾功能的影响方面来看，瑞舒伐他汀和洛伐他汀对肾功能有一定的影响，因此要根据肾小球滤过率进行适当调整，对于 eGFR 低于 60mL/（min·1.73m^2）的患者，药物剂量要降低 50%，而阿托伐他汀和匹伐他汀对肾功能没有影响，不需要调整剂量。

【适应证】　高胆固醇血症和混合型高脂血症；防治动脉粥样硬化。

【禁忌证】　活动性肝脏疾病或原因不明的转氨酶持续性升高者；妊娠及哺乳期妇女；对本类药物过敏者。

【服药时间及其理由】　因为内源性胆固醇在夜间的生成率最高，故他汀类药物晚上给药比白天给药更有效，所以一般选择在晚餐时或睡前服用。其中阿托伐他汀钙与食物同服不影响疗效，可在一天中的任何固定时间服用；食物可降低普伐他汀的吸收，故普伐他汀应在空腹或睡前服用。

【服药方法及服用剂量】　临床常用的有：阿托伐他汀钙，起始剂量 10mg，每日 1 次，剂量范围 10～20mg；瑞舒伐他汀，起始剂量 5～10mg，每晚 1 次，剂量范围 5～10mg；氟伐他汀 10～20mg，每晚 1 次口服；普伐他汀 10～20mg，每晚 1 次口服；辛伐他汀 5～20mg，每晚 1 次口服。

【注意事项】

（1）起始剂量应从最小剂量开始，然后根据治疗效果进行剂量的个体化调整。但对于器官移植患者来说，大剂量他汀类治疗会显著增加不良反应，且增加剂量并不能明显增加降脂效果，所以建议低或中剂量应用为宜，必要时联合其他降血脂药。

（2）开始应用 1 周左右要检测环孢素或他克莫司药物浓度，确定药物对免疫抑制剂的影响程度，根据情况适当调整药物剂量。

（3）在开始应用的第 2、4 和 8 周应密切检测肝酶和肌酸磷酸激酶，之后则每 4 个月检测一次，注意有无肌痛、肌肉触痛或无力，特别是伴有周身不适或发热时，应立即检查化验，发现异常及时减药或停药。

（4）不推荐调血脂药的常规联合使用，除非他汀类药物治疗效果不佳时。

（5）针对不同的实体器官移植，在应用降血脂药时其关注点略有不同，如对于肝移植术后肝功能异常伴高脂血症的管理就面临很大的挑战，若肝酶高于正常值 3 倍的患者，需停用该药，监测肝功能指标，明确肝功能异常原因再决定是否使用他汀类药物。对于心脏移植受者，无论其血脂水平如何，均应在术后 1～2 周启动他汀类药物治疗，且起始剂量应低于一般人群调脂治疗的推荐剂量。

【不良反应及其防治措施】

（1）他汀类药物不良反应较少，大剂量应用时偶可出现胃肠反应、肌痛、皮肤潮红、头痛等暂时反应。建议：勿用大剂量，可考虑联合用药。

（2）偶可引起血氨基转移酶可逆性升高，因此需监测肝功能。建议：发现肝酶升高，轻者减量或用保肝药，重者停用或换其他降血脂药。

（3）目前已经明确他汀类与西罗莫司、贝特类、大环内酯类抗生素、某些抗真菌药和烟酸类合用时，肌炎的发生率增加，常见的不适是非特异性的肌痛、肌肉触痛、无力或关节痛，通常不伴显著的肌酸激酶升高。建议：发现上述问题，应慎重或避免使用。

（4）瑞舒伐他汀在大剂量特别是 40mg 剂量治疗时对肾脏有一定的损害，可出现蛋白尿，因此对于严重的肾功能损害患者（肌酐清除率＜ 30mL/min）应禁用。建议：勿用大剂量瑞舒伐他汀，必要时换用其他药物。

【药物相互作用】

（1）大部分他汀类药物与环孢素 A、他克莫司等有不同程度的药物相互作用，特别是辛伐他汀、洛伐他汀及阿托伐他汀等可明显增加环孢素 A、他克莫司等的药物浓度，因此应注意监测并及时调整药物剂量。

（2）与贝特类和烟酸类降血脂药合用可增加发生肌病的风险，应慎用。

（3）与大环内酯类抗生素如红霉素或克拉霉素和康唑类抗真菌药如伊曲康唑等合用也会增加肌病的发生风险，联合用药应特别注意。

【疗效判断、疗程及停药时机】 服用药物后应定期检测血脂水平，根据低密度脂蛋白胆固醇基线水平、治疗目标和患者的治疗效果进行剂量的个体化调整，剂量调整的时间间隔应为 4 周或更长。特别是在首次服用降血脂药 6 周内除复查血脂之外，还要复查肝转氨酶和肌酸激酶。一般情况下治疗 2 周内可见明显疗效，治疗 4 周内可见最大疗效。如果经常规他汀类药物治疗后胆固醇水平仍未达到目标值，则需调整调血脂药剂量或种类或联合应用不同作用机制的调血脂药进行治疗，如联合应用依折麦布等。每当调整调血脂药种类或剂量时，都应在治疗 6 周内复查。长期治疗可维持疗效。若出现药物相关的严重不良反应如肝损害、肌病、肾功能损害等宜暂停用药。

【药物作用机制】 抑制羟甲基戊二酰辅酶 A 还原酶，从而抑制内源性胆固醇的合成。他汀类药物以降低胆固醇为主，对低密度脂蛋白的减低作用最强，也有一定的降低三酰甘油和升高高密度脂蛋白的作用。他汀类还具有直接的抗氧化作用、抗炎作用、抑制平滑肌细胞迁移和分化为成纤维细胞及可能诱导凋亡的作用，因此可延缓动脉粥样硬化的进展。此外它与环孢素 A 或他克莫司相互作用，减少单核细胞黏附、减少淋巴细胞增殖和 NK 细胞活性，并可能减缓慢性排斥反应的进展。

二、胆固醇吸收抑制剂

依折麦布

【商品名】 益适纯、欣络康等。

【剂型及规格】 片剂，10mg/ 片。

【适应证】 高胆固醇血症。

【禁忌证】 活动性肝脏疾病或原因不明的转氨酶持续性升高者禁用；中重度肝功能不全患者慎用；对本类药过敏者。

【服药时间及其理由】 建议早餐时与食物同时服用，当然也可空腹服用，甚至一天之内在任何时间服用。理由是可以更好地发挥抑制肠道吸收胆固醇的疗效，同时又可以减少与环孢素 A 或其他免疫抑制剂的相互作用。

【服药方法及服用剂量】　温凉水送服即可。推荐剂量为每次 10mg，每日 1 次。对于肾功能受损和轻度肝功能损害患者不需要调整剂量，而对于中重度肝功能受损患者需要减量或慎用。

【注意事项】

（1）开始应用 1 周左右要化验环孢素 A、他克莫司等药物浓度，确定药物对免疫抑制剂的影响程度，根据情况适当调整药物剂量。

（2）当与他汀类合用时要定期检测肝酶和肌酸磷酸激酶指标，观察其对肝脏和骨骼肌的影响，发现异常及时减药或停药。

（3）虽然本品与他汀类降血脂药联合使用在普通人群中能进一步降低动脉硬化性心血管疾病的风险，但在器官移植患者中的效果和安全性仍缺乏证据支持。

【不良反应及其防治措施】　最常见消化系统异常如腹痛、腹泻及胃肠胀气等，其他偶可出现肝功能异常、头痛、疲倦等。

【药物相互作用】

（1）与环孢素 A、他克莫司等合用可不同程度地增加药物浓度，因此应注意监测并及时调整药物剂量。

（2）该药联合中、低强度他汀类药物，可以同时抑制胆固醇的吸收和合成，两种机制互补协同增效，但应注意二者对肝酶及消化系统的影响。

【疗效判断、疗程及停药时机】　服用药物后应定期检测血脂水平，根据胆固醇基线水平、治疗目标和患者的治疗效果进行剂量的个体化调整，剂量调整的时间间隔应为 4 周或更长。

【药物作用机制】　通过选择性抑制小肠胆固醇转运蛋白，有效减少肠道内胆固醇吸收，降低血浆胆固醇水平以及肝脏胆固醇储量。

三、贝特类（苯氧酸类）

吉非贝齐（又称吉非罗齐）

【商品名】　洁脂、乐衡等。

【剂型及规格】　胶囊，300mg/ 粒、600mg/ 粒。

【适应证】　主要用于高三酰甘油血症的治疗以及预防心脑血管疾病。

【禁忌证】　患肝、胆疾病及严重肾功能不全者慎用或禁用。

【服药时间及其理由】　早餐前 30 分钟和晚餐前 30 分钟服用。理由是有利于药物吸收。

【服药方法及服用剂量】　温凉白开水送服。起始剂量每次 300mg，一日 2 次。

【注意事项】

（1）这类降血脂药与环孢素 A 合用时肌病的发生率较高，应用时应注意监测。

（2）吉非贝齐有大约 70% 的药物经肾脏排泄，以原形为主，对肾脏有轻度损害，对肝功能也有一定的影响，故肝、肾功能不良的患者应用时应适当减少剂量或慎用，并严密监测肝肾功能变化。

（3）可提高胆固醇的分泌，胆固醇进入胆汁可导致胆石症，故发现胆石者应停药。

（4）定期检查血常规、肌酸磷酸激酶、肝肾功能，如发现异常应及时停药。

（5）停用本品治疗后血脂可能反跳超过原来水平。

【不良反应及其防治措施】　最常见的不良反应为胃肠道反应，如消化不良、恶心、厌食、胃部不适、腹泻等；少见有头痛、头晕、乏力及勃起功能障碍等；也能通过增加胆汁中胆固醇的浓度而导致胆石形成，严重者可导致肝损害；偶尔也会引起肾功能损害，应在严密监测肾功能的情况下应用本药，必要时减药或停药。

【药物相互作用】

（1）与他汀类降血脂药联合应用时，肌炎及横纹肌溶解的不良反应会明显增加，所以二者合用应注意监测，发现异常及时停药。

（2）与抗凝血药合用时应适当减少抗凝血药的剂量，并注意检测凝血功能。

（3）在与免疫抑制剂如环孢素 A 合用时，可增加后者的血药浓度和肾毒性，有导致肾功能恶化的危险，应减量或停药。

（4）有轻度降血糖作用，与降血糖药合用应调整后者剂量。

【疗效判断、疗程及停药时机】　降血脂作用于治疗后 2 ～ 5 天开始出现，高峰作用出现于第 4 周。服用药物后应定期检测血脂水平，根据三酰甘油的基线水平、治疗目标和患者的治疗效果进行剂量的个体化调整，剂量调整的时间间隔应为 4 周或更长。

【药物作用机制】　贝特类降血脂药是最有效的治疗高三酰甘油血症的药物。它通过激活脂蛋白脂酶的活性，加速三酰甘油和极低密度脂蛋白的降解，从而增加肝脏和肌肉对游离脂肪酸的氧化。除主要降低三酰甘油之外，还减少极低密度脂蛋白的合成和分泌，轻度降低低密度脂蛋白的水平，同时可以不同程度提高高密度脂蛋白水平。

四、ω-3 多不饱和脂肪酸

常用的是鱼油制剂，如鱼油软胶囊、多烯酸乙酯（胶丸剂）等。

【适应证】　主要用来降低三酰甘油和总胆固醇，同时也可以抑制血小板聚集、抗氧化应激、稳定细胞膜功能等，可用于心脑血管疾病、慢性肾病的防治。

【禁忌证】　有出血性疾病和出血倾向、肝病及对海鲜过敏的患者慎用或禁用。

【服药时间及其理由】　餐后 15 ～ 30 分钟服用。理由是掩盖不良味道，减少胃肠反应。

【服药方法及服用剂量】　由于药物品种多，具体用量依据说明书服用。温凉水送服。

【注意事项】

（1）鱼油和鱼肝油虽一字之差，但是两者有着很大的差异。鱼肝油的主要成分是维生素 A 和维生素 D，主要是为了人体补充维生素 A 和维生素 D。鱼油的主要成分是 DHA 和 EPA，二者都属于多不饱和脂肪酸，它们和 α- 亚麻酸统称为 ω-3 脂肪酸。

（2）尽管无明显毒性，但也不宜服用量过大或长期服用，如果摄入量过大可能会出现胃肠不适、出血、低血压、血糖异常等不良后果。

【不良反应及其防治措施】　常见的不良反应为胃肠道反应（如恶心、胃肠胀气等）、鱼腥气味及皮肤过敏反应等。

【药物相互作用】 与他汀类降血脂药联合应用时降脂效果较好。

【疗效判断、疗程及停药时机】 服用药物后应定期检测血脂水平，根据三酰甘油的基线水平、治疗目标和患者的治疗效果进行剂量的个体化调整，剂量调整的时间间隔应为4周或更长。

【药物作用机制】 鱼油通过减少肝脏三酰甘油合成来降低血清三酰甘油水平，也有防止血小板聚集，降低血压和保护移植物功能的作用。因此鱼油以降低三酰甘油为主，也有一定的降低胆固醇作用。

降血脂药和免疫抑制剂之间的药物相互作用见表2-12。

表 2-12 降血脂药和免疫抑制剂之间的药物相互作用

药物	CsA	FK506	Siro	MMF	AZA	Steroids
阿托伐他汀						
氟伐他汀						
洛伐他汀						
普伐他汀						
瑞舒伐他汀						
辛伐他汀						
依折麦布						
贝特类						
胆汁酸螯合剂						
烟酸						
ω 脂肪酸						

注：CsA，环孢素A；FK506，他克莫司；Siro，西罗莫司；MMF，霉酚酸酯；AZA，硫唑嘌呤；Steroids，类固醇。

■ 避免或选择性应用

■ 谨慎使用，有可能需要进行药物调整

■ 谨慎使用，需要进行药物调整的可能性不大

□ 基本无相互作用，一般不需要进行药物调整

器官移植术后常用降血脂药见表2-13。

表 2-13 器官移植术后常用降血脂药

药物类别	代表性口服药	主要适应证	服药时间、用法用量	不良反应	注意事项
他汀类	阿托伐他汀钙片（立普妥、优力平、阿乐等）	适用于高胆固醇血症。可以治疗总胆固醇升高、低密度脂蛋白胆固醇升高、载脂蛋白和三酰甘油升高	睡前服。起始剂量一般每次 10mg，每晚 1 次。剂量调整时间间隔应为 4 周或更长。最大剂量 80mg，每天 1 次	头痛、失眠、抑郁、腹泻、腹痛、恶心、消化不良、肝酶升高、肌病等	从小剂量开始，注意对他克莫司/环孢素A等药物浓度的影响，定期监测血胆固醇、肌酸磷酸激酶、肝功能等
	瑞舒伐他汀钙（可定、瑞旨、新托妥等）	适用于高胆固醇血症或混合型血脂异常症。禁用于严重肝肾功能不全者、肌病患者、同时使用环孢素的患者等	可在一天中任何时候给药，进食或空腹服用均可。但睡前服更有利于控制胆固醇水平。初始剂量为 5mg，一日 1 次。调整剂量间隔应为 4 周或更长。最大剂量 20mg，每天 1 次	头痛、失眠、抑郁、腹泻、腹痛、恶心、消化不良、肝酶升高、肌病等。对肾脏可有损害，如蛋白尿及血肌酐升高等	从小剂量开始，注意对肾功能的影响，定期监测血脂、肌酸磷酸激酶、肝功能等
	普伐他汀（美百乐镇、普拉固等）	适用于高脂血症、家族性高胆固醇血症	睡前服。成人初始剂量为 10～20mg，一日 1 次。一日最高剂量 40mg，每晚 1 次	头痛、失眠、抑郁、腹泻、腹痛、恶心、消化不良、肝酶升高、肌病	从小剂量开始，注意对药物浓度的影响，监测肝酶及肌病的发生可能
	氟伐他汀（来适可）	适用于饮食治疗未能完全控制的原发性高胆固醇血症和原发性混合型血脂异常	晚餐时或睡前服。初始剂量 20mg，调整时间间隔应为 4 周或更长。最大剂量 80mg，分两次服用	可有头痛、失眠、抑郁、腹泻、腹痛、恶心、消化不良、肝酶升高、肌病等	从小剂量开始，注意对药物浓度的影响，监测肝酶及肌病的发生可能
	辛伐他汀（舒降之）	适用于饮食治疗未能完全控制的原发性或继发性高脂血症，及冠心病事件高危人群的预防治疗	睡前服用。一般推荐的起始剂量为每天 5～40mg，晚间一次服用。对于存在冠心病、糖尿病、周围血管疾病、卒中或其他脑血管疾病史而属于 CHD 事件高危人群患者，推荐的起始剂量为每天 10mg 或 20mg。对于只需中度降低低密度脂蛋白胆固醇的患者，起始剂量为 10mg。所用剂量应根据基础低密度脂蛋白胆固醇水平、推荐的治疗目标和患者反应进行个体化调整。调整剂量应间隔 4 周或以上	同上。本品耐受性良好，大部分不良反应轻微且为一过性。偶尔能引起肌病，表现为肌肉痛、触痛或乏力，并伴随肌酸激酶（CK）升高，超过正常上限的 10 倍。肌病有时形成横纹肌溶解，伴或不伴继发于肌红蛋白尿的急性肾衰竭	本品对他克莫司/环孢素A浓度影响相对其他降血脂药大，可提高药物浓度，慎用

续表

药物类别	代表性口服药	主要适应证	服药时间、用法用量	不良反应	注意事项
胆固醇吸收抑制剂	依折麦布（益适纯、欣络康）	可单独或与他汀类，或与非诺贝特联合应用于治疗高胆固醇血症，可降低总胆固醇、低密度脂蛋白胆固醇、载脂蛋白 B 等	早餐时与食物同服，也可空腹服用。每次 10mg，每天 1 次	胃痛、疲劳、肌肉酸痛	从小剂量开始，注意对药物浓度的影响，监测肝酶及肌病发生的可能
贝特类	吉非贝齐（吉非罗齐）	用于高脂血症。适用于严重IV或V型高脂蛋白血症、冠心病危险性大而饮食控制、减轻体重等治疗无效者；也适用于IIb型高脂蛋白血症其他调血脂药治疗无效者。禁用于肝肾功能严重损害者	早餐和晚餐前 30 分钟服用。每次 1 粒，每天 2 次	胃肠道不适症状、胆石症、肝酶升高和肌病等	本品主要经肾脏排泄，有一定的肾毒性，注意肝肾功能损害及肌病的发生，定期检查血常规、肝肾功能及血肌酸磷酸激酶特别是与环孢素合用时，可增加环孢素 A 的血药浓度和肾毒性，有导致肾功能恶化的风险，应减量或停药。与其他有肾毒性的药物合用时也应注意。禁止与辛伐他汀或瑞格列奈合用
	非诺贝特片/分散片/胶囊/缓释胶囊（力平之）	适用于高胆固醇血症、高三酰甘油血症及混合型高脂血症。降低三酰甘油强于降低胆固醇水平	与餐同服。每日服用 1 次，轻中度肾功能受损患者建议从较小的起始剂量开始使用，然后根据对肾功能和血脂的影响，进行剂量调整	胃肠道不适	有一定的肾毒性，特别是对于肾移植使用环孢素 A 患者，合用可导致肾功能恶化，要根据肾功能情况调整用药剂量，并监测肾功能。与他汀类合用可增加肌病的发生率，应避免合用

续表

药物类别	代表性口服药	主要适应证	服药时间、用法用量	不良反应	注意事项
烟酸衍生物	阿昔莫司片／分散片／胶囊（乐知苹、益平等）	适用于治疗高脂血症，尤其是高三酰甘油血症	进餐时或餐后服用。每次1粒，每日2～3次。肾功能不全患者要根据肌酐清除率减低剂量。高三酰甘油用较低剂量。高胆固醇血症用较高剂量	早期有面部潮热或肢体瘙痒症状，数天后可消失。偶有中度胃肠道反应，也可有局部或全身性过敏反应	长期服用本品应定期化验血脂及肝肾功能
鱼油制剂	多烯酸乙酯软胶囊	具有降低血清三酰甘油和总胆固醇的作用，还有扩血管及抗血栓形成作用。适用于高脂血症。禁用于出血性疾病	餐后15～30分钟服用，每次1～2粒，每日3次	不良反应较少。大剂量时可有消化道不适等。有鱼腥味	性状改变、颜色显褐色者不可应用
	鱼油软胶囊	可辅助降血脂，适用于血脂偏高者	餐后15～30分钟或随餐服用。依据说明书服用	打嗝、药有鱼腥味、消化不良	勿过量服用；本品为保健品，不能代替药物
中药制剂	脂必泰胶囊	详见常用中成药			

第四节 降血糖药

血糖异常是实体器官移植后常见的并发症。器官移植受者接受免疫抑制剂与移植后新发糖尿病直接相关。移植术后早期病情不稳定、大剂量免疫抑制剂的抗排斥治疗、感染以及其他危险因素的共存是造成血糖普遍升高的原因。这一时期的血糖异常不能作为移植后新发糖尿病的诊断依据。一部分患者在暂时血糖升高后，最终能恢复正常。移植后新发糖尿病的发病高峰期是术后1年内，1年后发生率显著下降。器官移植受者在病情稳定，即服用维持剂量免疫抑制剂，移植物功能稳定且不存在感染等并发症时，可由于β细胞功能衰竭所致胰岛素缺乏或分泌不足或胰岛素敏感性降低而引起典型的症状和／或空腹血糖水平高于7.0mmol/L、随机血糖水平高于11.1mmol/L、或糖耐量异常、或糖化血红蛋白≥6.5%，均称为移植后糖尿病。移植后血糖异常不仅能增加移植物相关并发症的风险，如排斥反应、移植物功能减退或丧失以及感染等，也是导致移植后心脑血管（心脏病、脑卒中）及微血管病变（视网膜、肾小球损害等）并发症的主要原因，最终影响移植受者的长期生存。因此，对于器官移植术后应常规开展空腹血糖、糖化血红蛋白筛查，高危患者加做糖耐量试验。器官移植后若发现血糖异常，应采取积极的态度控制血糖。对于空腹血糖为6.1～6.9mmol/L，或餐后2小时血糖为7.8～11.0mmol/L的糖耐量减低患者，应以生活方式干预为主，如：营养膳食、增加运动、控制体重等，可以辅助阻断糖尿病的发展。对于生活方式干预无效者，一方面可在不增加免疫反应风险，保证移植器官安全的条件下可考虑调整免疫抑制剂药物减量、停用或更换其他药物；另一方面积极药物控制血糖，包括注射胰岛素及口服降血糖药。对于 HbA1c ≥ 9.0% 或空腹血糖 ≥ 11.1mmol/L，同时伴明显高血糖症状的新诊断 2 型糖尿病患者，可考虑实施短期（2 周至 3 个月）胰岛素强化治疗。之后再根据血糖水平逐渐减少或停用胰岛素，改为口服降血糖药。目前控制血糖的口服降血糖药有很多种，包括双胍类、二肽基肽酶 -4 抑制剂、α- 糖苷酶抑制剂、噻唑烷二酮类、磺酰脲类、格列奈类、胰高血糖素样肽 -1 受体激动剂等。因为每一类降血糖药的药理特性、降糖效果、药物不良反应以及与免疫抑制剂的药物相互作用不同，所以在选择的时候要权衡利弊，对于器官移植患者宜优先选择安全性良好、兼具 β 细胞保护的二甲双胍和二肽基肽酶 -4 抑制剂；α- 糖苷酶抑制剂和噻唑烷二酮类也是合理的选择，但前者的胃肠道不良反应严重影响药物的耐受性，而后者又存在安全性顾虑；格列奈类、胰高血糖素样肽 -1 受体激动剂和钠葡萄糖协同转运蛋白 -2 也可选择性应用，但由于目前其在器官移植方面的评价性研究较少，建议慎重选择；移植后新发糖尿病多与胰岛 β 细胞功能衰竭有关，而磺酰脲类可加速 β 细胞衰竭，因此建议避免选用。

对于器官移植术后新发的糖尿病，无论接受非药物治疗、口服降血糖药或胰岛素治疗的目标就是控制好血糖，理想的空腹血糖为 5.0 ～ 7.2mmol/L，睡前血糖为 6.1 ～ 8.3mmol/L，并可将糖化血红蛋白 7.0% ～ 7.5% 作为治疗目标，每 3 个月复查 1 次，为避免低血糖反应，糖化血红蛋白的治疗目标不宜低于 6.0%。且患者要加强自我血糖监测。同时还要加强血脂水平及糖尿病并发症的筛查，如视网膜病变、糖尿病肾病和微量白蛋白尿。

一、二甲双胍类

从经济学、疗效、安全性和耐受性看，它是目前治疗 2 型糖尿病的一线首选口服降血糖药，也是器官移植术后口服降血糖药的首选药物。既可单独使用，也可作为各种联合治疗方案（如胰岛素、口服降血糖药联合）的基础用药。二甲双胍除了能有效降血糖以外，还可降低体重、血压及血脂，具有心血管保护作用，显著改善长期预后，是超重或肥胖糖尿病患者的首选。安全性好，单独应用不会引起低血糖。价格便宜，性价比高。

盐酸二甲双胍

【商品名】 格华止、圣邦杰、天安堂等。

【剂型及规格】 普通片，0.25g/ 片、0.5g/ 片；肠溶片，0.25g/ 片、0.5g/ 片；肠溶胶囊，0.25g/ 粒、0.5g/ 粒；缓释片，0.5g/ 片等。

【适应证】 主要用于 2 型糖尿病患者。

【禁忌证】 中重度肝肾功能不全（血肌酐男性 > 133μmol/L，女性 > 124μmol/L，或 eGFR < 45mL/min/1.73mL^2；转氨酶超过正常值上限的 3 倍）；患者在应激状态时（如缺氧性疾病：急性心衰、呼吸衰竭等）；严重感染和外伤、外科大手术、临床低血压等；已知对盐酸二甲双胍过敏者；急、慢性代谢性酸中毒者；酗酒者；接受血管内注射碘化造影剂者（暂停）；维生素 B_{12}、叶酸缺乏未纠正者；因消化道症状不能耐受二甲双胍者。

【服药时间及其理由】 不同剂型的二甲双胍，在药效、起效速度和毒性反应和不良反应等方面有所差异，服用时间也有区别。

（1）普通片剂（或胶囊）：最好餐时（吃一口饭后即刻服用）或至餐后 30 分钟之内服用。因其在胃内的溶出速度较快，胃肠道不良反应较多，餐时或餐后服用是为减少胃肠道不适。

（2）肠溶片 / 胶囊：一定要在饭前 15 ～ 30 分钟服用。从胃排空到肠道后崩解释放，其肠溶衣耐酸而不耐碱，特别注意应使药物空腹状态下快速从胃排入肠道内而发挥疗效。

（3）缓释片 / 胶囊：最好在晚餐时服用。以凝胶包裹的药物，释放速度慢，可减少给药后的胃肠道反应。这种剂型的药物每天仅需服用 1 次或 2 次，提高了患者的用药依从性，特别适合上班族和记忆减退的老年患者。

【服药方法及用药剂量】

（1）普通片与肠溶片 / 胶囊的给药方法一般每天给药 2 ～ 3 次；缓释剂型一般每天 1 次给药即可达到缓慢释放、平稳降糖的效果，个别患者血糖控制不佳，也可早晚餐时分两次服用。

（2）二甲双胍使用时的剂量调整原则为："小剂量起始，逐渐加量"。二甲双胍起效的最小推荐剂量为每天 500mg，成人可用的最大剂量为每天 2550mg，最佳有效剂量为每天 2000mg。开始时服用每天 500mg 或小于 1000mg，1 ～ 2 周后加量至最大有效剂量每天 2000mg 或最大耐受剂量。缓释剂型推荐最大用量为每天 2000mg，普通片推荐成人可用的最大剂量为每天 2550mg。肠溶片和缓释片不可掰开或嚼碎服用。

【注意事项】

（1）二甲双胍几乎全部由尿排泄，但二甲双胍本身不会对肾功能有影响，但在肾功能不全时，二甲双胍可能在体内蓄积，甚至引起乳酸性酸中毒，临床上需根据患者 eGFR 水平决定二甲双胍是否使用以及用药剂量：eGFR 45 ～ 59mL/（min·1.73m^2）时减量，eGFR < 45mL/（min·1.73m^2）时禁用。应定期检查肾功能，服药过程中如血乳酸增高到超过 3mmol/L、尿酮体阳性及血清肌酐超过 120μmol/L 者忌用，尿酮阳性应立即停药。蛋白尿并非使用二甲双胍的禁忌，但当患者有急性肾损伤时二甲双胍应停用。

（2）出现发热、昏迷、感染等应激状态，外科手术、出现心肺肝肾功能恶化和使用含碘造影剂做检查时，应暂时停止服用本品，如需做增强 CT，需停药 48 小时后才能做检查，因可能导致急性肾功能恶化。

（3）服用本品时应尽量避免饮酒，因饮酒易导致低血糖或乳酸酸中毒。

（4）肝功能不良者慎用。

【不良反应及其防治措施】

（1）不良反应：①胃肠道反应：最常见的不良反应是恶心、呕吐、腹泻、食欲下降等，可能与二甲双胍在胃内快速溶解后高浓度附着于消化道黏膜产生刺激作用有关。一般发生在治疗早期（大多在 10 周之内），多数患者可以耐受。随着治疗时间的延长，不良反应可逐渐耐受或基本消失，但也有一些患者可能会有严重的胃肠道反应，最终导致患者停用二甲双胍。防治措施：可以从小剂量起始，逐渐加量，适时调整剂量，非缓释制剂分次随餐或餐后服用，或改成每天 1 次的缓释制剂，必要时服用氢氧化铝，这是减少胃肠道初期不良反应的有效方法。②影响维生素 B$_{12}$ 的吸收：长期应用二甲双胍可影响维生素 B$_{12}$ 的吸收，造成维生素 B$_{12}$ 的缺乏，引起巨幼红细胞型贫血、神经病变及精神障碍。防治措施：长期服用二甲双胍的患者应注意定期做相关血液检查,可通过补充口服甲钴胺(维生素 B_{12})片,避免此类不良反应的发生。③乳酸性酸中毒:很少发生。

(2)防治措施:有严重心衰缺氧、严重肝肾功能不全患者忌用,以免发生乳酸酸中毒。

【药物相互作用】

(1)本品与磺酰脲类、胰岛素合用时,可引起低血糖。

(2)与抗凝血药并用,可致出血倾向,需调整抗凝血药的剂量。

【疗效判断、疗程及停药时机】 检测血糖及糖化血红蛋白水平,判断用药疗效。血糖控制目标:在保证安全的前提下,空腹血糖为 4.4 ~ 7.2mmol/L,餐后高峰血糖 ≤ 10.0mmol/L,而睡前血糖为 6.1 ~ 8.3mmol/L。糖化血红蛋白 < 7.0%。没有明显禁忌证的情况下,需要长期用药。若发生严重胃肠道反应及乳酸酸中毒,出现发热、昏迷、感染等应激状态,外科手术、出现心肺肝肾功能恶化和使用含碘造影剂做检查时,应暂时停止服用本品。

【药物作用机制】

(1)改善胰岛素的敏感性,增加外周组织对葡萄糖的摄取和利用。

(2)抑制糖异生和糖原分解。

(3)延缓葡萄糖在胃肠道的吸收。

(4)增加肌肉对葡萄糖的无氧酵解。

(5)二甲双胍还具有众多降糖外获益,其降低三酰甘油、保护血管内皮的功能能起到抗动脉粥样硬化,降低冠心病的发生率,对降低心血管事件发生风险及高血压病风险有很大益处。

二、α- 糖苷酶抑制剂

该类药物作为控制餐后血糖波动的主要药物,具有以下优势:①控制餐后代谢危险因素(高血糖、高血脂、内皮功能障碍、高凝状态)的聚集,减低心血管疾病风险;②不增加体重,对空腹血糖作用较弱,低血糖风险小;③可减轻高胰岛素血症及胰岛素抵抗,预防糖尿量异常患者进展为糖尿病患者。口服后很少被吸收,主要在肠道降解或以原形方式随粪便排泄,故无全身不良反应。非常适合以碳水化合物为主食的中国患者,可与饮食、运动及其他降血糖药联合使用。临床常用药物有阿卡波糖、伏格列波糖等。

1. 阿卡波糖

【商品名】 拜唐苹、卡博平等。

【剂型及规格】 片剂,50mg/ 片、100mg/ 片;胶囊,50mg/ 粒。

2. 伏格列波糖

【商品名】 华怡平、家能等。

【剂型及规格】 片剂 / 分散片,0.2mg/ 片;胶囊,0.2mg/ 粒。

【适 应 证】 单用或联合应用于各型糖尿病,主要用于控制餐后血糖及减少血糖的波动。

【禁 忌 证】 禁用于肝肾功能严重受损、胃肠道功能紊乱、伴有疝气或肠梗阻、糖尿病酮症酸中毒、严重感染或创伤、孕妇、哺乳期妇女和 18 岁以下的患者。

【服药时间及其理由】 餐中服,即用餐前即刻整片吞服或与前几口食物一起咀嚼服用,餐前餐后效果都不佳。理由是有利于更好的发挥降糖作用。

【服药方法及服用剂量】 宜从小剂量开始，逐渐加量。一般推荐剂量为：阿卡波糖起始剂量为每次 25 ～ 50mg，每日 2 ～ 3 次，根据不良反应大小及药效进行逐渐加量，一般服药 4 ～ 8 周后疗效不明显可以增加剂量，最大量可达每天 300mg。伏格列波糖每次 0.2mg，每日 3 次，最大剂量可达 0.8mg。随肾功能的降低，阿卡波糖及其代谢产物的血药浓度显著增加，内源性肌酐清除率（Cer）低于 $25mL/min \cdot 1.73m^2$ 者禁用。伏格列波糖仅微量被吸收，分布于肠黏膜和肾脏，可用于 CKD1—3 期患者，慎用于 CKD4—5 期患者，不必调整剂量。

【注意事项】

（1）饮食成分中应有一定量的碳水化合物，否则不能发挥药物作用。

（2）服药期间，避免进食大量果糖、蔗糖或山梨醇等，否则易引起消化不良或胃部不适。

（3）服药 4 ～ 8 周后疗效不明显，可以增加剂量，但应注意胃肠道反应和肝酶的变化，若有异常不宜加量。

（4）发生急性低血糖不宜使用蔗糖，而应该使用葡萄糖纠正。

【不良反应及其防治措施】

①消化道反应：可有胃肠胀气、肠排气增多、腹泻、腹痛、恶心等，可于减少药量或随治疗时间的延长而明显减轻。发生消化道反应时，药物暂时或长期减量或停用。②低血糖反应：本身不会引起低血糖反应，但与其他药物联用时可能出现低血糖。一旦发生低血糖，应使用葡萄糖纠正，如口服、静脉注射葡萄糖，进食蔗糖或淀粉类食物无效。③仅极少数病例出现肝酶可逆性升高。患者应定期检查肝功能，并避免大剂量用药，如发现肝酶升高，可保肝药治疗，减药或停用。

【药物相互作用】 同时应用其他降血糖药可能导致低血糖反应，必要时减少其他药物剂量；避免同时服用考来烯胺、肠道吸附药和消化酶抑制剂，以免影响本药的疗效。

【疗效判断、疗程及停药时机】 检测血糖及糖化血红蛋白。血糖控制目标：在保证安全的前提下，空腹血糖为 4.4 ～ 7.2mmol/L，餐后高峰血糖 ≤ 10.0mmol/L，而睡前血糖为 6.1 ～ 8.3mmol/L，糖化血红蛋白 < 7.0%。没有明显禁忌证的情况下，需要长期用药。

【药物作用机制】 主要通过抑制小肠上段寡糖分解为单糖及双糖而延缓碳水化合物的吸收，从而可以减少餐后血糖浓度的增高。还可以调节肠道菌群，降低餐后抑胃肽和其他胃肠肽激素的升高，并有缓解餐后高胰岛素血症的作用。

三、二肽基肽酶 -4 抑制剂（DPP-4 抑制剂）

DPP-4 抑制剂是一类比较新型的降血糖药，从安全性、疗效性和耐受性看，该类药物也是器官移植术后口服降血糖药的首选药物。该类药可增加内源性胰高血糖素样肽 -1（GLP-1）水平，同时改善胰岛 α 和 β 细胞功能障碍，具有降糖疗效确切、低血糖风险小、不增加体重、无胃肠道反应、安全性及耐受性高等优点。只需每天 1 次服用药，患者依从性好。目前常用的药物有：西格列汀（50mg/ 片、100mg/ 片）、沙格列汀（2.5mg/ 片、5mg/ 片）、维格列汀（50mg/ 片）、利格列汀（5mg/ 片）、阿格列汀（25mg/

片）等。

【适应证】　主要适用于 2 型糖尿病患者。

【禁忌证】　1 型糖尿病患者、严重肝肾功能不全患者、孕妇、哺乳期妇女和患有严重胃肠道疾病的患者。

【服药时间及其理由】　可在每天的任一固定时间服用，餐前饭后都可以。理由是不受进餐时间限制，进食与不进食物服用均可；也不需要根据碳水化合物的摄入量计算剂量及频繁的血糖监测。因为糖尿病患者空腹时的血糖和尿糖有昼夜节律性，在早餐有一峰值。建议上午早饭前后服用效果最佳。

【服药方法及服用剂量】　宜从小剂量开始，逐渐加量。这几种药物的降糖作用，剂量不尽相同，但是在开始用药时均为每天 1～2 次，每次 1 片，后根据不良反应及疗效确定是否增加剂量。该类药物与或不与食物同服均可。

（1）西格列汀：每天 1～2 次，最大剂量为 100mg，可与或不与食物同服。轻度肾功能受损患者使用时不需调整剂量。中度肾功能受损患者的剂量为 50mg，每日 1 次。重度肾功能受损的使用剂量为 25mg，每天 1 次。

（2）沙格列汀：推荐剂量为 5mg，每日 1 次，服药时间不受进餐影响。

（3）利格列汀，推荐剂量为 5mg，每日 1 次，可与或不与食物同服。肾功能不全患者不需要调整剂量，肝功能不全患者也不需要调整剂量。

（4）维格列汀：维格列汀与二甲双胍合用时，维格列汀的每日推荐给药剂量为 100mg，每日 1 次，或早晚各给药 1 次，每次 50mg。不推荐使用 100mg 以上的剂量。可与或不与食物同服。轻度肾功能受损患者使用时不需调整剂量；中度或重度肾损伤患者或进行血液透析的终末期肾病患者，不推荐服用；肝功能不全患者，包括开始给药前血清丙氨酸氨基转移酶或血清天门冬氨酸氨基转移酶大于正常值上限 3 倍的患者不能服用。

（5）阿格列汀：推荐剂量为 25mg，每日 1 次。可与或不与食物同服。轻度肾功能受损患者使用时不需调整剂量；中度肾功能受损患者的剂量为 12.5mg，每日 1 次；重度肾功能受损的使用剂量为 6.25mg，每日 1 次。

【注意事项】

（1）西格列汀主要通过肾脏排泄，对于中重度肾功能不全患者，建议减少剂量。

（2）维格列汀是同类药物中唯一能与其他降血糖药广泛联合使用的药物，但对于中重度肾功能损害者不推荐使用；对于肝功能异常患者，肝酶超过正常值上限 3 倍的患者禁用。

（3）利格列汀主要通过胆汁代谢，不经肾脏代谢，是肾功能不全患者使用时唯一一个不需要调整剂量的药物，但肝功能异常患者应慎用或禁用。

（4）阿格列汀在肾功能不全患者使用时需要根据肾功能调整剂量。

【不良反应及其防治措施】

（1）可有鼻咽炎、上呼吸道感染、头痛、头晕和增加出汗量等不良反应，但发生率很低。

（2）偶见一过性肝酶增高、皮疹、瘙痒等过敏反应。

【药物相互作用】　药物相互作用较少。

【疗效判断、疗程及停药时机】　检测血糖及糖化血红蛋白。血糖控制目标：在保证安全的前提下，空腹血糖为 4.4～7.2mmol/L，餐后高峰血糖≤ 10.0mmol/L，而睡前血糖为

6.1 ～ 8.3mmol/L，糖化血红蛋白＜ 7.0%。

【药物作用机制】 主要通过抑制二肽基肽酶 -4，减少 GLP-1 在体内的失活，增加体内 GLP-1 的水平而发挥降糖作用。GLP-1 以葡萄糖浓度依赖的方式增强胰岛素分泌，抑制胰高糖素分泌。简单来说，就是 DPP-4 抑制剂能促进胰岛素分泌，抑制胰高血糖素分泌。

四、噻唑烷二酮类

噻唑烷本酮类又称格列酮类，为胰岛素增敏剂，能明显增强机体组织对胰岛素的敏感性，提高细胞对葡萄糖的利用而发挥降低血糖的疗效，可明显降低空腹血糖及胰岛素和 C 肽水平，对餐后血糖和胰岛素亦有降低作用。可改善胰岛 β 细胞功能，实现对血糖的长期控制，以此降低糖尿病并发症发生的危险。此外还具有抗动脉粥样硬化、改善血压等作用。由于其同时具有良好的耐受性与安全性，因此具有延缓糖尿病进展的潜力。其半衰期短，较磺酰脲类低血糖风险低，不影响 CNIs 药物的代谢，可安全应用于肝和肾移植术后。

目前临床常用的药物有罗格列酮（2mg、4mg、8mg）和盐酸吡格列酮片 / 分散片（15mg、30mg）。

【适应证】 2 型糖尿病患者。

【禁忌证】 对本药过敏者，1 型糖尿病、糖尿病酮症酸中毒、心衰及肝功能损害（脂肪肝引起的肝损害除外）的患者，有心脏病病史、骨质疏松症等患者，也禁用于严重感染、手术前后及严重创伤者，水肿患者慎用。

【服药时间及其理由】 早餐前空腹服药效果好，也可早晨进餐时或餐后服用。理由是服药与进食无关。

【服药方法及服用剂量】 应从最低推荐剂量开始用药。罗格列酮：初始剂量为每日 2 ～ 4mg，单次或分 2 次口服，8 ～ 12 周后如空腹血糖控制不理想，应根据与液体潴留相关不良事件的监测结果而定，可逐渐加量至每日 8mg。服用片剂时不可掰开药片。盐酸吡格列酮：每次 15 ～ 30 mg，每日 1 次，早饭前或早饭后。另外，根据患者性别、年龄和症状可适当调整，但最大限量为 45mg。

【注意事项】

（1）由于其经过肝脏代谢，有一定的肝毒性，慎用或禁用于肝脏损害患者。在用药前后定期检查肝功能、血糖及糖化血红蛋白。

（2）用于肾功能不全患者无需调整剂量。

（3）心功能不全、水肿和严重骨质疏松患者慎用。

（4）老年患者服用可能有轻至中度水肿及轻度贫血。

（5）65 岁以上老年患者慎用。

【不良反应及其防治措施】

（1）肝功能异常：可出现肝转氨酶升高。防治措施：用药前后检查肝功能，及时调整剂量。

（2）水钠潴留：水钠潴留可引起水肿及体重增加，加重或出现心衰风险。防治措施：心衰和心功能不全、水肿患者慎用，心功能 3 级以上者禁用。用药过程中严密监测心衰的症状和体征（包括体重、呼吸困难、水肿等），出现上述症状和体征时应酌情减量或停用本药，并按心衰给予用药控制。

（3）致癌可能：对于膀胱癌患者、有膀胱癌病史的患者应避免使用吡格列酮。

【药物相互作用】

（1）与其他降血糖药联合使用可能发生低血糖反应，应酌情调整药物的剂量。

（2）与吉非贝齐合用时可能升高本药的血药浓度，需要减少剂量。

（3）与 β 受体阻滞剂、水杨酸制剂等合用可增强本药的降血糖作用。

【疗效判断、疗程及停药时机】 检测血糖及糖化血红蛋白。血糖控制目标：在保证安全的前提下，空腹血糖为 4.4～7.2mmol/L，餐后高峰血糖≤ 10.0mmol/L，而睡前血糖为 6.1～8.3mmol/L；糖化血红蛋白< 7.0%。若控制血糖良好一般需长期服用，在治疗过程中若出现严重低血糖反应或其他严重并发症，需要暂停或更换其他降血糖药。

【药物作用机制】 本品为过氧化物酶体增殖激活受体 γ 的高选择性、强效激动剂，通过提高靶组织对胰岛素的敏感性而有效地控制血糖。它不刺激胰岛素分泌，而是增加外周骨骼肌、肝脏、脂肪组织对胰岛素的敏感性，通过增强组织对胰岛素的敏感性来发挥降糖作用。这类药物适用 2 型糖尿病、糖耐量减低及有代谢综合征的患者，可与双胍类、磺酰脲类或胰岛素合用进一步改善血糖控制。单独使用不会引起低血糖。

五、磺酰脲类

此类降血糖药是使用最早、曾经应用最广的口服降血糖药，具有疗效突出、价格便宜、对心血管无不良影响、没有致癌风险的优点。磺酰脲类的灵活使用也可优化血糖控制。其中，短效制剂如格列吡嗪和格列喹酮作用时间较短，具有良好的控制餐后血糖的作用，也具有使用灵活和低血糖发生率较低的优点。另外，长效制剂如格列苯脲、格列齐特缓释片及格列吡嗪控释片具有同时控制空腹和餐后血糖的特点。临床常用的药物包括格列苯脲、格列吡嗪、格列齐特、格列喹酮等。

以往在移植后糖尿病中应用较多，但近年来由于对 β 细胞衰竭机制和早期保护 β 细胞功能治疗理念的变化，对该类药物的应用持谨慎态度，特别是对于器官移植受者建议避免使用。

六、格列奈类

为新一代非磺酰脲类促胰岛素分泌剂，与 β 细胞膜受体结合和解离均较迅速，主要通过刺激胰岛素的早期分泌降低餐后血糖，HbA1c 可降低 1.0～1.5 个百分点。因此既能覆盖餐后血糖又可避免严重低血糖，又可与其他各类口服降血糖药及基础胰岛素联合使用。对体重影响小，轻中度肾功能不全患者仍可使用。餐时即服，方便灵活，患者依从性好，对于进餐不规律者或老年患者更适用。磺酰脲类失效时，改用格列奈类仍可有效。常用药物：瑞格列奈片和那格列奈。格列奈及其代谢产物主要经肝脏代谢，仅< 8% 经肾排泄，用于轻中度肾功能障碍的糖尿病患者不会因药物蓄积而导致低血糖。因此瑞格列奈应用于 CKD3、4 期或肾移植、透析者，均无需调整剂量。由于对胰岛 β 细胞衰竭机制和早期保护 β 细胞功能治疗理念的变化，尽管其对 β 细胞的影响轻于磺酰脲类降血糖药，但目前对该类药物的应用仍持谨慎态度，特别是对于器官移植受者建议慎用或避免使用。

七、格列净类

即钠葡萄糖协同转运蛋白-2（SGLT-2）抑制剂，是一种新型的口服降血糖药，包括达格列净、恩格列净和卡格列净。作为一类创新降血糖药，它能通过阻断肾脏对血糖的重吸收，增加尿液中对葡萄糖的排泄，进而降低机体血糖水平。除了具有明确的降糖效果，还具有降低心血管疾病风险、保护肾脏、降低体重、延缓蛋白尿进展、降低血压等额外益处，这也是格列净类药物相对于传统降血糖药的主要优势体现。尽管目前该类药在2型糖尿病患者的肾病管理上有着非常显著的改善效果，甚至在肾移植的疗效数据方面也达到了预期，但由于其高尿糖的不良反应如尿路感染、低血压及急性肾损伤和肾功能损害的不良反应可能会限制其在器官移植术后血糖异常患者的应用。

器官移植术后常用口服降血糖药见表2-14。

附：糖皮质激素所致糖代谢异常时降血糖药的选择

器官移植患者合并糖代谢异常有多种原因，一方面是术前就有糖尿病病史，另一方面是术后继发性糖尿病，多是应用他克莫司、糖皮质激素等所致。其中既往无糖尿病病史，由于外源性糖皮质激素所导致的一种糖代谢障碍，达到糖尿病的诊断标准即称为类固醇糖尿病，是特殊类型糖尿病中较为常见的类型。类固醇糖尿病患者常以午餐后至睡前血糖升高为主，空腹血糖可正常，且易出现空腹低血糖。类固醇糖尿病降糖治疗方法主要是改善胰岛素敏感性，降低餐后高血糖，不增加糖皮质激素的不良反应（如体重增加、增加骨折风险），同时减少这些基线高风险者的心血管事件。对空腹血糖≥11.1mmol/L的糖皮质激素应用者，胰岛素治疗为首选；而既往无糖尿病史服用低剂量糖皮质激素或空腹血糖<11.1mmol/L的激素应用者，可考虑使用口服降血糖药，且宜选择起效迅速和降低餐后血糖为主的药物。

第五节　降尿酸药

高尿酸血症是嘌呤代谢紊乱引起的代谢异常综合征。血尿酸水平升高主要有两种原因，一种是体内尿酸合成增加，另一种是尿酸排泄减少。高尿酸血症的诊断标准：在正常嘌呤饮食状态下，非同日2次空腹血尿酸浓度>420μmol/L（7.0mg/dL），无论男女。当尿酸盐沉积在关节及其周围组织，可引起痛风性关节炎，出现关节红、肿、热、痛，甚至不能活动。当痛风历时较久时，常造成肾脏损害包括痛风性肾病、急性肾衰竭及尿路结石等，高尿酸血症还可加重肾脏病的进展和心脑血管并发症的发生，血尿酸每升高60μmol/L，肾脏病风险增加7%～11%，肾功能恶化的风险增加14%。血尿酸水平男性≥420μmol/L（7.0mg/dL）、女性≥360μmol/L（6.0mg/dL）者，发生终末期肾脏病的危险分别增加4倍和9倍。因此应高度重视高尿酸血症的控制。

器官移植术后常用的抗排斥药物如环孢素A、咪唑立宾、他克莫司等均可导致高尿酸血症。对于肾移植患者，当肾功能减退时尿酸排泄减少，血尿酸升高更常见。因高血压应用利尿药直接减少尿酸的排泄及降低血容量也是导致高尿酸血症的重要原因。此外，由于饮食结构的变化，饮食中高能量、高嘌呤食物如动物内脏、海鲜、肉类及豆类等的显著增

表 2-14　器官移植术后常用口服降血糖药

药物	服用时间	服用方法	肾功能不全时的剂量调整	不良反应及缺点	优点	作用机制	推荐意见
双胍类（盐酸二甲双胍）	普通片剂（或胶囊）：餐时或餐后30分钟之内服用；肠溶片/胶囊：饭前30分钟服用；缓释片/胶囊：晚餐时服用	普通片与肠溶片/胶囊的给药方法一般每天给药2～3次；缓释剂型一般每天1次给药	eGFR > 60mL/（min·1.73m²）时可安全使用。减量：CKD 3a 期。停用：GFR < 45mL/（min·1.73m²）	胃肠道反应、肾功能不全时有乳酸性酸中毒。长期使用可能会致维生素 B₁₂ 缺乏，尤其是伴有贫血或周围神经病变者	减轻体重、不增加低血糖风险、降低肥胖 2 型糖尿病患者心血管事件和骨折风险的效应介导空腹和餐后血糖	通过增加肝脏的胰岛素敏感性和胃肠道介导降低空腹和餐后血糖	优先选择
DDP-4 抑制剂（西格列汀、维格列汀、利格列汀、沙格列汀）	早上口服，餐前餐后饭都可以	剂量不尽相同，但是在开始用药时均为每日1次，每次1片	西格列汀禁用于 eGFR < 50mL/（min·1.73m²）。利格列汀和维格列汀无须调整剂量，沙格列汀须调整减量	鼻咽炎、头痛、上呼吸道感染、有胰腺炎风险（不推荐在有胰腺炎病史者中使用），可能致癌	主要降低餐后血糖、不增加体重	减慢肠道促胰岛素失活	优先选择
α 糖苷酶抑制剂（阿卡波糖）	进餐时随第一口饭同时嚼服用	每次半片或1片，每日2～3次	禁用于 CKD 4—5 期	胃肠道反应如腹泻和腹胀	低血糖事件少，不增加心衰且有减轻体重趋势	延缓胃肠道碳水化合物吸收	谨慎使用
噻唑烷二酮类（罗格列酮、吡格列酮）	早餐前空腹服药	罗格列酮，4mg，每日1次。吡格列酮15～30mg，每日1次	CKD 1—3a 期无须调整，慎用于 CK-D3b—5 期	液体潴留、增加心衰风险、增加骨质疏松、骨折及膀胱癌风险	经肝脏代谢并不增加低血糖风险	增加胰岛素敏感性	不推荐或慎重选择

99

续表

药物	服用时间	服用方法	肾功能不全时的剂量调整	不良反应及缺点	优点	作用机制	推荐意见
格列奈类（瑞格列奈、那格列奈）	餐前15分钟内或进餐时即可服用	瑞格列奈的推荐起始剂量为0.5~1mg，维持剂量最大的推荐单次剂量为4mg。那格列奈的常用剂量为餐前120mg	瑞格列奈在CKD各期均无须调整剂量，那格列奈在CKD3b~4期减量，慎用于CKD 5期，其他无需调整	主要不良反应是低血糖、体重增加等，肾衰竭时调整剂量	吸收快、起效快、作用时间短、主要降低餐后血糖，不加速肾衰竭。每日可多次给药，且可不同餐不同剂量，灵活给药	促进早时相胰岛素分泌	慎重选择或避免选用
磺酰脲类（格列吡嗪、格列齐特等）	餐前半小时服用	根据患者个体情况，从小剂量开始，根据适当调整量	CKD 1~2期无需调整；CKD 3期减量，禁用于CKD 4~5期	低血糖、体重增加，肾功能不全时蓄积	可降低糖化血红蛋白1~2个百分点	促进胰岛β细胞释放胰岛素	避免选用
SGLT-2抑制剂（达格列净、恩格列净和卡格列净）	早晨服用，不受进食限制	达格列净起始剂量5mg，每天1次。恩格列净，早晨10mg，每日1次。卡格列净，起始剂量为100mg，每日1次，早餐前服用	禁用于eGFR < 30mL/(min·1.73m^2)者	低血压、急性肾功能损伤和肾脏损害、尿路感染和生殖器感染、酮症酸中毒等	降低血压并减轻体重、低血糖风险低	抑制肾脏葡萄糖重吸收从而促进葡萄糖从尿中排泄而发挥作用	慎重选择

注：DDP-4为二肽基肽酶-4；CKD为慢性肾脏疾病；SGLT-2抑制剂为钠葡萄糖协同转运蛋白-2抑制剂；eGFR为估算肾小球滤过率；GFR为肾小球滤过率。

加导致高尿酸血症的发病率明显增高。高尿酸血症的治疗除了控制体重、规律运动；限制酒精及高嘌呤、高果糖饮食的摄入；鼓励奶制品和新鲜蔬菜的摄入及适量饮水等生活方式干预之外，如果尿酸水平仍较高，血尿酸水平≥540μmol/L 或血尿酸水平≥480μmol/L 且有下列合并症之一：高血压、脂代谢异常、糖尿病、肥胖、脑卒中、冠心病、心功能不全、尿酸性肾石病、肾功能损害（≥CKD2 期）起始降尿酸药物治疗。目前临床常用的降尿酸药物主要包括两种：一种是抑制尿酸合成的药物，代表药有别嘌呤醇、非布司他；另一种则是促进尿酸排泄的药物，代表药有苯溴马隆、丙磺舒等，因丙磺舒潜在的肾毒性比较明显，因此对于肾移植患者慎用或禁用。其他辅助治疗药物包括碳酸氢钠、枸橼酸钠钾等用于碱化尿液，预防尿酸结石的形成。

一、促进尿酸排泄的药物

苯溴马隆片

【商品名】　立加利仙、尤诺等。

【剂型及规格】　片剂，50mg/ 片。

【适应证】　适用于肾功能尚好而血尿酸增高，长期应用还可以部分溶解痛风石。临床主要用于非发作期痛风和高尿酸血症的治疗。

【禁忌证】　中度至重度肝功能受损者，中重度肾功能受损者（内生肌酐清除率低于30mL/min 或肌酐大于 270μmol/L），以及患有肾结石的患者，孕妇或有妊娠可能的妇女，以及哺乳期妇女。不推荐儿童、老年人、消化性溃疡者使用。

【服药时间】　早餐后 15 ～ 30 分钟服用。餐后服用可减少胃肠道反应，达到一天降低血尿酸浓度的目的。但一定不能晚上服用，否则可能会形成尿酸结晶沉积肾脏形成尿路结石。

【服药方法及服用剂量】　起始剂量一般每次口服 50mg，每日 1 次。病情控制后根据血清中的尿酸浓度而决定是常用剂量或小剂量继续维持治疗，口服剂量范围一般在每日25 ～ 100mg，最大剂量为每日 100mg。服药时用温水送服即可，但必须大量饮水。

【注意事项】

（1）治疗期间，尤其是起始治疗血尿酸水平较高期间，每日要保证尿量至少在2000mL 以上，而不是要求单纯饮水量在 2000mL 以上，目的是稀释尿液以免由于尿中尿酸浓度过高导致尿酸结晶形成结石。

（2）在开始用药的前 2 周可给予碳酸氢钠或枸橼酸合剂以碱化尿液，预防尿酸结晶形成。如果有条件可以定期测量尿液的酸碱度，尿液 pH 最好调节为 6.2 ～ 6.9。

（3）服用本品不能从大剂量开始，这是因为在开始治疗时会有大量尿酸随尿排出，如果尿酸排泄量太大而尿又少就容易形成结石。

（4）不能在痛风急性发作期服用，可在痛风发作缓解 2 ～ 4 周后开始应用，因为开始治疗阶段，随着组织中尿酸溶出，有可能加重病症。但如果患者既往长期服用苯溴马隆，再次出现痛风急性发作，苯溴马隆则可以继续服用。为了避免治疗初期痛风急性发作，在给药初期可以合用秋水仙碱或非甾体抗炎药。

（5）出现持续性腹泻应停药。

（6）用药期间应注意肝损害的症状和体征，如出现食欲缺乏、恶心、呕吐、全身倦怠、腹痛、腹泻、发热、眼球结膜黄染等，应及时就诊检查肝功能。长期用药时，应定期检查肝功能，并尽可能避免与其他肝损害药物同时使用。肝毒性是本品最应关注的不良反应。

（7）用药过程中定期检测肾功能，如果肾功能出现中等或严重肾功能损害（肌酐清除率低于 30mL/min）就不宜使用，需要更换其他降尿酸药物。

【不良反应及其防治措施】 不良反应主要有：腹泻、胃部不适、恶心等消化系统症状；也可有风团、斑疹、潮红、瘙痒等皮肤过敏症；偶有肝功能异常者多为其严重不良反应，治疗期间应定期监测肝功能，发现异常应及时减药或停药。

【药物相互作用】

（1）阿司匹林及吡嗪酰胺可拮抗本品促尿酸排泄作用，故不宜合用。

（2）本品可增强口服抗凝血药的作用，故合用应调整抗凝血药的剂量。

（3）利尿药有升高尿酸的作用，减低本品的疗效，慎联合使用。

（4）氯沙坦钾、贝特类降血脂药非诺贝特以及维生素 C 均具有一定的降尿酸作用，必要时联合用药有利于增强降尿酸作用。

【疗效判断、疗程及停药时机】 服药本品 1 ～ 3 周后抽血化验血清尿酸浓度，根据血清中的尿酸浓度再决定是用常用剂量或小剂量维持治疗还是联合其他药物治疗。疗程：一般需要长期用药，若出现严重不良反应、肾功能减退等需要及时停药，换用其他药物。关于何时停止降尿酸治疗，学界仍无定论。有研究显示，无临床症状且每年复查血尿酸保持在 < 420μmol/L 的患者经过 5 年治疗后停止降尿酸治疗，痛风复发的风险未明显增高。

【药物作用机制】 苯溴马隆是通过抑制近端肾小管尿酸转运蛋白 -1 对尿酸的重吸收，增加尿酸的排泄，从而降低血中尿酸的浓度，它是一种强有力的促进尿酸排泄的药物。有研究显示，单用苯溴马隆对痛风石溶解效果，优于单用别嘌醇。

二、抑制尿酸合成的药物

1. 别嘌醇

【商品名】 奥迈必利（缓释胶囊）。

【剂型及规格】 片剂，0.1g/ 片；缓释胶囊，0.25g/ 粒。

【适应证】 适用于原发性和继发性血清尿酸增多的各种疾病，如痛风、尿酸性肾病及尿酸结石等，尤其是尿酸生成过多者如继发于恶性肿瘤的高尿酸血症，也用于肾功能不全及器官移植后的高尿酸血症。

【禁忌证】 不能耐受别嘌醇者、HLA-B *5801 基因阳性者、对本品过敏者、严重肝肾功能不全及明显白细胞低下者禁用。

【服药时间及其理由】 餐后 30 分钟之内服用，顿服或分次服。理由是减少消化道不良反应。

【服药方法及服用剂量】 温水送服，多饮水。由于本品及其代谢产物由肾脏排泄，对于肝肾功能正常者，起始剂量为每日 0.1g，再根据尿酸水平逐渐增加剂量，2 ～ 3 周后可增至每日 0.2 ～ 0.4g，可一次顿服或分 2 ～ 3 次服用。当日剂量超过 0.2g 时，分次给药可减少不良反应。待尿酸下降至正常后的维持剂量应视血中尿酸下降程度而定。对于肝肾功能不良者应进行剂量调整，开始每次 0.05g，最大剂量为每日 0.1g，仅当血尿酸对此剂量反应不满意时才考虑增加药物剂量。严重的肾功能不全每日给药少于 0.1g 或 0.1g 单剂量需相隔超过 1 日的时间。不可根据肌酐清除率而改变给药方案。

【注意事项】

（1）服药期间应密切监视有无超敏反应出现，如有红疹时，应立即停药。

（2）若有严重的肝或肾功能紊乱时，应减低剂量。当发觉不能耐受的征兆时，必须立即及永久地停用本品。

（3）本品虽然不会增加尿液中尿酸浓度，但会增加尿液中次黄嘌呤和黄嘌呤浓度。为了预防黄嘌呤结石的形成，在服用别嘌醇和非布司他期间，均应增加饮水量，必要时碱化尿液。

（4）本品不能控制痛风性关节炎的急性炎症症状，不能作为抗炎药使用。

（5）本品促使尿酸结晶重新溶解时可再次诱发并加重关节炎急性期症状，故应在痛风发作缓解 2～4 周后方开始应用，药物治疗过程中出现痛风发作，不建议停用降尿酸药物。

（6）本品不宜与铁剂同服。

【不良反应及其防治措施】

肝和（或）肾功能受损的患者，其不良反应的发生率较高。常见不良反应如下。

（1）皮肤反应：如瘙痒、斑丘疹等。皮疹发生的时间也不尽相同，短者用药 1～3 天，长者数个月才出现，平均潜伏期在 25 天左右，若发生皮肤鳞屑增多和紫癜，全身性过敏，甚或发生鳞屑样脱皮，应立刻停药。

（2）胃肠道反应：包括恶心、呕吐、腹泻和腹痛等胃肠反应。饭后服用本品可能减少这种不良反应。

（3）偶有发生血小板减少、粒细胞缺乏及贫血等。

（4）偶有发热、全身不适、虚弱无力、头痛等其他异常表现。

特别指出的是别嘌醇可引起致死性剥脱性皮炎等超敏反应综合征。HLA-B*5801 基因阳性是别嘌醇发生超敏反应的危险因素。中国汉族人 HLA-B*5801 基因阳性率为 6%～8%，而白人仅为 2%。因此建议国人在使用别嘌呤醇前，应该进行 HLA-B*5801 基因检测，结果阳性的患者禁止使用。

【药物相互作用】 与硫唑嘌呤或巯嘌呤同时服用时，要减少硫唑嘌呤或巯嘌呤常用量的 1/4～1/3。不能与维生素 C、铁剂同时服用。与噻嗪类利尿药同用时，有发生肾衰竭及出现过敏的报道。氢氧化铝可降低本品的吸收，应在使用氢氧化铝前 3 小时给药。与抗凝血药合用可增加出血风险，建议监测凝血酶原时间。

【疗效判断、疗程及停药时机】 服药 1～3 周后抽血化验血清尿酸浓度，根据血清中的尿酸浓度而决定是用常用剂量或小剂量维持治疗。若出现全血细胞减少或肝肾功能损害，根据病情程度需要减药或停药。关于何时停止降尿酸治疗，学界仍无定论。有研究显示，无临床症状且每年复查血尿酸保持在＜ 420μmol/L 的患者经过 5 年治疗后停止降尿酸治疗，痛风复发的风险未明显增高。

【药物作用机制】 本品系次黄嘌呤氧化酶抑制剂，能阻止次黄嘌呤氧化酶的作用，使次黄嘌呤及黄嘌呤不能转化为尿酸，即尿酸合成减少，从而血中尿酸浓度降低，并减少尿酸盐在骨、关节及肾脏的沉着。本品还可抑制肝药酶的活性。

2. 非布司他

【商品名】 优立通、菲布力等。

【规格】 片剂，20mg/片、40mg/片。

【适应证】 适用于大部分痛风和高尿酸血症患者的长期治疗。

【禁忌证】 不推荐用于无临床症状的高尿酸血症。对于重度肝、肾功能不全患者慎用。禁用于正在服用硫唑嘌呤、巯嘌呤治疗的患者。

【服药时间及其理由】 无特殊要求。因其不受食物和抗酸药的影响，建议每天固定时间服用。

【服药方法及服用剂量】 温凉水送服。起始剂量为每次 20～40mg，每日 1 次。2 周后化验血尿酸水平根据情况调整药物剂量，一般每次 40～80mg 可达到较好的降尿酸效果，对于轻中度肝肾功能不全的患者无须调整剂量。

【注意事项】 在服用本品的初期，可能会引起痛风的发作或可加重关节炎急性期症状，这是因为血尿酸水平的改变导致组织沉积的尿酸盐被动员出来。为预防服用非布司他起始阶段的痛风发作，建议同时服用非甾体抗炎药或秋水仙碱，或在痛风发作缓解 2～4 周后开始应用。在用非布司他治疗期间，如果痛风发作，无须中止服药，可同时服用非甾体抗炎药（解热镇痛药）或秋水仙碱。应根据患者的个体情况，对痛风进行相应治疗。本品虽然不会增加尿液中尿酸浓度，但会增加尿液中次黄嘌呤和黄嘌呤浓度。为了预防黄嘌呤结石的形成，在服用别嘌醇和非布司他期间，均应增加饮水量，必要时碱化尿液。

【不良反应及其防治措施】 常见不良反应有肝功能损害、恶心、关节痛及皮疹等。如果每日用量超过 80mg，心血管事件的发生率就会增加。偶有合并其他系统疾病。尽管本品降尿酸效果显著，但研究发现，与别嘌醇相比，非布司他可增加患者心血管死亡与全因死亡风险。因此选择药物要慎重，不能只看效果。

【药物相互作用】 非布司他与茶碱联用时应慎重。禁用于正在接受硫唑嘌呤或巯嘌呤治疗的患者。

【疗效判断、疗程及停药时机】 在开始服用本品治疗 2 周后就可评估血尿酸水平是否达到目标值，一般情况下目标值低于 360μmol/L（6mg/dL）。若不达标建议逐渐加量，最大剂量可增加至每日 80mg，每日 1 次。预防痛风急性发作推荐至少用药 6 个月。关于何时停止降尿酸治疗，学界仍无定论。有研究显示，无临床症状且每年复查血尿酸保持在 420μmol/L 以下的患者经过 5 年治疗后停止降尿酸治疗，痛风复发的风险未明显增高。

【药物作用机制】 非布司他为 2-芳基噻唑衍生物，属非嘌呤类似物，是一种新型选择性黄嘌呤氧化酶抑制剂，既可抑制还原型黄嘌呤氧化酶，也可抑制氧化型黄嘌呤氧化酶。因此，非布司他抑制尿酸合成的作用，大于别嘌醇；每日 40mg 非布司他的降尿酸作用，与每日 300mg 别嘌醇相似。通过抑制尿酸合成而达到降低血清尿酸浓度作用。非布司他常规治疗浓度下不会抑制其他参与嘌呤和嘧啶合成与代谢的酶。

三、碱化尿液预防尿酸结晶形成的药物

1. 碳酸氢钠片

【剂型及规格】 片剂，0.5g/片。

【适应证】　为抗酸药，既往多用于缓解胃酸过多引起的胃痛、胃灼热（烧心）及反酸等症状，现在推荐用于碱化尿液，用作高尿酸血症、痛风及磺胺类药不良反应的辅助治疗。

【禁忌证】　钠潴留并有水肿者如少尿或无尿、肝硬化腹水、充血性心力衰竭、肾功能不全、高血压等因钠负荷过重可能会加重病情，应慎用或禁用。有消化道出血原因不明者禁用。

【服药时间及其理由】　用于碱化尿液，宜在餐后 1～3 小时或睡前服用。理由是碳酸氢钠片是碱性的，会影响很多食物中的营养素、药物的消化和吸收。如果是临时用来缓解胃酸分泌过多所致的胃痛、胃灼热等症状，基本上是什么时间症状明显就什么时候服，因为疼的时候多是胃酸在作怪，服用碳酸氢钠有利于中和胃酸，减少增加的胃酸对胃黏膜的刺激。如果反酸、胃灼热等胃酸分泌过多症状持续出现，可选择在饭前半小时或者发作前半小时提前服用，可能效果比较好。治疗胃痛本来就是指标不治本的，临时解决一下问题，而且还发现产生的二氧化碳反过来又刺激了胃酸的分泌增加。

【服药方法及服用剂量】　温凉水送服。起始剂量为 0.5g～1.0g，每天 3 次。一般每次 1～4 片，每日 2～12 片。

【注意事项】

（1）口服本品后 1～2 小时内不宜服用任何药物。

（2）用于缓解胃酸过多时，不得连续使用超过 7 天，如果症状未缓解或消失需要进一步诊疗。在碱化尿液过程中，要注意监测尿液的 pH 值，使尿液的 pH 值保持在 6.2～6.9 之间，因为当尿液 pH 值大于 7 时，容易形成磷酸钙结石或碳酸钙等其他结石，不利于高尿酸血症和痛风的治疗。虽然碳酸氢钠比较常见，但是也不可以随意服用，不要随意加量、减量，一定要谨遵医嘱服药。

【不良反应及其防治措施】

（1）对消化系统的影响：碳酸氢钠片在胃中与胃酸中和，分解产生二氧化碳，易导致胀气、胃肠道不适等不良反应。

（2）对心血管系统的影响：长期服用碳酸氢钠，则可能会引起其身体的酸碱平衡失调，情况更为严重的，还可能会导致代谢性碱中毒情况的发生。机体内钠负荷过高的话，对于心功能不全的痛风患者来说，极易诱发水肿，加重病情。同样，钠潴留对高血压的控制也非常不利。

【药物相互作用】　与铁剂同服会减少口服铁剂的吸收，两药服用时间应尽量分开。

【疗效判断、疗程及停药时机】　根据血二氧化碳结合力和尿 pH 值指标判断是否达标，根据化验结果调整用药剂量。碱化尿液的目标一般情况是使尿液的 pH 值保持在 6.2～6.9。

【药物作用机制】　碳酸氢钠是碱性药物，人体胃内分泌的溶液呈酸性，主要成分是盐酸，服用呈弱碱性的碳酸氢钠后与胃酸发生中和反应，使胃酸的浓度变低，从而可以改善胃酸分泌过多的症状。而人体为了保持胃酸浓度，人体会继续分泌胃酸，把血液中的氢离子移到胃中，增加胃酸的浓度。此时血液中碱性物质增多，pH 值增大。肾脏具有维持人体酸碱平衡的作用，肾脏会过滤掉大量碱性物质并随尿液排出体外，尿液中碱性物质变多，尿液的 pH 值升高，发生尿液碱化。

2. 枸橼酸氢钾钠颗粒、枸橼酸钾钠合剂等

用于高尿酸血症治疗的药物还有枸橼酸氢钾钠颗粒、枸橼酸钾钠合剂等，但因其钠盐的含量相较碳酸氢钠片低，适合于需要限制钠盐摄入的心功能不全和高血压患者。但由于含有钾盐，枸橼酸氢钾钠并不适合肾功能不全患者。此外，枸橼酸氢钾钠的价格是碳酸氢钠的数十倍，长期服用也会对患者造成一定的经济压力。

器官移植术后常用降尿酸药见表 2-15。

表 2-15　器官移植术后常用降尿酸药

药物类别	代表性口服药	主要适应证	服药时间用法用量	不良反应	注意事项
促进尿酸排泄的药物	苯溴马隆片（立加利仙、尤诺等）	适用于原发性高尿酸血症，痛风性关节炎间歇期及痛风结节肿等	早餐后 15 ～ 30 分钟服用。起始剂量每次口服 50mg，每天 1 次	偶可出现肝损害、胃肠道反应、皮疹、阳痿等	治疗期间需大量饮水以增加尿量，以免尿酸结晶形成，治疗初期每天尿量不得少于 1500 ～ 2000mL，开始用药期间建议给予碳酸氢钠或枸橼酸合剂以碱化尿液，使尿 pH 控制在 6.2 ～ 6.9
	氯沙坦钾（科索亚）	本品可抑制尿酸盐转运蛋白，使尿酸盐重吸收减少，从而降低尿素。它是目前唯一既降压，又降尿酸的药物。但不作为降尿酸的一线药物	本品可与或不与食物同时服用。固定时间服用，有利于血压及尿酸的平稳。通常起始和维持剂量为每天 1 次 50mg。一般每日 1 次，每次 50 ～ 100mg	咳嗽、上呼吸道感染；血钾升高和血管性神经水肿（罕见），还可引起背痛和关节痛	避免与保钾利尿剂、非甾体抗炎药联用，预防低血压，监测血钾水平
抑制尿酸生成的药物	别嘌醇片/缓释胶囊	适用于原发性和继发性高尿酸血症，尤其是尿酸生成过多而引起的高尿酸血症；反复发作或慢性痛风者；痛风石；尿酸性肾结石和（或）尿酸性肾病；有肾功能不全的高尿酸血症	餐后 15 ～ 30 分钟服用。初始剂量 50 ～ 100mg，每日 1 ～ 2 次，2 周后可逐渐加量	胃肠道症状、皮疹、肝肾功能损害、骨髓抑制等	肝肾功能异常时应减量或禁用，建议肝肾移植者不超过每天 100 ～ 200mg。出现皮疹应立即停药
	非布司他片（非布力、优立通等）	适用于痛风患者高尿酸血症的长期治疗。不推荐用于无临床症状的高尿酸血症	吸收不受食物影响，餐前餐中餐后均可服用。起始剂量 20 ～ 40mg，每日 1 次，2 周后可逐渐加量	肝功能异常、恶心、关节痛、皮疹，有增加心血管不良事件的风险	治疗初期痛风症状可能加重

续表

药物类别	代表性口服药	主要适应证	服药时间用法用量	不良反应	注意事项
预防尿酸结晶形成的药物	碳酸氢钠片	适用于缓解胃酸过多引起的胃胀、胃灼热、反酸。也用于碱化尿液，辅助高尿酸血症、痛风及磺胺类药不良反应的辅助治疗	用于碱化尿液，宜在餐后 1～3 小时或睡前服用。如果是为了中和胃酸，可选择在饭前半小时或者发作前半小时提前服用。一般每次 1～4 片，每日 3 次，根据情况适当增减	常有胀气及胃肠道不适	口服本品后 1～2 小时内不宜服用任何药物。在碱化尿液过程中，要注意监测尿液的 pH 值，使尿液的 pH 值保持在 6.2～6.9
	枸橼酸氢钾钠颗粒（友来特）	本品可增加尿液 pH 值和枸橼酸根的排泄，减少尿液的钙离子浓度。适用于溶解尿酸结石和防止新结石的形成，作为胱氨酸结石和胱氨酸尿的维持治疗。禁用于急慢性肾衰竭、严重酸碱失衡及钾钠电解质紊乱者	饭后服用。一般每日总剂量为 4 标准量匙，分 3 次服用，早晨、中午各 1 量匙，晚上服 2 量匙，颗粒用水冲服。服用剂量以使新鲜尿液 pH 值必须达到下列范围内：尿酸结石和促尿酸治疗 pH 6.2～6.8，胱氨酸结石 pH 7.0～8.0。必要时增减药量	可见轻微的胃或腹部疼痛，偶尔出现轻微的腹泻和恶心	首次服用本药前应测定血清电解质并检查肾功能。本品含有一定量的钾和钠，注意可能带来高钾或高钠；因含有枸橼酸，慎与含铝的药物合用，必要时两种药物的给药时间至少间隔 2 小时

附：肾移植术后合并高血压、高尿酸血症、蛋白尿的治疗处方举例

【方案】　氯沙坦钾 100mg，1 次 / 日；

别嘌醇 100mg，1～2 次 / 日；

吲达帕胺 1.25～2.5mg，1 次 / 日。

【适用范围】　适用于中重度高血压及合并高尿酸血症和蛋白尿患者。

【用药解析及评价】　氯沙坦钾兼具有降压、降尿酸及降蛋白尿作用，氯沙坦钾联合吲达帕胺可协同进一步降低血压，且可互补其不良反应，即氯沙坦钾可引起高钾血症和降低血尿酸，而吲达帕胺可引起血钾降低及尿酸增高。为一种常用高效治疗方案，且费用较低。

【疗程】　若无明显禁忌证或能达到持续改善临床诸症，可长期用药。

【注意事项】　该 3 种药均具有不同程度的肾损害或升高血肌酐的不良反应，因此对于肾功能不全患者应慎用，特别是在患者存在腹泻、血容量不足等情况下应暂停用药或及时补充血容量，否则可能会由于肾灌注不足而加重肾功能损害。

第六节　保　肝　药

保肝药是能够改善受损害的肝细胞代谢、促进肝细胞再生、增强肝脏解毒功能，达到改善肝脏病理，有利于肝组织与肝功能恢复的药物，即通常所说的保护受损肝细胞的药物。引起肝细胞损伤的病因很多，因此在保肝治疗中，首先应去除病因，然后进行保肝治疗。特别是对于器官移植患者，常用的免疫抑制剂如环孢素 A、他克莫司等都具有一定的肝毒性，特别是药物浓度偏高的情况下肝损害不可避免，因此监测药物浓度，适时调整药物剂量，选择性口服保肝药可以达到防治药物性肝损害的目的。对于肝移植、病毒性肝炎等患者更是经常服用保肝药。特别要强调的是部分保肝药对他克莫司、环孢素 A 等药物浓度有显著影响，如五酯胶囊、护肝片等因含有对药物代谢酶有作用的五味子而需谨慎应用。目前临床上常用的保肝药分为促能量代谢类（包括维生素及辅酶等）、解毒保肝药、抗炎保肝药、必需磷脂类、利胆保肝药、降酶药物、肝性脑病用药、其他药物等 8 类。现对器官移植术后常用的保肝药进行梳理，为临床合理用药提供帮助。

一、促进能量代谢类

促进能量代谢，保持代谢所需各种酶的正常活性。临床应用于各种肝病所致的维生素缺乏、物质代谢低下、能量代谢低下、凝血功能低下、凝血障碍、肝性脑病等。主要包括各种水溶性维生素，如维生素 C、复合维生素 B 以及辅酶 A 等。脂溶性维生素剂量大时可能加重肝脏负担，肝功受损时一般尽量避免使用。

1. 维生素类

维生素改善肝功能的作用机制：促进物质代谢和能量代谢，保持代谢所需各种酶的活性。临床常用的维生素类有复合维生素 B、维生素 C、维生素 E 及维生素 K_1，其具体用法、用量及不良反应详见本章第十七节。

（1）复合维生素 B：是糖代谢、组织呼吸、脂质代谢、蛋白质代谢所需辅酶的重要组成部分，防止脂肪肝和保护肝细胞。

（2）维生素 C：具有可逆的还原性，参与氧化还原反应，减轻肝细胞的脂肪变性，促进肝细胞再生及肝糖原合成和解毒。

（3）维生素 E：抗氧化、保护肝细胞和促进肝细胞再生。

（4）维生素 K_1：参与肝合成凝血酶原，促进肝合成凝血因子。

（注：脂溶性维生素剂量大时可能加重肝脏负担，除维生素 K 外一般不用）

2. 辅酶类（以门冬氨酸钾镁为例）

（1）作用机制：参与三羧酸和鸟氨酸循环，维持细胞正常功能。

（2）适应证：主要用于急性黄疸性肝炎（退黄）、肝细胞功能不全；用于电解质补充。

（3）不良反应：大剂量可能致腹泻。

二、解毒保肝药

解毒保肝药的机制是提供巯基或葡萄糖醛酸，与药物、代谢产物或重金属结合，形成稳定的水溶性复合物由尿排出，增加解毒作用。临床适用于病毒、乙醇、药物、化学物质、重金属引起的肝损伤，食物和药物中毒。临床常用的药物包括葡醛内酯片、还原型谷胱甘肽、硫普罗宁等。

（1）还原型谷胱甘肽作用机制：含有巯基，与人体过氧化物和自由基结合，对抗氧化剂对巯基的破坏，保护细胞中含巯基的蛋白和酶，对抗其对脏器的损伤。促进胆酸代谢，有利于消化道吸收脂溶性维生素。优点：停药后不易反弹，故临床应用较多。

（2）葡醛内酯作用机制：在酶的催化下，转化为葡萄糖醛酸（体内重要解毒物质之一），与体内毒物结合，排出体外。阻止糖原分解，使肝糖原增加，脂肪储量减少。

（3）硫普罗宁作用机制：提供巯基，解毒，抗组胺和清除自由基。促进肝糖原合成，抑制胆固醇增高；血清球蛋白比回升。

还原型谷胱甘肽片

【商品名称】　阿拓莫兰。

【剂型及规格】　片剂，0.1g/片。

【适应证】　本品适应于各种肝脏疾病，包括病毒性、药物性、乙醇、重金属及其他化学物质引起的肝损害，也用于减轻肿瘤化疗及放疗不良反应，还可用于面部色素沉着、汗斑和各种原因引起的色素沉着等。

【禁忌证】　禁用于对本品过敏者。

【服药时间及其理由】　随餐服用，有利于发挥药效。

【服药方法及服用剂量】　成人常用量为每次口服400mg（4片），每日3次。

【注意事项】　如用药过程中出现过敏症状应停药。

【不良反应及其防治措施】　①过敏症：偶有皮疹等过敏症状，应停药；②偶有食欲缺乏、恶心、呕吐、上腹痛等症状。

【药物相互作用】　本品不得与维生素 B_{12}、维生素 K_3、甲萘醌、泛酸钙、抗组胺药、磺胺类药及四环素等混合使用。

【疗效判断、疗程及停药时机】　疗程因疾病而异，如用于药物性及酒精性肝损害，疗程2～4周；用于病毒性肝炎，疗程4～12周。

【药物作用机制】　还原型谷胱甘肽是含有巯基（SH）的三肽类化合物，在人体内具有活化氧化还原系统，激活 SH 酶、解毒作用等重要生理活性。参与多种外源性、内源性有毒物质结合生成减毒物质，从而产生解毒和保护细胞的疗效。还原型谷胱甘肽参与体内三羧酸循环和糖代谢，促进体内产生高能量，起到辅酶作用。还原型谷胱甘肽是甘油醛磷酸脱氢酶的辅基，又是乙二醛酶及磷酸丙糖脱氢酶的辅酶。还原型谷胱甘肽能激活体内的 SH 酶等，促进碳水化合物、脂肪及蛋白质的代谢，以调节细胞膜的代谢过程。

三、促细胞再生类

口服促细胞再生类主要是（必需磷脂类），可补充人体外源性磷脂成分，促进肝细胞膜再生、降低脂肪浸润。常用的药物为多烯磷脂酰胆碱，其作用机制是补充外源性磷脂成分，稳定、保护、修复细胞膜；促进肝细胞再生，协调凝脂和细胞膜功能，降低脂肪浸润；改变胆固醇和磷脂比值，增加胆汁成分水溶性，减低胆结石形成指数。临床应用于以膜损害为主的急慢性肝炎、药物性肝炎、酒精肝、中毒性肝炎等。

多烯磷脂酰胆碱

【商品名】 易善复。

【剂型及规格】 胶囊，228mg/粒。

【适应证】 辅助改善各种类型的肝损害（如药物、化学物质和乙醇引起的肝损伤）以及脂肪肝和肝炎患者的食欲缺乏、右上腹压迫感等。

【禁忌证】 禁用于对大豆制剂及本品过敏者。

【服药时间及其理由】 需餐后或随餐服用，理由是有利于吸收。

【服药方法及服用剂量】 用足量液体整粒吞服，不要咀嚼。成人一般开始时每日 3 次、每次 2 粒。每日服用量最大不能超过 6 粒。一段时间后，剂量可减至每日 3 次、每次 1 粒（228mg）维持剂量。

【注意事项】 ①不可过量服用。②本品含有大豆油成分，对大豆成分过敏症禁用。③使用本品如不能改善慢性肝炎的主要临床症状，应停药并就医。

【不良反应及其防治措施】 大剂量服用时偶尔会出现胃肠道紊乱，如胃部不适、软便或腹泻等。

【药物相互作用】 暂无相关资料。

【疗效判断、疗程及停药时机】 根据肝功化验检查及临床症状判断疗效。使用本品治疗后如不能明显改善主观临床症状，应停药并进一步寻找原因。

【药物作用机制】 本品可以加速膜的再生和稳定，抑制脂质过氧化，抑制胶原合成。

四、利胆保肝药

本类药的机制是促进胆汁分泌，减轻胆汁瘀滞。临床应用于治疗自身免疫性肝炎以及胆汁性肝硬化、硬化性胆管炎等各种胆汁淤积症。临床常用的药物有熊去氧胆酸、丁二磺酸腺苷蛋氨酸等。

熊去氧胆酸

【商品名】 优思弗、万健等。

【剂型及规格】 胶囊，250mg/粒；片剂，50mg/片、250mg/片。

【适应证】 胆固醇性胆结石、原发性胆汁淤积性肝硬化、原发性硬化性胆管炎及胆汁反流性胃炎等。

【禁忌证】 禁用于严重肝功能不全、胆道完全梗阻、急性胆囊炎和胆管炎等。

【服药时间及其理由】 对于胆石症，宜餐中时服用，理由是能发挥药物最佳效果；对于胆汁反流性胃炎，需晚上睡前用水吞服，且必须定期服用，理由同样是发挥其治疗效果。

【服药方法及服用剂量】 ①胆囊胆固醇结石和胆汁淤积性肝病（即溶石治疗）：按体重每日剂量为 10mg/kg，按时用少量水送服。一般需 6 ～ 24 个月，服用 12 个月后结石未见变小者，停止服用。治疗结果根据每 6 个月进行超声波或 X 线检查判断。②胆汁反流性胃炎：每次 1 粒（250mg），每日 1 次。一般服用 10 ～ 14 日。

【注意事项】 治疗前后需检查肝功能指标，同时需要做胆囊 X 线检查，评价治疗效果。

但利尿药中苯丙醇等和熊去氧胆酸服后可引起胆酸的过度分泌和腹泻，因此服用期间应尽量多喝水，以避免过度腹泻而脱水。

【不良反应及其防治措施】　常有稀便或腹泻，偶有便秘、过敏、瘙痒、头痛、头晕、胃痛、胰腺炎和心动过速等。

【药物相互作用】　熊去氧胆酸胶囊不应与考来烯胺（消胆胺）、考来替泊（降胆宁）、氢氧化铝和（或）氢氧化铝-三硅酸镁等药同服，因为这些药可以在肠中和熊去氧胆酸结合，从而阻碍吸收，影响疗效。如果必须服上述药品，应在服用该药前 2 小时或在服药后 2 小时服用熊去氧胆酸胶囊。

【疗效判断、疗程及停药时机】　溶石治疗：一般需 6～24 个月，服用 12 个月后结石未见变小者，应停止服用，治疗结果根据每 6 个月进行超声波或 X 线检查判断。胆汁反流性胃炎，一个疗程一般服用 10～14 天。

【药物作用机制】　本品为正常胆汁成分的异构体，可促进内源性胆汁酸的分泌和排出，减少重吸收；拮抗疏水性胆汁酸的细胞毒作用，保护肝细胞膜；抑制肝胆固醇的合成，溶解胆固醇性结石，并具有免疫调节作用，有助于排出胆道内的泥沙样结石和胆道手术后少量的残余结石。

五、降酶药物

机制：为合成五味子丙素的中间体，对细胞色素 P450 酶活性有明显诱导作用，从而加强对四氯化碳及某些致癌物质的解毒能力。常用品种有联苯双酯、双环醇片等。二者结构相似，经肝代谢，大部分由粪便排出。

1. 联苯双酯

本品降酶效应迅速，应用方便，价格低，罕有不良反应。其降低丙氨酸氨基转移酶（ALT）作用肯定，但对 AST 作用不明显，有学者认为其无保肝作用。其缺点是停药后易反跳。

【剂型及规格】　片剂，25mg/ 片；滴丸，1.5mg/ 丸。

【适应证】　用于慢性迁延型肝炎伴有 ALT 升高异常者；也可用于化学药物引起的 ALT 升高。

【禁忌证】　禁用于失代偿性肝硬化及对本品过敏者。

【服药时间及其理由】　餐后服药。理由是减少胃肠不适。

【服药方法及服用剂量】　片剂，1 次 25～50mg（1～2 片），一日 3 次。滴丸：1 次 7.5mg（5 丸），一日 3 次，必要时 1 次 9～15mg（6～10 丸），一日 3 次，连用 3 个月；ALT 正常后改为 1 次 7.5mg（5 丸），一日 2 次，再服 3 个月。

【注意事项】

（1）本品可减低他克莫司 / 环孢素 A 等药物浓度，若联用需监测他克莫司及环孢素 A 药物浓度。

（2）少数患者用药过程中 ALT 可回升，加大剂量可使之降低。停药后部分患者 ALT 反跳，但继续服药仍有效。

（3）个别患者于服药过程中可出现黄疸及病情恶化，应停药。

（4）不建议常规使用，多联合用药。应逐渐减量，不宜骤停。

【不良反应及其防治措施】 个别病例服用后可出现轻度恶心，偶有皮疹发生，一般加用抗变态反应药后即可消失。

【药物相互作用】 合用肌苷，可减少本品的降酶反跳现象。本品对细胞色素 P450 酶活性有明显诱导作用，可减低环孢素 A/ 他克莫司药物浓度。

【疗效判断、疗程及停药时机】 根据血清转氨酶水平判断其疗效。疗程一般 3～6 个月。服用 1～3 个月后如转氨酶仍不能降至正常者，可适当加大剂量。当肝功能指标降至正常后，应继续服用 3 个月或更长时间。

【药物作用机制】 本品能增强肝解毒功能、减轻肝脏的病理损伤，促进肝细胞再生并保护肝细胞从而改善肝功能。

2. 双环醇片

本品降酶的特点是速度慢、疗效稳定、少反弹。

【商品名】 百赛诺。

【剂型及规格】 片剂，25mg/ 片。

【适应证】 可用于治疗慢性肝炎所致的氨基转移酶升高。

【禁忌证】 禁用于对本品过敏者。慎用于肝功能失代偿者，如胆红素明显升高、低蛋白血症、肝硬化腹水、食管静脉曲张出血、肝性脑病、肝肾综合征。

【服药时间及其理由】 除了有明确胃病者应在餐后服用外，无明显胃病者建议以餐前服用为宜。理由是食物可能对双环醇的药代动力学有一定影响。

【服药方法及服用剂量】 口服，成人常用剂量每次 25mg（1 片），必要时可增至 50mg（2 片），每日 3 次，最少服用 6 个月或遵医嘱，应逐渐减量。

【注意事项】

（1）服用常规剂量对他克莫司 / 环孢素 A 药物浓度无影响，但大剂量可提高药物浓度。

（2）在用药期间应密切观察患者临床症状、体征和肝功能变化，疗程结束后也应加强随访。

（3）有肝功能失代偿者（如胆红素明显升高、低白蛋白血症、肝硬化腹水、食管静脉曲张出血、肝性脑病及肝肾综合征）慎用。

（4）治疗过程可能会出现"谷草转氨酶下降较慢"的现象，这是因为线粒体损伤修复较慢，建议继续用双环醇巩固治疗或增加剂量，或联用其他抗炎保肝药，直至谷草转氨酶恢复正常。

【不良反应及其防治措施】 偶见头晕、皮疹、腹胀、恶心等。不良反应多为轻度或中度，一般无须停药，或短暂停药，或对症治疗即可缓解。

【药物相互作用】 双环醇在体内主要经肝微粒体 I 相药物代谢酶 CYP3A 代谢，其本身对 CYP3A 仅有轻微诱导作用，在无其他药物诱导 CYP3A 活性的前提下，双环醇常规用药可维持有效血药浓度。

【疗效判断、疗程及停药时机】 依据肝转氨酶生化指标判断临床疗效。疗程一般最少服用 6 个月或遵医嘱，停药时应逐渐减量。

【药物作用机制】　为合成五味子丙素时的中间体，对细胞色素 P450 酶活性有明显诱导作用，从而加强对四氯化碳及某些致癌物的解毒能力。本品为抗氧化类保肝药物，其有抗脂质过氧化、减少体内还原型谷胱甘肽（GSH）等抗氧化物质的消耗、抑制肝功能损伤诱导的多种炎性调控因子的表达和活性、减轻炎症反应和氧化应激性损伤、稳定肝细胞膜和细胞器膜、改善线粒体功能、抗线粒体损伤、保护肝细胞核 DNA 的结构和功能、促进肝细胞蛋白质合成、抑制肝细胞凋亡和坏死、降酶等多种作用，临床可快速降低谷丙转氨酶、谷草转氨酶，尤其是谷丙转氨酶。

器官移植术后常用保肝药见表 2-16。

表 2-16　器官移植术后常用保肝药

药物类别	代表性口服药	主要适应证	服药时间、用法用量	不良反应	注意事项
促进能量代谢类	维生素 C 片 / 泡腾片 / 咀嚼片	详见"维生素及氨基酸类"一节			
	复合维生素 B				
	维生素 E				
	维生素 K_1				
	门冬氨酸钾镁片	详见"电解质及微量元素"一节			
解毒保肝药	还原型谷胱甘肽片（阿拓莫兰）	通过巯基与体内自由基的结合，增强肝脏解毒功能。可以预防、减轻及终止组织细胞的损伤，改变病理生理过程，还具有一定的抗病毒疗效。适用于病毒性、药物性、酒精毒性及其他化学物质引起的肝损害；放化疗的辅助用药	随餐服用。成人常用量为每次口服 400mg（4 片），每日 3 次。疗程 12 周	偶有皮疹等过敏症状，应停药；偶有食欲缺乏、恶心、呕吐、上腹痛等症状	本品不得与维生素 B_{12}、维生素 K_3、抗组胺药、磺胺类药或四环素合用
	葡醛内酯片（肝泰乐）	用于急慢性肝炎的辅助治疗	餐后服，可减少胃肠不适。每次 2～4 片，每日 3 次	偶有面红、轻度胃肠不适，减量或停药后即消失	治疗期间应定期检查肝功能

药物类别	代表性口服药	主要适应证	服药时间、用法用量	不良反应	注意事项
解毒保肝药	硫普罗宁肠溶片（诺宁、新谊等）	具有巯基、解毒、抗组胺、清除自由基、保护肝细胞作用；可预防放化疗所致的外周白细胞减少和二次肿瘤的发生；可改善各类急、慢性肝炎的肝功能，也可用于脂肪肝、酒精肝、药物性肝损伤的治疗及重金属的解毒	餐后口服，每次100～200mg，每日3次，疗程2～3个月	主要包括消化系统反应（如食欲缺乏、恶心、呕吐、腹痛、腹泻等）、粒细胞缺乏症、血小板减少；蛋白尿（10%）、尿液变色；肺炎、肺出血、支气管痉挛等；皮疹、瘙痒、荨麻疹等及肌无力	不应与有氧化作用的药物合用，出现严重不良反如严重消化系统症状、过敏反应、大量蛋白尿等应及时停药。应定期检查肝功能，发现异常也应停服本品
促细胞再生类	多烯磷脂酰胆碱胶囊（易善复）	提供肝细胞生物膜再生所需而人体不能合成的必需磷脂，具有保护和快速修复受损的肝细胞膜作用。适用于中毒性肝损伤，如药物、毒物、化学物质和酒精引起的肝损伤	需随餐服用，用足量液体整粒吞服，不能咀嚼。成人开始每日3次，每次2粒。一段时间后剂量可减至每日3次，每次1粒维持。每日最大服用量不超过6粒	大剂量服用偶尔会出现胃肠功能紊乱，如胃部不适、软便和腹泻	对于慢性肝炎患者，服用本品治疗后如不能明显改善主要症状，应停药进一步诊疗。不可超量服用本品
利胆保肝药	熊去氧胆酸胶囊（优思弗）	具有稳定细胞膜、免疫抑制和保护线粒体的作用，同时有明显的利胆作用，增加胆汁引流。适用于胆固醇性胆结石、原发性胆汁淤积性肝硬化、原发性硬化性胆管炎及胆汁反流性胃炎。禁用于急性胆囊炎和胆管炎；胆道阻塞等	用于治疗胆石症需餐中服；用于治疗胆汁反流性胃炎，需晚上睡前用水吞服。每次250mg，每日1次。每疗程服用10～14天。用于胆囊胆固醇结石或胆汁淤积性肝病，按时用少量水送服，按体重每日剂量为10mg/kg，一般需要6～24个月	稀便、腹泻等胃肠功能紊乱常见	治疗前后定期检查肝功能；不与考来烯胺、氢氧化铝等合用，必要时间隔2小时服用

续表

药物类别	代表性口服药	主要适应证	服药时间、用法用量	不良反应	注意事项
利胆保肝药	丁二磺酸腺苷蛋氨酸肠溶片（思美泰、喜美欣等）	通过补充腺苷蛋氨酸使疏基化合物合成增加，参与体内重要的生化反应。用于治疗肝硬化前和肝硬化所致肝内胆汁郁积、妊娠期肝内胆汁郁积等	两餐之间服用有利于更好地吸收和发挥疗效。口服，且必须整片吞服，不得嚼碎。每天口服 1～2g	服药后可感胃灼热、上腹痛等，偶可引起昼夜节律紊乱，睡前服催眠药可减轻此症状	易发生肝性脑病，对于肝硬化患者及有血氨增高可能的患者，应用本药时需注意监测血氨水平
降酶药物	联苯双酯片/滴丸	减轻因四氯化碳及硫代乙酰胺引起的血清谷丙转氨酶升高，增强肝解毒功能，减轻肝脏的病理损伤，促进肝细胞再生并保护肝细胞。具有降酶迅速、应用方便、价格低特点，适应证为迁延性肝炎的主要症状，如肝区痛、乏力、腹胀等的改善及长期单项谷丙转氨酶异常者。禁用于肝硬化、慢性活动性肝炎等	餐后口服，每次 7.5～15mg，每日 3 次	少数患者服药后肝病加重，偶可引起黄疸、血压升高等	本品可降低他克莫司/环孢素 A 药物浓度，合用时需监测药物浓度。本品停药后易反跳，肌苷可减少本药的降酶反跳现象。若用药过程中病情加重，应及时停药
	双环醇片（百赛诺）	可通过抑制炎症因子表达和抗氧化作用保护肝细胞膜，降低转氨酶，抑制乙肝病毒。适用于治疗慢性肝炎所致的转氨酶升高。慎用于肝硬化失代偿者如胆红素明显升高、低蛋白血症、肝硬化腹水、食道静脉曲张出血、肝性脑病及肝肾综合征患者	一般宜餐前服用，胃肠不好也可餐后口服。成人常用剂量每次 25mg，必要时增加至 50mg，每日 3 次。疗程至少 6 个月或遵医嘱	偶有头晕、头痛、皮疹、腹胀、恶心、睡眠障碍等，一般反应轻微，无须停药或短暂停药	用药期间应密切观察患者临床症状、体征及肝功能变化，停药时应逐渐减量，疗程结束后也应加强随访。服用常规剂量对他克莫司/环孢素 A 药物浓度无影响，但大剂量可提高药物浓度
中药制剂	甘草酸二胺胶囊/肠溶胶囊(甘利欣)、复方甘草酸苷片/胶囊(美能、帅能等)、水飞蓟宾胶囊(水林佳)、五酯胶囊/软胶囊/滴丸（力诺复、禾正等）、护肝片、益肝乐胶囊等，详见"常用中成药"一节。				

附：保肝药物小知识

1. 保肝药合理应用原则

（1）去因原则：保肝药起辅助治疗作用，保肝治标，去因治本（例如病毒性肝炎，主要应抗病毒治疗）；

（2）用药宜简原则：不超过 3 种，同类药物不宜重复使用；

（3）减负原则（即减轻肝脏负担）：避免滥用成分不明的药物；

（4）个体化原则：结合患者年龄、病因、病情、经济等情况合理用药，例如病情严重者先静脉再口服；

（5）维持时间宜长：肝功能正常后逐渐减量或停药，最好维持肝功能正常 3 个月左右。

2. 不同疾病的首选保肝药

（1）病毒性肝炎

①急性病毒性肝炎：一般给予维生素 +1 种保肝药。

②慢性病毒性肝炎：抗病毒治疗为主，保肝为辅；选抗炎保肝药（复方甘草酸苷）+营养药（维生素）+ 中药。

③重症肝炎：首选促肝细胞生长素。

（2）酒精肝

戒酒为主；肝功异常明显者可加还原型谷胱甘肽 / 多烯磷脂酰胆碱。

（3）脂肪肝

低脂肪饮食为主；肝功异常明显者可加多烯磷脂酰胆碱 + 中药。

（4）自身免疫性肝病

本病多有胆汁淤积，首选激素和免疫抑制剂；其次选用抗炎保肝药（甘草酸二铵 / 甘草酸胺）+ 利胆类（熊去氧胆酸）+ 中药。

（5）药物性肝炎

由药物直接损伤肝细胞和过敏反应引起，往往伴有肝内胆汁淤积。重症者需应用糖皮质激素；较轻者选抗炎保肝药（复方甘草酸苷）+ 利胆保肝药（熊去氧胆酸）+ 解毒保肝药（还原型谷胱甘肽）。

（6）先天性疾病

主要是肝豆状核变性，过多沉积于肝组织引起，应用青霉胺 + 硫普罗宁。对于各种先天性黄疸患者，各种药物均不理想。

（7）其他疾病伴发肝损害

例如肝脓肿、全身重症感染等，治疗原发病为主；保肝治疗以解毒保肝药、维生素类为主，辅以中药。

3. 中药五味子

中药五味子含有五味子甲素，其对肝微粒体细胞色素 P450 酶中的 CYP3A4 和 CYP3A5 有明显抑制作用，而这两种酶是他克莫司和环孢素 A 生物转换的主要代谢酶，因此中药五味子及其含五味子甲素提取物的中成药均可不同程度地提高他克莫司和环孢素 A 药物浓度，因此，对于器官移植患者来说，在服用他克莫司或环孢素 A 等抗排斥药物治疗时，应重视合用含有中药五味子及其含有五味子甲素提取物的中成药。一方面要慎用，另一方面在应用过程中要监测药物浓度，甚至可利用其提高药物浓度的作用而减少他克莫司或环孢素 A 的用量。

从中医角度讲，五味子具有收敛固涩，益气生津，补肾宁心之功效。常用于久咳虚喘、梦遗滑精、遗尿尿频、久泻不止、自汗盗汗、津伤口渴、内热消渴、心悸失眠等症。现代药理学研究发现五味子具有抗肝损伤作用，有广泛的中枢抑制作用，并且有安定作用的特点；可加强心肌收缩力，增加血管张力；能增强机体对非特异性刺激的防御能力；对金葡菌、伤寒杆菌、霍乱弧菌等均有抑制作用。西医临床应用五味子一味药（如五酯胶囊 / 片 / 滴丸），或五味子复方制剂（如益肝乐胶囊、护肝片、茵山莲颗粒）等治疗慢性肝炎，使 ALT 显著降低或恢复正常。还用于镇咳、祛痰，如蜜炼川贝枇杷膏；治疗体虚失眠，延缓衰老（如前列回春胶囊、苁蓉益肾颗粒）；清热解毒、消斑化瘀、祛风止痒、祛风宣肺（如复方青黛丸、鼻炎片）等。对于器官移植患者，在服用他克莫司 / 环孢素 A 等时，若合用上述含有五味子的中成药要慎重。

第七节　抗　菌　药

所谓抗菌药，就是对细菌和其他微生物具有抑制和杀灭作用的药物的统称，包括抗生素和人工合成药物如喹诺酮类、磺胺类及甲硝唑类等。而抗生素是指微生物（包括细菌、真菌、放线菌属或其他微生物等）在生长过程中产生的，对病原体或肿瘤细胞具有杀灭或抑制作用的物质。抗生素分为天然和人工半合成抗生素，前者由微生物产生，后者对天然抗生素结构进行改造而获得。理想的抗菌药应具备干扰细菌的重要功能而不影响宿主细胞的特性。常用的有青霉素类、头孢菌素类、氨基糖甙类、新型 β 内酰胺类、喹诺酮类、林可霉素、大环内酯类等。使用抗菌药应严格掌握适应证，要根据抗菌谱、疾病诊断及细菌学检查等条件选择用药。能用窄谱的就不用广谱的，能用低级的就不用高级的，用一种能解决问题的就不用两种，轻度或中度感染一般不联合使用抗菌药。抗生素种类繁多，选择合理的抗生素并规范性用药不仅可以防止细菌产生耐药性，而且可有效控制感染，会产生立竿见影的效果。但不合理使用甚至滥用抗生素会带来更严重的问题，如抗生素耐药问题、抗生素相关性腹泻等。因此，正确规范合理地使用抗菌药物非常重要。在应用抗菌药治疗时要坚持应用抗菌药的基本原则，在诊断为细菌性感染后方有指征应用抗菌药，在未明确病原菌前可先给予抗菌药的经验性治疗，仍要积极寻找病原菌，并根据治疗反应调整用药方案。根据病原菌、感染部位、感染严重程度和患者的生理、病理情况及抗菌药药效学和药动力学证据制定抗菌治疗方案，包括抗菌药的选用品种、剂量、给药次数、给药途径、疗程及联合用药等。

目前常用的口服类抗菌药包括：①青霉素类，如阿莫西林、青霉素 V 钾；②头孢菌素类，如第二代头孢菌素中的头孢呋辛酯、头孢克洛、头孢丙烯等；第三代头孢菌素，如头孢克肟、头孢地尼等；③ β- 内酰胺类或 β- 内酰胺类及其抑制剂，如阿莫西林 - 克拉维酸钾；④碳青霉烯类口服药，如法罗培南钠片；⑤大环内酯类，如克拉霉素、阿奇霉素；⑥林可霉素类，如克林霉素磷酸酯；⑦四环素类，如多西环素、米诺环素；⑧氟喹诺酮类，如左氧氟沙星、莫西沙星；⑨抗结核类，如利福平、利福喷汀、异烟肼、乙胺丁醇、吡嗪酰胺；

⑩磺胺药，如复方磺胺甲噁唑；⑪抗真菌药，如氟康唑、伏立康唑；⑫噁唑烷酮类，如利奈唑胺；⑬磷霉素类，如磷霉素氨丁三醇、磷霉素钙；⑭硝基咪唑类，如甲硝唑、奥硝唑等；⑮呋喃类，如呋喃妥因等。

由于各种药物吸收程度不一，在治疗各种感染时需合理选用。治疗轻、中度感染时，可选用病原菌对该药物敏感、口服吸收好的抗菌药，无须注射给药。但在危重感染、全身性感染患者初始治疗时则宜采用静脉滴注（简称静滴）或静脉注射（简称静注），以确保药效，避免口服或肌内注射（简称肌注）时许多因素对药物吸收的影响，待病情好转能口服时应及早转为口服给药。口服吸收差、生物利用度低的药物如诺氟沙星、磷霉素钙盐等不宜用于治疗全身性感染，但可用于肠道感染或单纯性尿路感染。

一、抗菌药总论

1. 适应证

各种病原微生物所致感染性疾病，包括根据患者的症状、体征、实验室检查或放射、超声等影像学结果，诊断为细菌、真菌感染者方有指征应用抗菌药；由结核分枝杆菌、非结核分枝杆菌、支原体、衣原体等病原微生物所致的感染亦有指征应用抗菌药。口服抗菌药物治疗仅适用于轻、中度感染的大多数患者。

2. 常用口服抗菌药的抗菌谱

依据抗菌药分类，分述常用口服抗菌药的抗菌谱如下。

（1）青霉素类：对大部分革兰阳性菌（特别是链球菌、肠球菌等）、革兰阴性菌及部分厌氧菌都有抗菌作用，且抗菌活性强、毒性反应和不良反应低。常用于上述细菌感染的疾病，包括咽炎、扁桃体炎、中耳炎、猩红热、丹毒等。

（2）第二代头孢菌素：对革兰阳性菌的作用相当于或略逊于第一代头孢菌素；对革兰阴性菌作用明显比第一代头孢菌素强，而逊于第三代头孢菌素。常用于敏感菌所致的呼吸道感染、尿路感染、皮肤软组织感染、骨及关节感染、腹腔及盆腔感染等。

（3）第三代头孢菌素：对革兰阴性肠杆菌科有强大抗菌活性，对革兰阴性菌产生的β-内酰胺酶高度稳定。

（4）β-内酰胺酶抑制剂类：如舒巴坦等，对金葡菌和多数革兰阴性菌产生的β-内酰胺酶有不可逆的抑制作用。

（5）喹诺酮类：主要对革兰阴性菌、阳性菌、支原体、沙眼衣原体及分枝杆菌均有效。目前临床上常用的喹诺酮类为第三代和第四代，第三代如诺氟沙星、氧氟沙星、环丙沙星、左氧氟沙星等主要适用于肠道的革兰阴性菌感染、尿路感染及呼吸道感染；第四代如莫西沙星对革兰阳性球菌、衣原体属、支原体属、军团菌、厌氧菌以及结核分枝杆菌均有强大抗菌活性。

（6）大环内酯类抗生素：主要对革兰阳性菌如金葡菌、表皮葡萄球菌、链球菌等具有强大抗菌活性；对革兰阴性菌如流感杆菌、脑膜炎球菌、淋球菌等敏感，对军团菌和弯曲菌高度敏感。

（7）硝基咪唑类：如甲硝唑等，对革兰阳性和阴性厌氧菌有极强的杀菌活性，对抗厌氧菌作用仅次于亚胺培南，厌氧菌对该品不易产生耐药性。

（8）四环素类：对革兰阳性菌和阴性菌有效，包括：葡萄球菌、链球菌、肺炎球菌、流感杆菌、淋球菌、脑膜炎球菌、大肠杆菌、布氏杆菌、破伤风杆菌和炭疽杆菌，对立克次体、支原体、衣原体等敏感。

（9）林可霉素类：林可霉素和克林霉素等对各种厌氧菌包括消化球菌、消化链球菌、真杆菌、丙酸杆菌等具良好抗菌活性，对人型支原体和沙眼衣原体敏感。

3. 依据病原菌选用抗菌药

（1）对于支原体、衣原体及军团菌感染，一般只有大环内酯类（例如阿奇霉素）和喹诺酮类（如左氧氟沙星）有效。

（2）对于毛霉菌，只有两性霉素 B 和泊沙康唑有效。

（3）对于结核菌，除了抗结核药，一般只有氨基糖苷类（如阿米卡星）和喹诺酮类（如左氧氟沙星）有效。

（4）对于嗜麦芽窄食单胞菌，一般首选复方磺胺甲噁唑。

（5）对于厌氧菌，一般选择青霉素（脆弱拟杆菌除外）、甲硝唑、克林霉素；严重者选择碳青霉烯类（如美罗培南）。

（6）对于耐甲氧西林金葡菌，一般选择万古霉素、利奈唑胺、替考拉宁或替加环素等。

4. 禁忌证

缺乏细菌及病原微生物感染的临床和实验室证据，诊断不能成立者，以及病毒性感染者均无应用抗菌药指征。

5. 抗菌药的服药时间及其理由

大部分抗生素都会有一个相同的不良反应，就是胃肠道反应，抗生素会刺激胃肠道，影响胃黏膜，产生恶心、呕吐的症状，因而大部分口服抗生素最好是在饭后服用。但对不同药物的反应因人而异，在刺激较小而又需要口服治疗时，可以视情况空腹口服。但部分抗菌药空腹服用更好，如喹诺酮类的诺氟沙星（氟哌酸），这类抗菌药是一种浓度依赖性的药物，浓度越高则疗效越好，但是食物会影响氟哌酸的吸收速率，血药浓度大大降低，饭前空腹服用会比餐后高 2～3 倍，因而餐前服用更好。头孢克洛、头孢克肟最好空腹服用，进食会影响药物的吸收，特别是头孢克洛，与食物同用时，血药浓度为空腹用药的 50%～75%。当需要同时服用抗生素与益生菌时（如急性腹泻时），最好在饭前服用抗生素，饭后再服用益生菌，因为若同时服用会导致益生菌失效，分开服用能更好地调理菌群紊乱。

6. 抗菌药的服药方法和服用剂量

为保证药物在体内能发挥最大药效，杀灭感染灶病原菌，应根据药动学和药效学相结合的原则给药。青霉素类、头孢菌素类和其他 β- 内酰胺酶抑制剂类、红霉素、克林霉素等时间依赖性抗菌药应一日多次给药。氟喹诺酮类和氨基糖苷类等浓度依赖性抗菌药可一日给药 1 次。接受注射用药的感染患者经初始注射治疗病情好转并能口服时，应及早转为口服给药。

7. 抗菌药的注意事项

（1）不同抗菌药均有其特殊注意事项：①对于青霉素类和头孢菌素类的应用，必须详细询问患者相关过敏史，并先做皮肤过敏试验，对相关药物过敏者禁用，一旦发生过敏性休克，必须就地抢救，进行抗休克治疗；②头孢菌素类可引起戒酒硫样反应或称双硫仑样反应，因此服用头孢菌素类期间应戒酒；③喹诺酮类，18 岁以下未成年人避免使用，制酸剂和含钙、铝、镁等金属离子的药物可减少本类药物吸收，应避免同服，不宜用于有癫痫或其他中枢神经系统基础疾病的患者；④由于红霉素在酸性条件下不易吸收，且在胃肠道中容易被破坏，因此应避免与维生素 C、阿司匹林等酸性药物合用，而与碱性食物或药物同服时，需警惕因排出减慢，药效增强而导致不良反应增强；⑤硝基咪唑类如甲硝唑、替硝唑，及硝基呋喃类如呋喃唑酮等在用药期间应戒酒，且停药 4～5 天也不应饮酒，因可能发生"双硫仑样反应"，严重的会导致死亡。

（2）某些皮肤表层及口腔、阴道等黏膜表面的感染可采用抗菌药局部应用或外用，而青霉素类、头孢菌素类等较易产生过敏反应的药物不可局部应用。

（3）许多抗菌药在人体内主要经肾脏排出，某些抗菌药具有肾毒性，肾功能减退的感染患者应尽量避免使用肾毒性抗菌药，确有应用指征时，可按照肾功能减退程度调整给药方案，并严密监测肾功能情况。

（4）药物若主要经肝脏代谢清除，当肝功能减退时应避免使用或谨慎减量给药，如红霉素、克林霉素等，治疗过程中严密监测肝功能。

（5）老年患者在无用药禁忌证情况下可首选毒性低并且具有杀菌作用的抗菌药如青霉素类、头孢菌素类、β- 内酰胺类等。

8. 抗菌药的不良反应及其防治措施

每一类抗菌药都有其常见的不良反应，在应用时要时刻警惕其药物不良反应，根据轻重程度采取相应的措施，并以预防为主。如喹诺酮类可能导致结晶尿、血尿和管型尿，严重者可导致急性肾衰竭。故患者在服药期间应注意饮水，稀释尿液。其中左氧氟沙星几乎全部以原形经肾脏排泄，因高龄患者大多肾功能低下，可能会出现持续高血药浓度，故老年人在使用时应注意适当调整剂量。老年患者在应用喹诺酮类药进行抗感染治疗时，应通过评估患者的肾功能情况来调整药物剂量。莫西沙星经肝脏代谢，大剂量或长期应用本类药物易致肝损害，使用过程中应注意检测肝功能；此外，在接受本品治疗时应注意避免过度阳光曝晒和人工紫外线，因为本类药物可能引起皮肤光敏反应，即暴露在阳光下会出现荨麻疹、水肿、水疱或红斑，严重者可引起皮肤脱落、糜烂。

9. 抗菌药的药物相互作用

部分药物可通过抑制或者诱导肝药酶的功能，影响药物在体内的代谢过程，如大环内酯类抗生素、抗真菌药多是肝药酶的抑制剂，与其联用的其他抗生素在体内的代谢减慢，可导致药效增强，也可使不良反应增多；苯妥英钠、苯巴比妥、西咪替丁等则是肝药酶诱导剂，与其联用的抗生素代谢增快，在体内停留的时间减少，药效会有不同程度的降低，具体详见药品使用说明书。

10. 抗菌药的疗效判断、疗程及停药时机

疗效判断：以临床症状改善、炎症指标及辅助检查好转或恢复正常为判断标准。疗程：抗菌药疗程因感染不同而异，一般宜用至体温正常、症状消退后 3～4 天，病情较重者有时候需要 1～2 周甚至更长，有局部病灶者需用药至感染灶得到控制或完全消散。但血流感染、感染性心内膜炎、化脓性脑膜炎、骨髓炎、B 组链球菌咽炎和扁桃体炎、侵袭性真菌病、结核病等需较长的疗程方能彻底治愈，并减少或防止复发。停药时机：出现严重不良反应、临床治愈、或达到一定的疗程即可停药。对于一般性感染，在应用抗感染治疗 2～3 天后，病情仍无改善或恶化，应调换抗感染药。

11. 抗菌药的药物作用机制

（1）青霉素类为繁殖期杀菌剂，其主要作用机制为阻碍细菌细胞壁的合成，激活细菌自溶酶。

（2）头孢菌素类也为繁殖期杀菌剂，其主要作用机制为阻碍细菌细胞壁的合成，激活细菌自溶酶。

（3）喹诺酮类的作用机制主要是通过抑制 DNA 拓扑异构酶而抑制 DNA 的合成，从而发挥抑菌和杀菌作用。

（4）磺胺类药作为慢性抑菌药，其作用机制主要是影响细菌叶酸的合成。

（5）大环内酯类为速效抑菌药，其作用机制主要是阻碍细菌蛋白质的合成。

器官移植术后常用抗菌药汇总见表 2-17。

表 2-17　器官移植术后常用抗菌药汇总

药物类别	代表性口服药	主要适应证	服药时间、用法用量、疗程及停药时机	不良反应	注意事项
青霉素类及 β-内酰胺酶抑制剂	阿莫西林胶囊（阿莫仙）	对 G⁺ 球菌及部分肠杆菌科 G⁻ 有抗菌活性。适用于急性细菌性咽炎及扁桃体炎、口腔感染、急性细菌性鼻窦炎及中耳炎、急性泌尿生殖道感染、皮肤软组织感染、急性支气管炎、肺炎等敏感性细菌感染性疾病及幽门螺杆菌感染的联合治疗。对绿脓杆菌无效	食物不影响本品吸收，可空腹或餐后服用，也可与牛奶同服。对于根除幽门螺杆菌可饭后 30 分钟服用，是为了减少双重胃肠道反应。成人一次 0.5g，每 6～8 小时 1 次，一日剂量不超过 4g。老年人及肾功能受损者需要适当减量。根除胃幽门螺杆菌感染需加大剂量，1000mg，每日 2 次，疗程 14 天。其他疗程：急性细菌性咽炎及扁桃体炎 10 天；急性细菌性中耳炎及鼻窦炎 7～10 天；口腔感染 3～7 天；急性化脓性骨髓炎 4～6 周；急性关节炎 2～4 周。若出现严重的消化系统不良反应如腹泻、呕吐等必须立即停药。若治疗 2～3 天临床症状无改善甚或加重，要及时更换其他更强效抗生素	主要有恶心、呕吐、腹泻等胃肠道反应和皮疹、药物热等过敏反应，少见过敏性休克、贫血等	用前必须做青霉素皮试，过敏者禁用。降尿酸药别嘌醇可增加本品发生皮肤不良反应的危险性，联合应用要谨慎。疗程较长应检查肝、肾功能和血常规。与活性菌如整肠生等要间隔 2～3 小时服用
	阿莫西林/克拉维酸钾	适应证同上，其抗菌活性增强、抗菌消炎效果更好	可空腹、餐中、餐后服。空腹服用可提前达到血药峰浓度，餐中及餐后服可减少胃肠道反应	同上	同上

药物类别	代表性口服药	主要适应证	服药时间、用法用量、疗程及停药时机	不良反应	注意事项
青霉素类及β-内酰胺酶抑制剂	青霉素V钾	适用于青霉素敏感菌引起的轻中度感染，包括链球菌所致的扁桃体炎、咽喉炎、猩红热、丹毒等，肺炎球菌所致的支气管炎、肺炎、中耳炎、鼻窦炎，以及敏感葡萄球菌所致的皮肤软组织感染等。禁用于青霉素皮试阳性及传染性单核细胞增多症患者	空腹服用有利于药物吸收。成人一次1～2粒，每6～8小时1次。链球菌感染疗程10日；肺炎球菌感染疗程至退热后至少2日	①常见恶心、呕吐、上腹部不适、腹泻等胃肠道反应及黑毛舌。②过敏反应。③二重感染	开始服用本品前必须进行青霉素皮试；慎用于对头孢菌素过敏者；肾功能减退者应适当调整剂量；避免与别嘌醇合用；不宜与四环素、磺胺类等抗菌药合用
头孢菌素类	头孢呋辛酯（第二代头孢）	对G⁺球菌，特别是对葡萄球菌和G⁻杆菌产生的β内酰胺酶显得相当稳定。适用于溶血性链球菌、金葡菌及流感嗜血杆菌、大肠埃希菌、肺炎克雷伯菌等敏感菌所致的成人急性咽炎或扁桃体炎、急性支气管炎、生殖泌尿道感染、皮肤及软组织感染等。禁用于青霉素及头孢菌素过敏者，或服用本品出现过皮疹、瘙痒或脸部、嘴唇、舌肿大及呼吸困难等过敏症状者	餐后服用，可增加吸收并减少胃肠道反应。建议每日每次在相同时间服药，可达到更好的治疗效果。应吞服，不可嚼碎。成人一般每次0.25g，每天2次。单纯性淋球菌尿道炎单剂疗法剂量为1g	①过敏反应：皮疹、药物热及过敏性休克等。②胃肠道反应（恶心、腹痛）及菌群失调（腹泻）、二重感染（继发性真菌感染）等。③肾脏受损、凝血功能障碍及与乙醇联用会产生"双硫仑样反应"	用药期间应戒酒，且停药后4～5天也不应饮酒，因可能发生"双硫仑样反应"，严重的会导致死亡。肝肾功能减退者慎用；与抗酸药合用可减少本品的吸收；与肾毒性药物合用有增加肾毒性的可能；不要超剂量、超疗程用药，也不可症状改善后过早停药

续表

药物类别	代表性口服药	主要适应证	服药时间、用法用量、疗程及停药时机	不良反应	注意事项
头孢菌素类	头孢克洛（第二代头孢）	适用于肺炎球菌、A组溶血性链球菌、葡萄球菌、大肠杆菌等所致的呼吸道、泌尿道、皮肤软组织感染等	应空腹服用本品，利于吸收。成人常用量每次0.25g，每日3次，严重者可加倍。肾功能中重度减退者剂量可减至正常剂量的二分之一或四分之一	可引起肾损害，也可有胃肠道反应及过敏反应等	对用药期间应戒酒，且停药后4～5天也不应饮酒，因可能发生"双硫仑样反应"，严重的会导致死亡。青霉素及头孢菌素过敏者慎用；肝肾功能减退者慎用；胃肠道疾病者慎用；不宜长时间服用
	头孢地尼胶囊/分散片（第三代头孢）	对革兰阳性菌和革兰阴性菌的抗菌谱广。对青霉素或头孢菌素过敏者慎用	分散片可用水分散后口服或直接吞服。空腹服用利于吸收。成人一般剂量为每次0.1g，每日3次。本品主要经肾脏排泄，肾功能减低者适当减量	主要不良反应为消化道症状、过敏反应、可能发生肝肾功能受损等	用药期间应戒酒，且停药后4～5天也不应饮酒，因可能发生"双硫仑样反应"，严重的会导致死亡。避免与铁剂合用，必要时在服用本品3小时后服用铁剂；青霉素过敏及过敏体质者慎用
	头孢克肟片/分散片/颗粒/胶囊（第三代头孢）	本品适用于敏感菌所致的咽炎、扁桃体炎、急性支气管炎、慢性支气管炎急性发作、中耳炎、尿路感染、单纯性淋病（宫颈炎、尿道炎）等	空腹服用有利于药物吸收，每次0.1g，每日2次；此外，可以根据年龄、体重、症状进行适当增减，对重症患者，可每次0.2g，每日2次	最常见者为胃肠道反应，如腹泻、腹痛、恶心等，偶可出现皮疹、药物热、肝肾功能一过性升高	用药期间应戒酒，且停药4～5天也不应饮酒，因可能发生"双硫仑样反应"，严重的会导致死亡。禁用于头孢菌素过敏；肾功能不全应适当减量

续表

药物类别	代表性口服药	主要适应证	服药时间、用法用量、疗程及停药时机	不良反应	注意事项
喹诺酮类	诺氟沙星胶囊	对 G⁻杆菌作用强大，对 G⁺球菌也有良好作用，对厌氧菌及非典型菌无效。适用于敏感菌所致的尿路感染、淋病、前列腺炎、肠道感染和伤寒及其他沙门菌感染	宜空腹服用，并同时饮水 250mL，避免结晶尿的发生。一般每次 0.3～0.4g，每日 2 次。对于急性单纯尿路感染疗程 3 天，一般性尿路感染疗程 7～10 天，复杂尿路感染疗程 10～21 天，肠道感染疗程 5～7 天，急性及慢性前列腺炎疗程 28 天。可根据病情适当增减治疗天数	胃肠道反应、中枢神经系统反应、一般性过敏反应、光敏性皮炎及血糖异常等	18 岁以下患者禁用。本品大剂量应用或尿 pH 值在 7 以上时可发生结晶尿。为避免结晶尿的发生，宜多饮水，保持 24 小时排尿量在 1200mL 以上，碱化尿液（如碳酸氢钠）会降低诺氟沙星的溶解度，导致结晶尿和肾毒性，因此应避免碱化尿液。肾功能减退者，需根据肾功能调整给药剂量。可发生中、重度光敏反应。应用本品时应避免过度暴露于阳光，如发生光敏反应需停药
	左氧氟沙星片、盐酸左氧氟沙星片/胶囊	抗 G⁺细菌及非典型菌作用强于环丙沙星，但对 G⁻细菌及绿脓杆菌不及环丙沙星。主要用于泌尿生殖系统感染、呼吸道感染、胃肠道感染、骨和关节感染、皮肤软组织感染、败血症等全身感染。还可作为耐药结核分枝杆菌和其他分枝杆菌感染的二线联合用药	饭前服用，服药后及时进餐。成人常用量：支气管及肺部感染，每次 0.2g，每日 2 次，或每日 0.5g，一次性顿服，疗程 7～14 天。尿路感染：每次 0.1～0.2g，每日 2 次，一般疗程 5～7 天，复杂性感染 10～14 天。细菌性前列腺炎疗程 4～6 周。肾功能不全者应减量或延长给药间期	轻度的可表现为恶心、呕吐、头晕、头痛等；严重的可出现肌腱炎、肌腱断裂、重症肌无力、肝毒性、中枢神经系统效应等。对于器官移植及老年患者可导致肌腱炎、肌腱断裂的风险增加，需慎用。联用降血糖药可出现血糖紊乱	为避免结晶尿的发生，宜多饮水，保持 24 小时尿在 1200mL 以上。肝肾功能减退者需适当调整给药剂量，避免过度暴露于阳光。抗酸药或含铁/铝/锌的口服制剂可影响本品的吸收，合用需间隔 2 小时以上。出现严重不良反应需立即停用，并积极对症治疗

续表

药物类别	代表性口服药	主要适应证	服药时间、用法用量、疗程及停药时机	不良反应	注意事项
喹诺酮类	盐酸莫西沙星片（拜复乐）	对G⁺细菌、支原体、衣原体、军团菌及厌氧菌作用增强，抗G⁻细菌作用与诺氟沙星相当，对绿脓杆菌无效。主要用于呼吸道感染，特别是社区获得性肺炎，以及皮肤和软组织感染。禁用于肝功能不良、18岁以下及孕产哺乳期妇女患者	服药时间不受饮食影响，但为减少胃部刺激建议饭后15分钟服用，每天固定时间服用。每次400mg，每日1次。疗程：慢性支气管炎急性发作3～5天，社区获得性肺炎7～14天；皮肤和软组织感染3～7天，最多14天。肾功能受损的患者无须调整剂量	可出现食欲缺乏、恶心、呕吐、腹泻等消化道刺激症状，还可出现肝功能损害、心律失常、嗜睡、头晕、头痛、皮肤过敏反应等	可诱发癫痫发作，可出现心律失常，用药期间避免紫外线及日光过度暴露
大环内酯类抗生素	阿奇霉素片/分散片/肠溶胶囊	对金葡菌、链球菌等G⁺和流感嗜血杆菌、军团菌等G⁻、部分厌氧菌和肺炎支原体、衣原体等敏感。主要用于治疗呼吸道感染、皮肤软组织感染及支原体衣原体淋球菌引起的感染。禁用于有肝功能损害病史者	本品宜餐前1小时或餐后2小时用水吞服或冲服。理由是食物会影响生物利用度，饱食后药物吸收可降低50%。成人一般每日口服给药1次，每次0.5g，使用3天停4天或第一天0.5g，后3天0.25g，停3天。肾功能减退时无须减少用量	可出现腹痛、腹泻、恶心、呕吐等胃肠道反应	本品主要经肝脏清除，对于肝功能受损及严重肾功能不全者慎用。可不同程度地增加环孢素A/他克莫司药物浓度，必须同时使用时，需减少环孢素A/他克莫司药物剂量，监测环孢素A药物浓度并适当调整剂量
	克拉霉素片/分散片/缓释片/胶囊	对革兰阳性菌如金葡菌、链球菌、肺炎球菌等有抑制作用，对部分革兰阴性菌也有作用。适用于呼吸道感染、皮肤及软组织感染、幽门螺杆菌感染等。慎用于肝功能减退及中重度肾功能损害者	服药不受饮食的影响，饭后服用可减少胃肠刺激。成人一般每日2次，每次250mg，严重感染时，每次500mg，每日2次。疗程5～14天。肾损害时血肌酐清除率小于30mL/min时，剂量减半，即每日1次，每次250mg。清除幽门螺旋杆菌感染一般500mg，每日2次，1个疗程为10～14天	常见有胃肠不适如恶心、消化不良、腹痛、呕吐、腹泻等，还可有头痛、味觉异常和肝转氨酶升高等	本品会不同程度地升高他克莫司/环孢素A药物浓度，合用时需慎重，并需要监测药物浓度。禁止与西沙比利和特非那定等药物合用；对大环内酯类抗生素过敏者禁用

药物类别	代表性口服药	主要适应证	服药时间、用法用量、疗程及停药时机	不良反应	注意事项
四环素类药	盐酸多西环素片/分散片/胶囊/肠溶胶囊	临床常用于支原体、衣原体、梅毒、淋病等感染，也用于中重度痤疮患者	进食对本品吸收的影响小，饭后服用可减少胃肠道反应，每天固定时间服用。成人一般0.1g，每日2次。疗程：淋球菌7日；支原体及衣原体感染至少7日；梅毒至少10日。肾功能减退时时无须减少用量	可引起恶心、呕吐、腹痛、腹泻等胃肠道反应；偶可出现过敏反应、骨髓抑制、二重感染等	长期用药应定期检查血常规、肝功能。一旦发生二重感染，应立即停药
	盐酸米诺环素胶囊（美满、玫满等）	本品为半合成四环素类广谱抗生素，具高效和长效性，在四环素类抗生素中，本品的抗菌作用最强，适用于因葡萄球菌、链球菌、肺炎球菌、淋病奈瑟菌、痢疾杆菌、大肠埃希菌、克雷伯菌、变形杆菌、绿脓杆菌、梅毒螺旋体及衣原体等对本品敏感的病原体引起的下列感染，包括泌尿生殖系、浅表性及深部化脓性感染、急慢性呼吸系统感染、梅毒、消化道感染等，还可作为多重耐药鲍曼不动杆菌感染的联合用药	食物对本品的吸收无明显影响，固定时间点服用。成人首次剂量为0.2g，之后每12或24小时再服用0.1g，或遵医嘱。寻常性痤疮每次50mg，每日2次，6周为1疗程。服用时应多饮水，尤其临睡前服用时	本品耐受性好，不良反应较少	慎用于肝肾功能不全、食道疾病。用药期间应避免日晒，并定期检查肝肾功能。避免与抗酸药及含铝、钙、镁、铁离子的药物同时服用；避免与加重肝肾损害的药物合用。本品脂溶性高，易渗透入前列腺、甲状腺、肺及脑等。在胆汁和尿中的浓度比血药浓度高10～30倍

续表

药物类别	代表性口服药	主要适应证	服药时间、用法用量、疗程及停药时机	不良反应	注意事项
磺胺类药	复方磺胺甲噁唑片（新诺明）	对 G⁺ 菌和 G⁻ 菌均具抗菌作用，但细菌耐药现象普遍。主要用于大肠埃希杆菌、克雷伯菌属等敏感菌所致的尿路感染。器官移植主要用于预防和治疗卡氏肺孢子菌肺炎。禁用于磺胺过敏、巨幼性贫血、重度肝肾功能损害者等。肝肾功能减退者要权衡利弊，慎用	空腹或餐后服用均可，餐后服用可减少胃肠反应，空腹服用有利于吸收。治疗细菌性感染成人常用量是 2 片，12 小时 1 次。预防卡氏肺孢子菌肺炎，成人一般每天 1～2 片，每日 1 次或每周 3 次；治疗每次 2 片，每日 2～4 次。疗程：慢性支气管炎急性发作至少 10～14 日；治疗尿路感染 7～10 日；细菌性痢疾为 5～7 日；儿童急性中耳炎为 10 日；卡氏肺孢子菌肺炎 14～21 日	过敏反应（药疹、水疱、关节痛等）、肾损害（结晶尿、血尿等）、血液系统损害（粒细胞减少及贫血等）、肝损害等	服用本品期间应多饮水，保持高尿流量，如应用本品疗程长、剂量大时，除多饮水外，宜同服碳酸氢钠，以防止此不良反应。失水、休克和老年患者应用本品易致肾损害，应慎用或避免应用本品。肾功能减退患者不宜应用本品。定期监测肝肾功能、血常规、尿常规
林可霉素类	克林霉素磷酸酯片	主要对 G⁺ 球菌及厌氧菌有很强的抗菌活性。主要用于呼吸系统感染、五官及皮肤软组织感染、泌尿生殖系统感染	食物不影响药物吸收量，空腹、餐中、餐后服均可，餐后服用可减少胃肠道反应，每次 0.15～0.3g，每日 3～4 次。用于治疗溶血性链球菌感染时的疗程至少为 10 日	常见胃肠道反应，如恶心、呕吐、稀便、腹泻、腹痛等，通常不影响治疗。少数患者可出现黄疸和肝功能异常，偶见皮疹、皮肤瘙痒、剥脱性皮炎等过敏反应	肝肾功能减退时应慎用
碳青霉烯类	法罗培南钠片	为超广谱抗生素，对多种革兰阳性及阴性菌、需氧及厌氧菌、产 β 内酰胺酶菌等均具有广泛抗菌谱	本品口服吸收效果好，抗菌作用不受食物的影响，因此空腹或饭后服用均可。应由医生根据感染类型、严重程度及患者的具体情况适当增减本药	主要不良反应有腹泻、腹痛、稀便、皮疹、恶心等	本品不能随意用药，需听从有经验的医生指导。对青霉素类、头孢菌素类或碳青霉烯类曾有过敏史的患者慎用本品；本药不良

续表

药物类别	代表性口服药	主要适应证	服药时间、用法用量、疗程及停药时机	不良反应	注意事项
碳青霉烯类	法罗培南钠片		剂量。浅表性感染，成人患者通常每次150～200mg，每日3次；深部或严重感染每次200～300mg，每日3次		反应发生率最高的是腹泻和稀便。出现腹泻和稀便时应立即采取中止用药等适当处置措施。尤其是对老年患者，服用本品可能存在的严重不良反应，如休克、急性肾衰竭、严重结肠炎、间质性肺炎、肝功能不全、粒细胞缺乏症等
硝基咪唑类	甲硝唑片	常用于各种厌氧菌感染，也用于根除幽门螺杆菌感染，特殊感染包括阿米巴病、滴虫病等。禁用于活动性中枢神经系统疾病和血液病患者	餐后服可减轻胃肠道不良反应。用于厌氧菌感染一般0.2～0.4g，每日3次，7～10日为1疗程	不良反应以消化道反应最为常见，包括恶心、呕吐、食欲缺乏、腹部绞痛，一般不影响治疗；神经系统症状有头痛、眩晕，偶有感觉异常、肢体麻木、共济失调、多发性神经炎等，大剂量可致抽搐	尿液可呈深红色；肝肾疾病患者应适当减少剂量或延长间隔时间；用药期间应戒酒，且停药4～5天也不应饮酒，因可能发生"双硫仑样反应"，严重的会导致死亡
抗真菌药	氟康唑胶囊/片/分散片（大扶康）	适用于多种真菌感染，包括隐球菌性脑膜炎、念珠菌病（肺部、口咽食道、皮肤、尿路、阴道等）及球孢子菌病等	吸收不受进食影响，每天固定时间服用即可。饭后服用可减少胃肠道不良反应。首次剂量加倍，应根据真菌感染的性质和严重程度确定用药剂量。对于需要多剂量治疗的感染应持续用药，直到临床参数或实验室检查表明活动性真菌感染已消退。疗程不足可能导致活动性感染的复发	常见不良反应包括头痛、腹痛、腹泻、恶心、呕吐、丙氨酸氨基转移酶升高、天门冬氨酸氨基转移酶升高、血碱性磷酸酶升高和皮疹	本品不能随意用药，需听从有经验的医生指导。慎用于肾功能不全者；对他克莫司/环孢素A药物浓度有明显提高作用，需慎用，并适时调整用药剂量

药物类别	代表性口服药	主要适应证	服药时间、用法用量、疗程及停药时机	不良反应	注意事项
抗真菌药	伏立康唑片（威凡）	本品为三唑类广谱抗真菌药，其适应证为：治疗侵袭性曲霉病；对氟康唑耐药的念珠菌引起的严重侵袭性感染（包括克柔念珠菌）；由足放线病菌属和镰刀菌属引起的严重感染	空腹服用有利于药物吸收。最好饭前1小时、饭后2小时服用。用量一般先给予负荷剂量（第1个24小时）——患者体重≥40kg：每12小时给药1次，每次400mg（适用于第1个24小时）；患者体重<40kg：每12小时给药1次，每次200mg（适用于第1个24小时）。然后给予维持剂量（开始用药24小时以后）：患者体重≥40kg，每日给药2次，每次200mg；患者体重<40kg，每日给药2次，每次100mg	常见的不良事件为视觉障碍、发热、皮疹、恶心、呕吐、腹泻、头痛、败血症、周围性水肿、腹痛以及呼吸功能紊乱。与治疗有关的、导致停药的最常见不良事件包括肝功能异常、皮疹和视觉障碍	本品不能随意用药，需听从有经验的医生指导。如果连续治疗超过28天，需监测视觉功能，包括视敏度、视力范围以及色觉。监测应包括肝功能的实验室检查（特别是肝功能试验和胆红素）。如果临床症状体征与肝病发展相一致，应考虑停药。本品可显著提高他克莫司/环孢素A/西罗莫司等药物浓度，合用时需调整药物剂量
	泊沙康唑口服混悬液/肠溶片	主要用于预防侵袭性曲霉菌和念珠菌感染。对于隐球菌、毛霉菌、球孢子菌、镰刀菌等真菌也有效。与其他三唑类药物相比其抗菌谱更广、抗菌活性较强、耐受性好	泊沙康唑混悬液必须在进餐期间或饭后立即（20分钟内）服用，理由是与食物同服易于吸收。而泊沙康唑肠溶片受食物影响较小。具体服用剂量因患者情况而定	恶心、腹泻、呕吐、肝酶升高、心律失常和Q-T间期延长、过敏反应等	本品可显著提高环孢素/他克莫司/西罗莫司等药物浓度，治疗期间和停止治疗后应频繁监测药物浓度，适时调整用药剂量。也会增加阿托伐他汀、洛伐他汀和辛伐他汀的血药浓度，从而导致横纹肌溶解的发生率增加。也会增加苯二氮䓬类药物（如咪达唑仑、阿普唑仑等）药物浓度，引起不良反应

续表

药物类别	代表性口服药	主要适应证	服药时间、用法用量、疗程及停药时机	不良反应	注意事项
抗真菌药	伊曲康唑胶囊（斯皮仁诺）	本品为三唑类广谱抗真菌药，其适应证为曲霉病及念珠菌病、隐球菌病等。慎用于肝肾功能异常者。口服制剂主要用于甲癣或口咽部和食管念珠菌病的治疗。不宜用于尿路和中枢神经系统感染	为达到最佳吸收，本品应餐后立即给药，胶囊必须整个吞服。具体用药及疗程应根据真菌感染的性质和严重程度确定	常见胃肠道不适，如厌食、恶心、腹痛和便秘。较少见的不良反应包括头痛、可逆性氨基转移酶升高、月经紊乱、头晕和过敏反应（如瘙痒、红斑、风团和血管性水肿）	本品不能随意用药，需听从有经验的医生指导。需定期检查肝功能；与抗酸药合用，应在服用本品至少2小时后再服用。本品可显著提高他克莫司/环孢素A/西罗莫司等药物浓度，合用时需调整药物剂量
噁唑烷酮类	利奈唑胺片（斯沃、恒捷等）	可抑制细菌蛋白质合成。适用于治疗 G^+ 球菌感染，对金葡菌（包括 MRSA）、凝固酶阴性葡萄球菌（包括 MRCNS）、肠球菌属（包括 VRE）、各类链球菌（包括青霉素耐药株）均有良好抗菌作用。临床主要用于 MRSA 属、肠球菌属等多重耐药 G^+ 菌感染。不适用于治疗革兰阴性菌感染	可与食物共用或分开服用。成人一般每次600mg，12小时1次。疗程：依据感染程度及感染菌情况，一般为 10～14 天，严重的需要 14～28 天	可有腹泻、头痛、恶心、骨髓抑制（包括贫血、白细胞减少、各类血细胞减少和血小板减少）、周围神经病和视神经病等	本品被列入抗菌药特殊管理级别，不能随意用药，需听从有经验的医生指导。用药期间需每周化验血常规

续表

药物类别	代表性口服药	主要适应证	服药时间、用法用量、疗程及停药时机	不良反应	注意事项
抗结核药	利福平	本品是结核病、非结核分枝杆菌感染、麻风等联合化疗的主要药物。禁用于肝功能严重不全、胆道阻塞者。但不能单独用药，单独用药可迅速产生耐药性，必须与其他抗结核药联合应用	应于餐前1小时或餐后2小时服用，清晨空腹一次服用吸收最好，因进食影响本品吸收。抗结核治疗：成人，口服，每日0.45～0.60g（3～4粒），不超过1.2g；老年患者，口服，按每日10mg/kg，空腹顿服。肾功能不全时一般不需调整给药剂量	消化道反应：可出现厌食、恶心、呕吐，上腹部不适、腹泻等胃肠道反应，但基本能耐受。肝毒性：少数患者可出现血清氨基转移酶升高、肝大和黄疸，大多数为无症状的血清氨基转移酶一过性升高，在疗程中可自行恢复。变态反应：大剂量间歇疗法后偶可见出现"流感样症候群"，表现为畏寒、寒战、发热、不适、呼吸困难、头晕、嗜睡及肌肉疼痛等，发生频率与剂量大小及间歇时间有明显关系；还可能引起白细胞和血小板减少，并导致齿龈出血和感染	与他克莫司或环孢素A合用可降低其血药浓度，合用时需加量他克莫司及环孢素A，并监测药物浓度。患者服用本品后，大小便、唾液、痰液、泪液等可呈橘红色，有发生间质性肾炎的可能。慎用于酒精中毒、肝功能受损者。需定期检查血常规、肝肾功能

药物类别	代表性口服药	主要适应证	服药时间、用法用量、疗程及停药时机	不良反应	注意事项
抗结核药	利福喷汀	可替代利福平作为抗结核联合用药之一。适用于与其他抗结核药联合用于各种结核病的初治与复治，但不宜用于结核性脑膜炎的治疗。亦可用于非结核分枝杆菌感染的治疗	空腹时（餐前1小时）用水送服。抗结核治疗，成人每次0.6g（4粒）（体重<55kg者应酌减），每日1次服完，每周服药1～2次。需与其他抗结核药联合应用，初始肺结核患者其疗程一般为6～9个月	本品不良反应比利福平轻微，少数病例可出现白细胞、血小板减少，谷丙转氨酶升高，皮疹、头晕、失眠等，但胃肠道反应较少。应用本品未发现流感症候群和免疫性血小板降低，也未发现过敏性休克样反应。如果出现这类不良反应须及时停药	基本同利福平。与利福平有交叉过敏性
	异烟肼片	①本品与其他抗结核药联合，适用于各型结核病的治疗，包括结核性脑膜炎以及非结核分枝杆菌感染 ②单用适用于各型结核病的预防。禁用于肝功能不正常者，精神病患者和癫痫患者。慎用于严重肾功能受损者	早晨空腹顿服，即饭前1小时或饭后2小时用温开水送服。每日在相同时间服药，可达到更好的治疗效果。预防：成人1日0.3g。治疗剂量：成人与其他抗结核药合用，按体重每日口服5mg/kg，最高0.3g；或每日15mg/kg，最高900mg，每周2～3次。若与抗酸药尤其是氢氧化铝合用可抑制该品的吸收，应在口服抗酸药前至少1小时服用异烟肼。与肾上腺皮质激素（尤其是泼尼松龙）合用时，可导致本品的血药浓度减低而影响疗效，应适当增加剂量	有轻度胃肠道反应，如食欲缺乏、恶心、呕吐、腹痛及便秘等。有周围神经炎表现如步态不稳或麻木针刺感、烧灼感或手指疼痛；肝损害，肝功能异常。少数可有视物模糊或视物减退，合并或不合并眼痛（视神经炎）；发热、皮疹、血细胞减少及男性乳房发育等。本品偶可因神经毒性引起抽搐	本品可降低他克莫司或环孢素A药物浓度，合用时需慎重，必要时需增加药量。与吡嗪酰胺及烟酸有交叉过敏反应；治疗中出现视神经炎症状，应立即进行眼部检查，并定期复查。出现异烟肼中毒可用大剂量维生素B_6对抗，服用本品时可加服维生素B_6，因其可增加维生素B_6经肾脏排出量。应定期检测肝肾功能

续表

药物类别	代表性口服药	主要适应证	服药时间、用法用量、疗程及停药时机	不良反应	注意事项
抗结核药	吡嗪酰胺片	本品仅对分枝杆菌有效，与其他抗结核药（如链霉素、异烟肼、利福平及乙胺丁醇）联合用于治疗结核病。慎用于糖尿病、痛风或严重肝功能减退者。本药通常在强化期应用（一般为2个月），是短程化疗的联合用药之一	饮食不影响药效，用温开水送服，建议每次在相同时间服药。成人常用量，与其他抗结核药联合，每日15～30mg/kg顿服，或50～70mg/kg，每周2～3次；每日最高服用2g（8片），每周3次者最高每次3g（12片）。每周服2次者最高每次4g（16片）	发生率较高者：关节痛（由于高尿酸血症引起，常轻度、有自限性）；发生率较少者：食欲减退、发热、乏力或软弱、眼或皮肤黄染（肝毒性）、畏寒	本品与环孢素A同用时可降低环孢素A药物浓度，因此需监测血药浓度，据此调整剂量。应用本品疗程中血尿酸常增高，可引起急性痛风发作，须进行血清尿酸测定，并给予对症治疗。避免饮酒，以免增加肝毒性及影响疗效
	盐酸乙胺丁醇片	适用于与其他抗结核药联合治疗结核杆菌所致的肺结核。亦可用于结核性脑膜炎及非结核分枝杆菌感染的治疗。慎用：痛风，视神经炎，肾功能减退	如发生胃肠道刺激，乙胺丁醇可与食物同服。建议用温开水送服，每次在相同时间服药。每日剂量宜一次顿服或每周2～3次。①成人常用量与其他抗结核药合用，结核初治，按体重15mg/kg，每日1次顿服；或每次口服25～30mg/kg，最高2.5g，每周3次；或50mg/kg，最高2.5g，每周2次。结核复治，按体重25mg/kg，每日1次顿服，连续60天，继以按体重15mg/kg，每日1次顿服。非典型分枝杆菌感染，每日15～25mg/kg，1次顿服	发生率较多者为视物模糊，眼痛，红绿色盲或视力减退，视野缩小。极少数可出现皮疹、发热、关节痛、瘙痒等过敏反应；或麻木，针刺感，烧灼感或手足软弱无力（周围神经炎）。可使血清尿酸浓度增高，引发痛风发作可能	治疗期间应检查：眼部，视野，视力，红绿鉴别力等。单用时细菌可迅速产生耐药性，因此必须与其他抗结核药联合应用。患有痛风、视神经炎、肾功能减退的患者应用时需减量或谨慎用药。与氢氧化铝同用能减少本品的吸收

附一：抗菌药合理应用原则

1. 严格掌握适应证

诊断为细菌感染者才可使用抗菌药。这一方面固然需要专业的医护人员通过症状、体征以及一些专业的实验室病原微生物检查来确定，但另一方面可以明确的几个基本常识是：

病毒性感染的疾病、无条件的预防性用药、无感染征象的发热都不是抗菌药的应用指征。

2. 根据药物敏感情况选择用药

有条件的尽量做病原学和药敏试验，条件不允许的凭经验选择可能对致病菌敏感的药物，避免长时间大剂量的应用广谱抗菌药。能口服用药的尽量选择口服，最后才选择静脉用药。

3. 按时服药、及时停药

严格按照医嘱在规定的时间内足量服用药物，私自减少用药次数或用药量非但不能有效发挥疗效，还会使致病菌易产生耐药性。感染引起的症状消失后，即可停止使用抗菌药。但一些特别严重的感染也需在症状消失后，持续用药一段时间。

4. 严格控制预防用抗菌药的范围和方法

一般情况下不预防性使用抗菌药，特别是广谱抗菌药，如因手术要预防使用，也要严格遵循国家卫健委（原卫生部）修订的《抗菌药物临床应用指导原则》（2015）。

5. 合理选择联用药物

联合应用抗菌药必须有明确的指征，如因病情需要必须联用两种或以上抗菌药以增强抗菌效果时，应该避免联用毒性反应有叠加、相互间疗效产生影响或同一类型的药物。比如青霉素类与红霉素联用，疗效反而会降低。

6. 尽量避免局部外用抗菌药

因外用抗菌药易引起耐药菌的产生，同时还可能导致变态反应。

附二：常见感染性疾病的治疗参考

1. 急性细菌性上呼吸道感染

急性上呼吸道感染是最常见的疾病，大多由病毒所致，病程有自限性，不需使用抗菌药，予以对症治疗即可痊愈。但少数患者可为细菌性感染或在病毒感染基础上继发细菌性感染，特别是器官移植患者多因服用免疫抑制剂，其免疫力低下也多继发有细菌感染，可予以抗菌药治疗。

（1）急性细菌性咽炎及扁桃体炎：患者可有扁桃体周围炎性渗出或脓肿、颈淋巴结肿大、发热伴周围血白细胞及中性粒细胞升高，C 反应蛋白明显增高，应考虑有细菌性感染，可选用口服抗菌药，包括阿莫西林、青霉素 V，或二代头孢菌素如头孢呋辛酯、头孢克洛等；若青霉素及头孢菌素过敏可选用阿奇霉素，疗程一般需 10 天。

（2）急性细菌性中耳炎及鼻窦炎：可选用阿莫西林、阿莫西林克拉维酸钾、第二代口服头孢菌素；若青霉素及头孢菌素过敏可选用复方磺胺甲噁唑。

2. 急性细菌性下呼吸道感染

（1）急性支气管炎及气管炎：以病毒感染多见，多数病例为自限性，少部分可为支原体及衣原体感染，抗菌药可选用阿奇霉素、多西环素等。

（2）慢性支气管炎急性发作：可选用阿莫西林克拉维酸钾、二代或三代头孢菌素、氟喹诺酮类抗菌药（如左氧氟沙星、莫西沙星）、阿奇霉素、多西环素等。

治疗处方举例

方案：阿奇霉素片 0.5g，口服，1 次 / 日；

症状重者可联合阿莫西林克拉维酸钾 1.2g，口服，3 次 / 日。

【适用范围】　急性感染性支气管炎及气管炎，肺炎早期，常表现为先有急性上呼吸道感染的症状，如鼻塞、不适、低热、咽喉痛等，后开始出现咳嗽、咳痰，发热加重，常提示继发支气管炎或合并肺炎。此处方仅适用于轻中度感染。

【注意事项】　需在饭前 1 小时或饭后 2 小时口服，因为进食可影响阿奇霉素的吸收。严重肾功能不全者应慎重，肝功能不全者慎用，严重肝病者禁用。用药期间应定期随访肝功能。用药期间如果发生过敏反应，应立即停药；若出现腹泻症状，应考虑假膜性肠炎。对头孢菌素及青霉素过敏者慎用阿莫西林克拉维酸钾。

【疗程】　阿奇霉素服用 3 天，阿莫西林克拉维酸钾至少 5 天，最好热退后 2～3 天停药。根据病情或病原菌，必要时延长疗程。

【评价】　经济、方便。

3. 尿路感染（膀胱炎、肾盂肾炎）

对于单纯性下尿路感染（膀胱炎、尿道炎），可选用阿莫西林、二代头孢菌素、复方磺胺甲噁唑、左氧氟沙星等，一般疗程 3～5 天。对于轻型上尿路感染可选用阿莫西林克拉维酸钾、二代或三代头孢菌素、左氧氟沙星等，对于发热、腰痛等症状明显者宜选用肌内注射或静脉给药，热退后再改为口服给药。疗程一般 2～4 周，反复发作性肾盂肾炎患者疗程常需 4～6 周。

4. 急性感染性腹泻

若从粪便常规检查证实为细菌感染性腹泻，可选用的抗菌药包括氟喹诺酮类（诺氟沙星、左氧氟沙星等）、复方磺胺甲噁唑、二代头孢菌素等，疗程一般 5～7 天。

5. 皮肤及软组织感染

包括毛囊炎、疖、痈、淋巴管炎、急性蜂窝织炎、创面感染等。除需要局部用药或切开引流之外，轻症感染可选用抗菌药包括：阿莫西林、阿莫西林克拉维酸钾、二代头孢菌素、克林霉素、阿奇霉素、左氧氟沙星等。

6. 口腔感染

常见口腔感染包括牙周炎、冠周炎、拔牙后感染、牙周脓肿等，也可有口腔黏膜白色念珠菌感染。除需要进行局部治疗（如清除牙石、菌斑、冲洗局部、注意口腔卫生等）外，需选用的抗菌药包括阿莫西林、甲硝唑、克林霉素、阿奇霉素等，疗程一般 3～7 天。若是真菌感染可选用制霉菌素局部应用，也可口服氟康唑。

7. 根除胃幽门螺杆菌感染使用的抗菌药清除方案

幽门螺杆菌感染与慢性胃炎、功能性消化不良、消化性溃疡、慢性萎缩性胃炎、胃黏膜相关淋巴组织淋巴瘤、胃癌等疾病密切相关，另外口腔感染、紫癜等疾病也与幽门螺杆菌的感染有关。我国人群中幽门螺杆菌的感染率非常高，总感染率为 50%～60%，受感染的人数众多，因此根除幽门螺杆菌的治疗非常重要。目前，对幽门螺杆菌的治疗包括传统的三联疗法（一种质子泵抑制剂＋两种抗菌药）、四联疗法（不含铋剂的四联疗法，即质子泵抑制剂＋三种抗菌药；含铋剂的四联疗法即铋剂＋标准的三联疗法）、五联疗法（即在标准的含铋剂四联疗法的基础上＋益生菌）。常用的抗菌药有阿莫西林、克拉霉素、甲硝唑、左氧氟沙星、呋喃唑酮、四环素等，其中阿莫西林、四环素以及呋喃唑酮的敏感性较强，而对克拉霉素、甲硝唑以及左氧氟沙星的敏感性较低。对于器官移植患者，特别肝肾移植患者，四环素因其肝肾毒性明显一般不予选择。

（1）阿莫西林（胶囊）：幽门螺杆菌对阿莫西林的耐药性低，是根除幽门螺杆菌联合治疗的基本药物。首先，幽门螺杆菌感染常伴有反酸、胃灼热、上腹痛等症状，而阿莫西林也可引起恶心、呕吐、腹泻、腹痛等胃肠道症状，其次，幽门螺杆菌异常顽固，需要加大用药剂量才能将其彻底杀灭，因此，对于幽门螺杆菌感染患者，阿莫西林应早晚餐后服用 1000mg，每日 2 次，疗程为 10 ~ 14 天，既可增强疗效，又可预防胃肠道反应。

（2）甲硝唑：一般用量为 400mg，餐后服药，每日 3 ~ 4 次。

（3）左氧氟沙星：一般用量为 500mg，每日 1 次或 200mg，每日 2 次，餐前服药。

（4）呋喃唑酮：一般用量为 100mg，餐后服药，每日 2 次。

（5）克拉霉素：一般用量为 500mg，空腹服用，每日 2 次。

（6）四联用药：①胶体果胶铋 200mg，每日 2 次，早晚饭前半小时口服；②雷贝拉唑胶囊 20mg，每日 1 次，早餐前 30 分钟服用；或奥美拉唑肠溶胶囊 20mg，早上空腹服用或每日 2 次服用；③阿莫西林胶囊 1000mg，每日 2 次，早晚餐后 30 分钟服用；或阿莫西林胶囊 0.5g，每日 4 次，三餐后和睡前服用；或克拉霉素缓释片 500mg，每日 2 次；④甲硝唑 400mg，每日 3 次，三餐后 30 分钟服用；或甲硝唑 200mg，每日四次，三餐后和睡前服用，或替硝唑 500mg，每日 2 次。

第八节　抗病毒药

由于免疫抑制剂的大量且长期应用，实体器官移植受者各种病原体感染的机会显著增加，其中病毒性感染也是非常常见的感染性疾病，包括巨细胞病毒、水痘 - 带状疱疹病毒、流感病毒、EB 病毒、BK 病毒、微小病毒 B19、人乳头瘤病毒及肝炎病毒等，这些病毒感染性疾病的发病既可能是初次感染，也存在潜伏性的病毒再次活化的可能，且通常以后者为主。这些病毒感染性疾病以巨细胞病毒（CMV）感染最常见，且巨细胞病毒性肺炎不仅是实体器官移植受者常见的感染并发症，也是重要的死亡原因之一。其临床表现多种多样，可从无症状到病情严重，甚至可能导致死亡。肾移植患者 CMV 感染常出现不明原因发热、白细胞减少和血小板减少、单核细胞增多症、肺炎、肝炎、胃肠道感染、内皮炎症、视网膜炎等。针对器官移植后可能并发的病毒感染性疾病，目前有预防性治疗、抢先治疗及经验性治疗等措施。预防性治疗主要用于病毒危害性大，风险较高的患者，主要用于巨细胞病毒感染的预防。临床主要用于巨细胞病毒感染的预防和治疗的口服药物主要是缬更昔洛韦；而用于水痘 - 带状疱疹病毒感染的主要有阿昔洛韦、伐昔洛韦及泛昔洛韦；用于流感病毒感染的有奥司他韦；用于肝炎病毒的有阿昔洛韦等。同为抗病毒药，伐昔洛韦宜饭前空腹服用，饭前空腹服用后迅速吸收并转化为阿昔洛韦；在抗病毒药的选择上要根据感染病毒种类选用不同的药物。器官移植术后常用抗病毒药物如下。

一、抗巨细胞病毒药物

巨细胞病毒（CMV）感染是实体器官移植受者最为常见的病毒感染，该病毒侵入人体即称为巨细胞病毒感染，可为静止性感染或活动性感染，临床表现多样，可侵袭不同器官引发肺炎、肾炎、胃肠炎、肝炎、视网膜炎等，常称为巨细胞病毒病。巨细胞病毒感染可对移植受者造成多方面损害，包括移植物功能丧失、受者死亡或医疗成本增加，可以说严重影响器官移植受者和移植物存活。目前，采用普遍预防或抢先治疗的方法主要是预防CMV 感染。普遍性预防通常利大于弊，能显著降低 CMV 感染的发生及其间接影响。所谓普遍性预防是指在移植后一个特定时期（通常是 3 个月内）对所有 CMV 感染高危患者（包括接受血清 CMV 阳性供者的器官移植的 CMV 阴性受者、受者抗 CMV-IgM 抗体阳性或抗 CMV-IgG 呈 4 倍以上增高者、ABO 血型不合器官移植、接受淋巴细胞清除性抗体治疗以及术前存在人类免疫缺陷病毒感染的受者等）进行抗病毒预防。而抢先治疗则是在实验室检查结果阳性（外周血及尿液的 CMV DNA 核酸定量阳性及外周血白细胞 CMV-pp65抗原阳性）或临床迹象表明存在早期 CMV 复制（如特定的病毒载量）的情况下实施抗病毒治疗，其目的是防止无症状 CMV 感染向 CMV 病进展。

　　常用的口服抗病毒药有盐酸缬更昔洛韦、更昔洛韦等。因更昔洛韦口服剂型的绝对生物利用度仅为 5% ～ 9%，且大剂量口服情况下不良反应增加，因此更昔洛韦的口服剂型较少用于器官移植术后巨细胞病毒感染的预防和治疗。肾移植受者还可选择伐昔洛韦。心、肺移植受者可选择免疫球蛋白联合抗病毒药用于普遍性预防。目前国内外多项指南推荐缬更昔洛韦是成年实体器官移植受者普遍性预防 CMV 感染的优先选用药物。尽管如此，普遍性预防也有其局限性，例如长期接触抗病毒药具有发生迟发性 CMV 病的潜在危险。

　　盐酸缬更昔洛韦

【商品名】万赛维。

【剂型及规格】片剂，450mg/ 片。

【适应证】适用于预防高危实体器官移植患者的 CMV 感染；对高危肾、肝、胰腺及胰肾联合移植受者可采用 CMV 的预防治疗；对心脏、肺、心肺联合移植均推荐普遍性预防。

【禁忌证】已知对缬更昔洛韦、更昔洛韦或药品中任何其他成分有过敏反应的患者禁用。如果中性粒细胞绝对计数少于 500/μL，血小板计数少于 25 000/μL，或血红蛋白低于80g/L（8g/dL）的情况下都不能开始盐酸缬更昔洛韦片的治疗。

【服药时间及其理由】三餐中固定的一餐，进餐时服药。理由是与食物同服有利于药物的吸收。

【服药方法及服用剂量】CMV 感染的预防对于肾移植患者，推荐剂量是 900mg（2片 450mg 的片剂），每天 1 次，从移植后 10 天内开始，直至移植后 200 天。对于已接受肾以外的实体器官移植的患者，推荐剂量是 900mg（2 片 450mg 的片剂），每天 1 次，从移植后 10 天内开始，直至移植后 100 天。治疗剂量为 900mg，每日 2 次。成人剂量应根据肾功能状态（内生肌酐清除率 Ccr）进行调整：① 40mL/min ≤ Ccr ＜ 60mL/min 时，预防剂量为 450mg，每日 1 次，治疗剂量为 450mg，每日 2 次；② 25mL/min ≤ Ccr ＜ 40mL/min 时，预防剂量为 450mg，隔日 1 次，治疗剂量为 450mg，每日 1 次；③ Ccr ＜ 10mL/min 时，预防剂量为 100mg，每周 3 次（血液透析后），治疗剂量为 200mg，每周 3 次（血液透析后）。用药周期一般为 3 ～ 6 个月，肾移植为 6 个月。

【注意事项】不可掰开使用，剂量更小时，建议使用口服液制剂。治疗过程中建议监测全血细胞计数和血小板计数。对肾功能不全的患者，需要按照肌酐清除率调整剂量。

【不良反应及其防治措施】 具有骨髓抑制、肝毒性、致癌性和生殖系统毒性。主要不良反应有胃肠道反应、白细胞和血小板减少、中枢系统反应（发热、头痛、失眠等）。若发现白细胞减少要及时减药或停药，并给予升白细胞治疗。

【药物相互作用】 ①齐多夫定、麦考酚酸酯或硫唑嘌呤与本品合用，可使中性粒细胞减少和贫血等不良反应增加。②肾毒性药物损害肾功能，使更昔洛韦的体内消除减慢，药物蓄积，毒性增加。③肾排泄药物能降低更昔洛韦的清除率，也导致其毒性增加。④与其他细胞毒性药物合用会增大骨髓抑制、消化道和皮肤不良反应的危险，因此不能合用。⑤与亚胺培南/西司他丁合用会增加癫痫的可能。⑥盐酸缬更昔洛韦片和其他已知有骨髓抑制或与肾功能不全相关的药物合用时，会导致毒性增加。

【疗效判断、疗程及停药时机】 根据临床症状、影像学检查和检测血 CMV-DNA 病毒载量或 CMV-pp65 抗原、IgM 及 IgG 特异性抗体等综合评估疗效。疗程及停药时机：依据患者自身病毒感染情况、移植器官及不同器官移植中心的经验，普遍性预防巨细胞病毒感染方案一般在移植后 10 日内即开始，疗程需要参考供者与受者 CMV 的血清学检查结果及移植类型，一般 3 ～ 12 个月不等。在明确 CMV 病毒复制时即开始抢先抗病毒治疗，抢先治疗的推荐药物为口服缬更昔洛韦，推荐疗程为持续至血清 CMV DNA 或 CMV-pp65 抗原转阴，转阴后至少持续 2 周。治疗用药过程中有严重白细胞减少、中性粒细胞减少、贫血和（或）血小板减少者应考虑暂停服药。

【药物作用机制】 本品为合成的 2- 脱氧鸟苷类似物，是抗病毒药更昔洛韦的前体药物，可大大减少更昔洛韦的毒性。它的药效学特点与更昔洛韦相同，抑制病毒 DNA 的合成，从而产生抗巨细胞病毒活性。

二、抗疱疹病毒药物

疱疹病毒包括带状疱疹病毒、生殖器疱疹病毒。常用的药物有阿昔洛韦、伐昔洛韦、泛昔洛韦等。

阿昔洛韦

【商品名】 丽珠克毒星、阿思乐等。

【剂型及规格】 片剂及分散片，0.1g/ 片。

【适应证】

（1）单纯疱疹病毒感染：用于生殖器疱疹病毒感染初发和复发病例，对反复发作病例口服本品用作预防。

（2）带状疱疹：适用于免疫功能正常者带状疱疹和免疫缺陷者轻症病例的治疗。

（3）免疫缺陷者水痘的治疗。

【禁忌证】 对阿昔洛韦过敏者禁用，慎用于肝肾功能不全患者。

【服药时间及其理由】 餐前、餐中及餐后均可服用，理由是药物的吸收不受食物影响。建议饭后服用，理由是减少胃肠道反应，特别是胃肠功能不良的患者。

【服药方法及服用剂量】 通常成人阿昔洛韦每次 0.2 ～ 0.8g，约每 4 小时 1 次，每日 5 次，连用 7 ～ 10 天；阿昔洛韦缓释制剂每次 160mg，每 8 小时 1 次，连用 10 天。肾功能不全的成人患者应根据肌酐清除率调整剂量：肌酐清除率大于 25mL/min，每日 5 次；肌酐清除率 10 ～ 25mL/min，每日给药 3 次；肌酐清除率低于 10mL/min，每日给药 2 次。给药期间应充足饮水，防止阿昔洛韦在肾小管内沉淀，对肾功能造成损害。

【注意事项】

（1）治疗越早效果越好，应尽可能在皮疹出现的 48 ～ 72 小时内开始使用。对于器官移植受者，迅速启动治疗尤为重要，即使症状出现的时间已超过 72 小时，仍应积极抗病毒治疗。

（2）服用阿昔洛韦时要多喝水，因为该药在水中的溶解度小，且大部分以原形由尿排泄，多喝水可防止阿昔洛韦在肾小管内沉淀，促进其排泄，减轻对肾脏的损害。

（3）用药期间需监测血常规、肝肾功能，发现异常及时减药或停药。

【不良反应及其防治措施】　偶有头晕、头痛、关节痛、恶心、呕吐、腹泻、胃部不适、食欲减退、口渴、白细胞下降、蛋白尿及尿素氮轻度升高、皮肤瘙痒等，长程给药偶见痤疮、失眠、月经紊乱。

【药物相互作用】

（1）与齐多夫定合用可引起肾毒性，表现为深度昏睡和疲劳。

（2）本品与肾毒性药物（如环孢素 A）同用时，可能增加肾功能损害，应尽可能不与其他肾毒性药物合用。

【疗效判断、疗程及停药时机】

（1）疗效判断：皮疹消退、症状减轻或消失。

（2）疗程及停药时机：抗病毒疗程推荐一般为 7 ～ 10 日，用于水痘 - 疱疹病毒感染时，疗程需持续至疱疹结痂后，因为带状疱疹结痂后基本不具有传染性。治疗过程中若出现白细胞严重减少或出现肾功能不全症状，需要减量或暂停使用。

【药物作用机制】　其作用机制独特，主要抑制病毒编码的胸苷激酶和 DNA 聚合酶，从而能显著地抑制感染细胞中 DNA 的合成，而不影响非感染细胞的 DNA 复制。体外对单纯性疱疹病毒、水痘带状疱疹病毒、巨细胞病毒等具抑制作用。进入疱疹病毒感染的细胞后，与脱氧核苷竞争病毒胸苷激酶或细胞激酶，药物被磷酸化成活化型阿昔洛韦三磷酸酯，然后通过两种方式抑制病毒复制：①干扰病毒 DNA 多聚酶，抑制病毒的复制；②在 DNA 多聚酶作用下，与增长的 DNA 链结合，引起 DNA 链的延伸中断。

三、抗流感及呼吸道病毒药物

流感的临床症状主要表现为：发热、头痛、肌痛和全身不适起病，体温可达 39 ～ 40℃，可有畏寒、寒战，多伴全身肌肉关节酸痛、乏力、食欲减退等全身症状，常有咽喉痛、干咳，可有鼻塞、流涕、胸骨后不适等；还可出现颜面潮红，眼结膜充血、呕吐、腹痛及腹泻等症状。治疗主要用药有奥司他韦、利巴韦林等。

1. 磷酸奥司他韦

【商品名】　达菲、可威等。

【剂型及规格】　胶囊，75mg/ 粒。

【适应证】　对由 H5N1、H9N2 等亚型流感病毒引起的甲型和乙型流行性感冒有治疗和预防的作用。

【禁忌证】 肾功能不全者慎用或禁用。

【服药时间及其理由】 食物不影响药物疗效，服药时进食或不进食都可以。如果服药后出现胃部不适，建议将药物与食物同服。

【服药方法及服用剂量】 成人用于预防流感：每次 75mg，每天 1 次。治疗流感：每次 75mg，每天 2 次，重症病例剂量可加倍。对于成人肾功能不全患者需要调整给药剂量：肌酐清除率大于 30mL/min 者，不必调整剂量；肌酐清除率为 10～30mL/min 者需减量：预防，一次 75mg，隔日 1 次。治疗，一次 75mg，每天 1 次；肌酐清除率低于 10mL/min 及透析患者不推荐使用。对于轻中度肝功能不全者：治疗和预防流感时剂量不需要调整。老年患者治疗和预防时剂量不需要调整。

【注意事项】

（1）越早用药效果越好，应在症状出现的 48 小时内给予抗流感病毒治疗，理想状态为 36 小时内服用，不必等待病毒检测结果。如果已经超过 48 小时，一般作用不大，服药不太可能带来益处。

（2）使用减毒活流感疫苗 2 周内不应服用奥司他韦，在服用奥司他韦后 48 小时内也不要使用减毒活流感疫苗。使用灭活流感疫苗无时间限制，在服用奥司他韦前后的任何时间都可以。

（3）奥司他韦仅对流感病毒有抑制作用，对引起普通感冒的病毒无效，对流感并发的细菌感染也无效

（4）暴露后超过 48 小时者不建议进行抗病毒药物预防。

（5）注意有短暂的神经精神事件如自我伤害或精神错乱，并可能会有突发呼吸困难加重。

【不良反应及其防治措施】 本品主要的不良反应表现为消化道不适，包括恶心、呕吐、腹泻、腹痛等，其次是呼吸系统的不良反应，包括支气管炎、咳嗽、鼻塞、咽痛等，此外还有中枢神经系统的不良反应，如眩晕、头痛、失眠、疲劳等。偶有过敏反应如皮炎、皮疹、血管性水肿等。防治措施：大多症状轻微，停药后即可消失。

【药物相互作用】 磷酸奥司他韦和其他药物之间基本上没有显著的具有临床意义的相互作用。

【疗效判断、疗程及停药时机】

（1）疗效判断：临床症状减轻或好转或未出现流感症状。

（2）疗程及停药时机：流感治疗方案，一般连续用药 5 天，重症病例疗程可延长。预防感染的疗程至少 7 天，一般 7～10 天，流感流行期间根据情况可适当延长，甚至可长达 6 周。

【药物作用机制】 流感病毒的包膜上含有两种重要糖蛋白——血凝素和神经氨酸酶（NA）。NA 有利于病毒脱离宿主细胞、扩散、防聚集，还可增强病毒的致病力、诱导细胞凋亡、刺激炎症因子的产生而加重感染。奥司他韦作为一种前体药，其活性代谢产物奥司他韦羧酸盐能竞争性地与流感病毒 NA 的作用位点结合，选择性地抑制其活性，通过抑制神经氨酸酶的作用，抑制成熟的流感病毒脱离宿主细胞，阻止病毒颗粒的释放，切断病毒的扩散链。

2. 利巴韦林

【商品名】 华乐沙等。

【剂型及规格】　片剂、分散剂、颗粒剂、含片等；规格多种。

【适应证】　利巴韦林是一种广谱抗病毒药，对 RNA 病毒和 DNA 病毒均有一定的抑制作用，其对呼吸道合胞病毒（RSV）、流感病毒、甲肝病毒、副流感病毒、麻疹病毒、丙肝病毒、腺病毒、乙脑病毒、副黏病毒等多种病毒的生长有抑制作用。临床可用于呼吸道合胞病毒引起的病毒性肺炎与支气管炎，尤其婴幼儿及免疫抑制者，或皮肤疱疹病毒感染、肝功能代偿期的慢性丙肝者等。

【禁忌证】　对本品过敏者及孕妇禁用。

【服药时间及其理由】　片剂多建议餐后服用，理由是可减少胃肠不适。颗粒剂型用温水溶化后服用；含片宜含服，有利于药物吸收。

【服药方法及服用剂量】　口服。

（1）病毒性呼吸道感染：成人每次 0.15g，每日 3 次，疗程 7 日。

（2）皮肤疱疹病毒感染：成人每次 0.3g，每日 3 次，疗程 7 日。

【注意事项】

（1）有严重贫血、肝功能异常者慎用。

（2）对诊断的干扰：口服本品后引起血胆红素增高者可高达 25%。大剂量可引起血红蛋白下降。

（3）尽早用药：呼吸道合胞病毒性肺炎病初 3 天内给药一般有效。本品不宜用于未经实验室确诊为呼吸道合胞病毒感染的患者。

（4）长期或大剂量服用对肝功能、血象有不良影响。

【不良反应及其防治措施】

（1）不良反应：有白细胞减少、溶血性贫血、眩晕、肌肉痛、关节痛、肝功能损害、味觉异常、疲倦、头痛、胎儿畸形等。大剂量可致心脏损害，有呼吸道疾病患者（慢阻肺或哮喘者）可致呼吸困难、胸痛等。

（2）禁用于：治疗前 6 个月内有不稳定和未控制的心脏病、血红蛋白异常、重度肝功能异常或失代偿期肝硬化、不能控制的严重精神失常及儿童期严重精神病史者。

【药物相互作用】

（1）与核苷类似物、去羟肌苷联用，可引起乳酸性酸中毒。

（2）利巴韦林可抑制齐多夫定转变成活性型的磷酸齐多夫定，同用时有拮抗作用。

【疗效判断、疗程及停药时机】　主要根据临床症状判断疗效。疗程一般为 7 天。

【药物作用机制】　本品并不改变病毒吸附、侵入和脱壳，也不诱导干扰素的产生。药物进入被病毒感染的细胞后迅速磷酸化，其产物作为病毒合成酶的竞争性抑制剂，抑制肌苷单磷酸脱氢酶、流感病毒 RNA 多聚酶和 mRNA 鸟苷转移酶，从而引起细胞内鸟苷三磷酸的减少，损害病毒 RNA 和蛋白合成，使病毒的复制与传播受抑。对呼吸道合胞病毒也可能具免疫作用及中和抗体作用。

四、抗肝炎病毒药物

我国的病毒性肝炎患者数量庞大，对于肾移植及肝移植的患者而言病毒性肝炎的发病率较高，而且移植后需要大剂量免疫抑制剂的应用。一旦病毒变得活跃，将影响到人体的肝脏功能，因此对于器官移植患者来讲，积极的抗肝炎病毒治疗是必须的。目前常用的一线抗乙肝病毒药物包括：恩替卡韦、替诺福韦、阿德福韦酯、拉米夫定等可以快速降低乙肝病毒，减轻肝脏炎症；减少耐药率发生，降低出现不良反应情况概率。其中恩替卡韦和替诺福韦抗病毒作用明显强大，可以快速将乙肝病毒降低到低点，显著降低耐药性的发生，且不良反应较少，也较为安全，目前被列为抗乙肝病毒药物一线药物的首选药物。在不良反应方面，阿德福韦酯有肾功能毒害作用，长期应用可能对肾功能产生影响、导致骨密度下降。

恩替卡韦

【商品名】 博路定、润众、恩甘定等。

【剂型及规格】 片剂及分散片，0.5mg/片、1mg/片；胶囊，0.5mg/粒。

【适应证】 适用于病毒复制活跃，谷丙转氨酶（ALT）持续升高或肝脏组织学显示有活动性病变的成人慢性乙型肝炎的治疗。

【禁忌证】 禁用于对本品过敏者。

【服药时间及其理由】 每天固定的早上或睡前空腹服用（餐前或餐后至少2小时都应该禁食）。理由是有助于小肠对药物的吸收，让药物发挥更好的作用。

【服药方法及服用剂量】

（1）成人每天1次，每次0.5mg。

（2）拉米夫定治疗时发生病毒血症或出现拉米夫定耐药突变的患者为每天1次，每次1mg。肾功能不全患者应调整用药剂量。肝功能不全患者无须调整剂量。

【注意事项】

（1）该药主要通过肾脏清除，因此对于肾功能不全者慎用。

（2）要规律服药，不能漏服或随意增减药物，否则都容易发生病毒耐药。

（3）恩替卡韦不能完全治愈乙肝，也不能降低乙肝病毒向其他人传播的危险性，因此即使服药也要做好防护。

【不良反应及其防治措施】 不良反应有头痛、疲劳、眩晕、恶心、呕吐、腹痛、腹泻、嗜睡、失眠、风疹、转氨酶升高等。严重肝病患者还会出现乳酸性酸中毒，甚至导致死亡，应给予关注。用药期间若出现疲劳、肌肉疼痛、呼吸困难、恶心、头晕、心跳不规律等疑似乳酸性酸中毒症状，请您立即就医。

【药物相互作用】 与其他经肾清除或对肾功能有影响的药物合用，可能影响后两者的血药浓度

【疗效判断、疗程及停药时机】

（1）疗效判断：根据乙肝五项、乙肝DNA载量、肝功能判断治疗效果。

（2）疗程及停药时机：需要结合治疗时间和治疗效果综合判断，但恩替卡韦在治疗中间不能随意停药，而且大部分乙肝患者需要长期用药才能抑制病毒的复制，至少也要服药1～3年，一般治疗3～5年。对于已经存在肝硬化的患者甚至终生都不能停药。随意停药有可能出现病毒反弹，最好的停药时机是乙肝表面抗原转阴后。出现以下2种情况可以谨慎停药：① HBsAg（表面抗原）、HBcAg（核心抗原）、HBeAg（e抗原）三者均为阳性，即"大三阳"患者，出现了HBeAg血清转换（即"大三阳"转为"小三阳"），HBV-DNA持续阴性，肝功正常稳定至少1年以上；② HBsAg（表面抗原）和HBcAg（核心抗原）阳性，

而 HBeAg（e 抗原）阴性者，即"小三阳"患者，出现了 HBV-DNA 持续阴性，肝功正常，稳定至少 1 年以上。服药期间若出现过敏以及乳酸中毒的情况也应该及时停止服药。停药后仍要密切监测 DNA 定量及肝功能，一旦出现病毒学和生物化学的反弹，应立即再次启动抗病毒治疗。

【药物作用机制】　恩替卡韦是一种鸟嘌呤核苷类似物，对乙肝病毒多聚酶具有抑制作用。它能够通过磷酸化成为具有活性的三磷酸盐，通过与乙肝病毒多聚酶的天然底物三磷酸脱氧鸟嘌呤核苷竞争，抑制乙肝病毒逆转录，从而抑制病毒复制，改善肝脏炎症。因其具有强效和低耐药性优势，被作为乙肝抗病毒治疗的一线用药。

器官移植术后常用抗病毒药汇总见表 2-18。

表 2-18　器官移植术后常用抗病毒药

药物类别	代表性口服药	主要适应证	服药时间、用法用量	不良反应	注意事项
抗巨细胞病毒口服药物	盐酸缬更昔洛韦片（万赛维）	适用于治疗获得性免疫缺陷综合征（AIDS）合并巨细胞病毒（CMV）视网膜炎的患者，以及预防高危实体器官移植患者的 CMV 感染。禁用于严重骨髓抑制	口服，餐中服用，即与食物同服利于吸收。用药剂量参考本节。预防用药疗程依据不同器官、患者情况及不同移植中心时间有一些差异，一般为肾移植 6 个月，其他 3～12 个月不等	常见不良反应包括：腹泻、中性粒细胞减少、恶心、发热、贫血等。剂量过大会造成肝肾、胃肠道及神经毒性	定期监测 CMV-DNA 或 CMV-pp65，同时化验血常规、肝肾功能情况。慎用于肾功能不全及骨髓抑制者，需要调整用药剂量
	盐酸伐昔洛韦片（维德思、丽珠威等）	仅用于肾移植受者的预防。不推荐用于抢先治疗（因其服药负担重以及神经系统相关不良事件发生风险高）。本品主要用于带状疱疹，也用于治疗单纯疱疹病毒感染及预防复发，包括生殖器疱疹的初发和复发	饭前空腹服用更有利于吸收。预防 CMV，口服，每日 4 次，每次 0.5g。单纯疱疹的治疗：每次 500mg，每日 2 次。对于单纯疱疹的复发，理想的服药时间为前驱期或症状及体征首次出现时。单纯疱疹的预防：①免疫功能正常的患者，每日给药总量为 500mg，可分为 1～2 次给药。②免疫缺陷的患者，服用剂量为每次 500mg，每日 2 次。带状疱疹的治疗：每次 1000mg，每日 3 次，共 7 日，也有建议服用 10 日。在发病的 24 小时内服用本药最有效。肾功能不全者建议减量，但肝功能不全者一般不需要减量	①少数消化系统患者有轻度胃肠道症状，如胃部不适、食欲减退、恶心、呕吐、腹痛、腹泻、便秘等。②中枢神经系统可出现头痛、乏力、眩晕。③血液系统可引起贫血、白细胞减少、粒细胞减少、血栓性血小板减少性紫癜（TTP）和溶血性尿毒症综合征。④心血管系统可引起心动过速、血管扩张等。⑤其他可见皮肤瘙痒、关节痛、肌痛、畏光、眼痛等	服药期间宜多饮水，应监测血常规及肝肾功能。慎用于肾功能不全者；对本品过敏者禁用。慎与齐多夫定合用

药物类别	代表性口服药	主要适应证	服药时间、用法用量	不良反应	注意事项
抗疱疹病毒（单纯疱疹、带状疱疹）	阿昔洛韦片/分散片	①单纯疱疹病毒感染：用于生殖器疱疹病毒感染初发和复发病例，对反复发作病例口服本品用作预防。②带状疱疹：用于免疫功能正常者带状疱疹和免疫缺陷者轻症病例的治疗。③免疫缺陷者水痘的治疗	食物对血药浓度影响不明显，但应固定时间间隔服用。①生殖器疱疹初治和免疫缺陷者皮肤黏膜单纯疱疹：成人常用量每次0.2g，每日5次，共10日；或每次0.4g，每日3次，共5日；复发性感染每次0.2g，每日5次，共5日；复发性感染的慢性抑制疗法，每次0.2g，每日3次，共6个月，必要时剂量可加至每日5次，每次0.2g，共6~12个月。②带状疱疹：成人常用量每次0.8g，每日5次，共7~10日。③成人肾功能不全患者应依据肌酐清除率调整剂量	偶有头晕、头痛、关节痛、恶心、呕吐、腹泻、胃部不适、食欲减退、口渴、白细胞下降、蛋白尿及尿素氮轻度升高、皮肤瘙痒等，长程给药偶见痤疮、失眠、月经紊乱	服药期间应多饮水；慎用于脱水及肝肾功能不全者；用药期间应监测血常规及肝肾功能，发现异常及时减药或停药
	盐酸伐昔洛韦片	详见本节"抗巨细胞病毒药物"			
抗流感及呼吸道病毒药物	磷酸奥司他韦胶囊（达菲、可威等）	适用于甲型和乙型流感的预防和治疗	可以与食物同服或分开服用。但对一些患者，进食同时服药可提高药物的耐受性。流感的治疗：在流感症状开始的第一天或第二天（理想状态为36小时内）就应开始治疗。成人推荐口服剂量是每次75mg，每日2次，共5天。与流感患者密切接触后的流感预防时的推荐口服剂量为75mg，每日1次，至少7天。肾功能不全者应依据肌酐清除率调整用药剂量	常见有恶心、呕吐，多为一过性，常在第一次服药时发生。此外还可有支气管炎、失眠、头晕、自我伤害和谵妄等不良反应	在使用减毒活流感疫苗两周内不应服用磷酸奥司他韦，在服用磷酸奥司他韦后48小时内不应使用减毒活流感疫苗。本品不能取代流感疫苗，对流感的预防作用仅在用药时才具有。在使用期间，对患者的自我伤害和谵妄事件等异常行为进行密切监测

续表

药物类别	代表性口服药	主要适应证	服药时间、用法用量	不良反应	注意事项
抗流感及呼吸道病毒药物	利巴韦林片剂/分散片/颗粒/含片	适用于呼吸道合胞病毒引起的病毒性肺炎与支气管炎，皮肤疱疹病毒感染	片剂多建议餐后服用，理由是可减少胃肠不适。颗粒剂型用温水融化后服用；含片宜含服，有利于药物吸收。①病毒性呼吸道感染：成人每次0.15g，每日3次，疗程7日。②皮肤疱疹病毒感染：成人每次0.3g，每日3次，疗程7日。③小儿每日按体重10mg/kg，分4次服用，疗程7日	常见的不良反应有贫血、乏力等，停药后即消失。较少见的不良反应有疲倦、头痛、失眠、食欲减退、恶心、呕吐、轻度腹泻、便秘等，并可致红细胞、白细胞及血红蛋白下降	有严重贫血、肝功能异常者慎用。长期服用需监测肝功能、血常规
抗肝炎病毒药物	恩替卡韦片/分散片（博路定、润众等）	本品适用于病毒复制活跃，谷丙转氨酶（ALT）持续升高或肝脏组织学显示有活动性病变的成人慢性乙型肝炎的治疗	应空腹服用（餐前或餐后至少2小时），利于吸收。推荐剂量：成人，每天1次，每次0.5mg。拉米夫定治疗时病毒血症或出现拉米夫定耐药突变的患者为每天1次，每次1.0mg。对于肾功能不全者应依据肌酐清除率调整剂量	最常见的不良反应有：头痛、疲劳、眩晕、恶心	本品主要经肾脏清除，应慎用于肾功能不全者及具有肾毒性或通过肾脏排泄的药物；肝功能不全者无须调整给药剂量；本品停药有时会出现肝脏病情加重
	阿德福韦酯片（贺维力）	本品适用于治疗有乙型肝炎病毒活动复制证据，并伴有血清转氨酶（ALT或AST）持续升高或肝脏组织学活动性病变的肝功能代偿的成年慢性乙型肝炎患者	饭前或饭后口服均可，每天固定时间服用。①成人（18～65岁）。对于肾功能正常的患者，本品的推荐剂量为每日1次，每次10mg。肾功能不全的患者需要依据肌酐清除率调整给药间期。②治疗的最佳疗程尚未确定。勿超过推荐剂量使用	虚弱、头痛、腹痛、恶心、（胃肠）气胀、腹泻和消化不良	停止药物治疗可能会发生肝炎急性加重。应当定期监测乙型肝炎生化指标、病毒学指标和血清标志物，至少每6个月1次。可能会导致肾毒性，应密切监测肾功能并适当调整剂量

续表

药物类别	代表性口服药	主要适应证	服药时间、用法用量	不良反应	注意事项
抗肝炎病毒药物	拉米夫定片/胶囊(贺普丁、万生力克等)	适用于伴有谷丙转氨转酶升高和病毒活动复制的、肝功能代偿的成年慢性乙型肝炎患者的治疗	口服，饭前饭后服用均可，固定时间服用有利于保持稳定的药物浓度。成人每次 0.1g，每日 1 次	常见的不良反应有上呼吸道感染样症状、头痛、恶心、身体不适、腹痛和腹泻，症状一般较轻并可自行缓解	本品不是可以根治乙型肝炎的药物，不能随意自行停药，并需在治疗中进行定期监测。至少每 3 个月测 1 次 ALT 水平，每 6 个月测 1 次 HBV-DNA 和 HBeAg。本品与磺胺类药同服可增加本品的浓度，肾功能损伤明显者需要减少剂量

第九节　抗凝血药及改善微循环药物

微循环是指微动脉和微静脉之间的血液循环，它直接参与细胞和组织的物质、能量、信息传递系统，主要发挥物质交换和血液调控的作用，能保证全身组织细胞正常的新陈代谢，维持人体活动的生命功能。当微循环功能发生障碍时，就会直接影响正常的血管功能。微循环障碍主要指微血管与微血流的形态异常及功能紊乱，还包括淋巴微循环以及组织液流动性障碍。微循环障碍可导致局部组织血液营养灌注明显减少，引起一系列缺血、缺氧性病变和再灌注损伤，甚至可造成器官功能不全和衰竭等严重疾病。器官移植术后由于应用大剂量免疫抑制剂如环孢素 A、糖皮质激素等，加上移植受者本身的特殊体质及年龄因素，使得移植术后心脑血管疾病成为移植失败和受者死亡的重要原因。部分受者需要应用抗凝血药预防心脑血管疾病。有些受者合并有高血红蛋白血症、股骨头坏死、血栓性疾病，以及儿童肝肾移植术后也同样需要口服抗凝血药预防血栓形成。此外，器官移植受者多存在继发微循环障碍的病因基础，所以通过改善微循环障碍，对减轻疾病症状及预防疾病的发生具有重要临床意义。

局部微循环障碍可引起局部病变，而全身性微循环障碍可导致全身多系统的功能障碍。微循环发生障碍时的主要系统性疾病表现如下。

（1）神经系统发生微循环障碍：脑细胞得不到足够的营养和氧气，同时细胞代谢产物因供血不足不能完全排出体外，会导致头痛、眩晕、失眠、多梦、记忆衰退；重者发生卒中、偏瘫、老年性痴呆等。

（2）心血管系统发生微循环障碍：心脏细胞营养不足，心肌缺氧，从而导致胸闷、心慌、心绞痛、心律不齐，重者发生心肌梗死；长期微动脉收缩导致高血压及冠心病等。

（3）泌尿生殖系统发生微循环障碍：微血管通透性改变引起肾炎、血尿、蛋白尿、水肿、女性盆腔炎、痛经、男性前列腺炎等。

（4）内分泌系统发生微循环障碍：可导致各种激素分泌紊乱，引发甲状腺功能亢进、糖尿病、乳腺炎、小叶增生等。特别是糖尿病患者微循环功能障碍时可出现糖尿病肾病、糖尿病视网膜病变、糖尿病神经病变、糖尿病足、糖尿病心肌病、糖尿病皮肤病变等相应的表现，而且参与了胰岛素抵抗及糖尿病的发生、发展。通过改善微循环可以改善糖尿病并发症症状。

（5）呼吸系统发生微循环障碍：则会发生胸闷、气短、咳嗽、哮喘、支气管炎等。

（6）消化系统发生微循环障碍：轻者胃肠吸收功能不好，发生营养障碍，面黄肌瘦、腹泻或便秘；重者导致胃溃疡、十二指肠球部溃疡等。痔也是微循环障碍的主要结果。

（7）其他：如运动系统、皮肤病变等很多疾病都是因为发生微循环障碍所致。通过改善微循环会使局部血液循环更好，血流量增加，新陈代谢旺盛，从而改善临床症状。目前可用于改善微循环障碍的药物主要包括影响血液流变学的药物、血管扩张药、保护血管内皮的药物以及具有活血化瘀的中药制剂。

一、影响血液流变学改善微循环的药物

所谓血液流变学是指血液的流动性和黏滞性以及血液中红细胞和血小板的聚集性和变形性等。若血液的流变性质发生异常，可直接影响到组织的血流灌注情况，发生组织缺水和缺氧、代谢失调、机体功能障碍，从而出现一系列严重后果。目前可影响血流变学，改善微循环的药物包括抗血小板药、抗凝血药（如利伐沙班等）、溶血栓药（又称纤维蛋白溶解药如蚓激酶）。

目前常用的口服抗血小板药包括阿司匹林肠溶片、硫酸氢氯吡格雷片、双嘧达莫片等。

1. 阿司匹林肠溶片

【商品名】　拜阿司匹灵、奥吉娜等。

【剂型及规格】　肠溶片，100mg/片。

【适应证】　用于预防和治疗因血小板高聚集引起的心、脑及其他动静脉循环障碍疾病如冠心病心绞痛、继发性脑卒中、外周动脉粥样硬化等。

【禁忌证】　禁用于过敏、胃十二指肠溃疡及出血倾向者，严重心、肝、肾衰竭者。

【服药时间及其理由】　进口的阿司匹林推荐空腹服用（早饭前半小时或晚饭前半小时或睡前服用均可），且每天固定同一时间服药。理由是减轻胃肠道不良反应。对于部分国产药宜在饭后送服，不可空腹服用。建议早餐后服用本品。因此在服用前仔细看阅读说明书，参照说明书服用。

【服药方法及服用剂量】　用适量水送服，必须整片吞服，不可嚼碎也不得碾碎或溶解后服用。部分国产药也有建议在急性病发作如急性心肌梗死时第一片药应捣碎或咀嚼后服用。服用剂量一般每日1次，每次75～100mg，根据患者的具体情况必要时适当增减

剂量。

【注意事项】

（1）本品不宜作为止痛药。

（2）手术前及牙科治疗前应根据情况暂停本品。

（3）与其他抗凝血药及活血化瘀药物合用要注意出血风险。

（4）有肝肾损害，注意谨慎应用。

（5）漏服药物时不可于下次服药时加倍服用。

（6）如果想要停掉本品，最好逐渐减量，比如之前每天服药量为 100mg，可每周减少四分之一，按这样的减量持续 1 个月后就可以停药，以免突然停药而诱发血栓风险。

（7）患有痛风者，禁用阿司匹林，可以用氯吡格雷等代替。

（8）若血小板降至 50×10^{12}/L 需停用本品。

（9）脑出血稳定期（3 个月后）可以服用本品。

【不良反应及其防治措施】 常见的不良反应为胃肠道反应，如腹痛和胃肠道轻微出血，偶尔出现恶心、呕吐和腹泻。防治措施：症状明显者可以用胃质子泵抑制剂（如奥美拉唑等）治疗好转后，再用氯吡格雷等代替。偶可引发出血症状，主要表现为消化道出血、脑出血、眼底出血、牙龈出血和皮肤淤血等。此外，阿司匹林还产生过敏反应，有影响肝肾功能等不良反应。阿司匹林一定程度上可影响肾血流，减少肾小球滤过率，减少水钠排泄，增加前列腺素代谢，从而引起肾脏损害，因此要权衡利弊用药。

【药物相互作用】 本品可增加抗凝血药及溶栓药的抗凝血作用，不宜合用；可增强阿卡波糖的降糖作用，不宜合用。抗酸药如碳酸氢钠等可增加本品自尿中的排泄，使血药浓度下降，不宜合用。与糖皮质激素合用，可降低水杨酸的血药浓度，增加水杨酸的消除，不推荐合用，如需合用，为维持本药的血药浓度，必要时应增加本药剂量。

【疗效判断、疗程及停药时机】 阿司匹林抗血小板作用可以持续 7～10 天。需定期检测血常规、粪便隐血、出凝血时间及肝肾功能，必要时行血栓弹力图检查。抗凝血治疗根据病情一般需要长期用药维持，若需要手术或特殊出血情况可短时间停药或减药。

【药物作用机制】 主要作用于血小板中的环氧化酶，使其乙酰化，可减少具有诱导血小板聚集功能的血栓素 A_2 的生成，从而抑制血小板聚集的功能，而且这种作用是不可逆的；同时对二磷酸腺苷、肾上腺素诱导的血小板聚集亦有抑制作用；还可抑制凝血酶、胶原、抗原 - 抗体复合物和某些病毒、细菌所致的血小板聚集及释放反应、自发性聚集。阿司匹林除了可以抑制血小板聚集外，还具有抑制血管壁的炎症反应、稳定斑块和抑制血管重构的作用。

2. 硫酸氢氯吡格雷片

【商品名】 波立维、泰嘉等。

【剂型及规格】 片剂，25mg/ 片、75mg/ 片、300mg/ 片。

【适应证】 用于预防和治疗因血小板高聚集引起的心、脑及其他动脉循环障碍疾病，如近期发作的卒中、心肌梗死和确诊的外周动脉疾病。

【禁忌证】 禁用于出血性疾病、严重的肝脏疾病、溃疡病患者及对本药有过敏症状史者。肝肾功能损害者慎用。

【服药时间及其理由】 服药不受就餐时间的影响，可与或不与食物同服，建议在每日固定的时间服用。理由是可达到更好的治疗效果。漏服本药时，如漏服时间不超过 12 小时，应立即补服 1 次标准剂量，并于下次服药时间给予标准剂量;如漏服时间超过 12 小时，应于下次服药时间给予标准剂量，无须加倍。

【服药方法及服用剂量】 成人和老年人：通常推荐成人 75mg，每日 1 次口服给药，但根据年龄、体重、症状可用 50mg、每日 1 次口服给药。对于急性冠脉综合征的患者首次负荷 300mg 开始，然后用 75mg、每日 1 次连续服药。

【注意事项】

（1）密切观察病情变化（尿、粪便、呕吐物、咳出物及其他部位是否有出血症状），定期进行血液检查，需要手术或看牙医需要告知医生正在服用本药。

（2）择期手术者，术前应至少停用本品 7 天。

（3）用药期间止血时间可能比往常要长，且更容易出血，应尽量避免受伤。用药期间可能需要定期监测血红蛋白，以评估用药的影响。

【不良反应及其防治措施】 常见的不良反应有出血现象（包括紫癜、鼻衄、消化道出血、流血或需要更长的时间才能止血等）、中性粒细胞减少、腹痛、食欲减退、胃炎、皮疹等。防治措施：有出血症状请及时就诊，调整用药。

【药物相互作用】

（1）硫酸氢氯吡格雷可以与抗酸药合用，但不可以与奥美拉唑和艾司奥美拉唑合用，这两种药物会大大降低本品的血药浓度，引起发生心脑血管疾病的风险。应避免与奥美拉唑、艾司奥美拉唑合用，可优先考虑使用泮托拉唑、雷贝拉唑等。

（2）与阿司匹林、华法林、肝素、丹参等抗凝血药及活血化瘀药物合用可增加出血的风险。

【疗效判断、疗程及停药时机】 定期观察出凝血和血栓情况。硫酸氢氯吡格雷在抗血小板的作用上并没有表现出其突出的优势，还不能完全取代阿司匹林，只是在临床上作为阿司匹林的替补用药，对于支架术后的患者，可以两者联合应用。一般需要长期维持用药，避免中断治疗，如果必须停用本品（如溃疡出血、手术等），需尽早恢复用药，过早停用可能导致增加心血管事件的风险。

【药物作用机制】 作用于血小板的二磷酸腺苷（ADP）受体，抑制 ADP 对血小板产生的诱导聚集反应，从而达到抑制血小板聚集的作用，达到预防血栓形成的目的。硫酸氢氯吡格雷不具有抗炎的作用，阿司匹林具有抗炎的作用。

二、血管扩张药

血管扩张药有改善微循环作用，主要用于微循环障碍性疾病，如糖尿病引起的肾病、周围神经病、视网膜病、眼底病及缺血性脑血管病，也可用于原发性高血压的辅助治疗。临床常用的口服血管扩张药包括贝前列素钠、胰激肽原酶、己酮可可碱及部分钙通道阻滞剂（如尼莫地平等）。其中贝前列素钠片可通过抗血小板和扩张血管作用改善微循环，临床上主要用于改善慢性动脉闭塞性疾病引起的溃疡、间歇性跛行、疼痛及冷感等症状；对糖尿病肾病中也有效，可以降低患者尿微量白蛋白及尿总蛋白水平，对改善糖尿病肾病有一定作用。胰激肽原酶可增加毛细血管血流量；能激活纤溶酶，降低血液黏度，改善血液流变学；促使肾髓质分泌前列腺素 E2，改善组织灌注，临床常用于治疗各种微循环障碍性疾病。

贝前列素钠

【商品名】 凯那。

【剂量及规格】 片剂，40μg/ 片。

【适应证】 用于改善慢性动脉闭塞性疾病引起的溃疡、间歇性跛行、疼痛和冷感等症状。

【禁忌证】 禁用于有出血倾向者。

【服药时间及其理由】 餐后 30 分钟服用。理由是本品有胃肠道反应和消化道出血等不良反应，餐后服用可减缓药物对胃的刺激。

【服药方法及服用剂量】 成人一般每次 40μg，每日 3 次。

【注意事项】

（1）有增加出血的危险，如脑出血、消化道出血、肺出血和眼底出血等，正在应用抗凝血药、抗血小板药、溶血栓药及有出血倾向者应慎用。

（2）肾功能异常者适当减量。

（3）偶有严重不良反应如出血、休克、间质性肺炎、肝功能异常、心绞痛及心肌梗死发生的可能，如出现异常，应停止给药，并给予适当的处置。

【不良反应及其防治措施】

（1）头痛、颜面潮红、潮热、腹泻、恶心等。

（2）出血倾向：应密切观察，如出现异常时，应停止给药，并给予适当的处置。

（3）偶有休克、晕厥的发生：应密切观察，如发现血压降低、心率加快、面色苍白及恶心等症状时，应停止给药，并予适当的处置。

【药物相互作用】 与抗凝血药、抗血小板药及溶血栓药有协同作用，可增加出血倾向，应密切观察，如发现异常，应给予减少剂量或停止合并用药等适当的处置；与前列腺素 I2 制剂合用有可能导致血压下降，需密切监测血压。

【疗效判断、疗程及停药时机】 主要从临床症状的改善程度判断其疗效。一般用药 3 ～ 7 天会起效，多需较长时间用药，目前尚没有明确规定疗程。若出现如休克及晕厥等相关严重并发症应停药，并给予对症处置。

【药物作用机制】 通过血小板和血管平滑肌的前列环素受体激活腺苷酸环化酶使细胞内 cAMP 浓度升高，抑制 Ca^{2+} 流入及血栓素 A_2 生成等，从而有抗血小板和扩张血管的作用。

三、微血管保护剂

羟苯磺酸钙

本品可以通过抗氧化应激作用、减轻炎症、调整血管内皮功能，减少微血管渗漏，调节微循环；阻碍血管内皮生长因子与受体结合，抑制新生血管生成，临床上主要用于治疗糖尿病视网膜病变及糖尿病肾病。

【商品名】 导升明、多贝斯、安多明等。

【剂型及规格】 片剂 / 分散片，0.25g/ 片；胶囊，0.5g/ 粒。

【适应证】

（1）微血管病：糖尿病性微血管病变（视网膜病及肾小球硬化症等）、与慢性器质性疾病（如高血压、动脉硬化和肝硬化等）相关的微循环障碍。

（2）静脉曲张性疾病及与微循环障碍伴发的静脉功能不全。

【禁忌证】 禁用于对本品过敏者。

【服药时间及其理由】 最佳服用时间为进餐时。理由是大剂量时可有胃肠道反应，进餐时服用可缓解或避免该不良反应。

【服药方法及服用剂量】 分散片需要在进餐时吞服或用温水分散后再服用。不同疾病用量稍有不同：

（1）糖尿病性视网膜病变：每次 0.5g，每日 3 次，疗程为 4 ～ 6 个月。进一步治疗时，每日 1.0g 以维持疗效。

（2）其他微血管病：每次 0.5g，每日 2 ～ 3 次，疗程为 1 ～ 2 个月；进一步治疗，每日 1.0g，直至症状消失。

（3）静脉曲张综合征及静脉功能不全：每次 0.5g，每日 2 次，疗程为 1 ～ 3 周；治疗 5 ～ 6 天即见疗效，以后每日服 0.5g ～ 1.0g 以巩固疗效。

【注意事项】

（1）因其影响肌酐的检测，会产生降肌酐的假象，建议停药 3 ～ 5 天后再采血检测肌酐、血脂等指标，可以将干扰降到最低，客观反映肾功能及血脂情况。

（2）严重肾功能不全需透析的患者应减量。

【不良反应及其防治措施】 偶有恶心、腹泻、发热、关节痛等症状，症状明显应减量或暂时停药。

【药物相互作用】 羟苯磺酸钙可能会干扰肌酐的测定，导致肌酐测定结果比实际值偏低，需注意其误导临床诊疗，掩盖肾脏损伤或发生肾移植排斥而未被识别，延误病情。

【疗效判断、疗程及停药时机】 主要从临床症状的改善程度判断其疗效。一般用药 5 ～ 6 天会起效，多需较长时间用药，对于不同疾病疗程不同，如用于糖尿病视网膜病变疗程 4 ～ 6 个月，其他微血管疾病疗程 1 ～ 2 个月。若出现明显并发症应停药，并给予对症处置。

【药物作用机制】 本品通过调节微血管壁的生理功能，减小阻力，降低血浆黏稠度和血小板的高聚集性，从而防止血栓形成，能提高红细胞的柔韧性，能间接增加淋巴细胞的引流而减轻水肿。另外本品还可抑制血管活性物质（组胺、5- 羟色胺、缓激肽、透明质酸酶、前列腺素）对微血管引起的高通透性作用，改善基底膜胶原的生物合成。

常用口服抗凝血药见表 2-19。

表 2-19　常用口服抗凝血药

药物类别	代表性药物（商品名）	作用机制及主要适应证	服药时间用法用量	不良反应	注意事项
抗血小板药	阿司匹林肠溶片（拜阿司匹灵）	本品有抑制血小板的聚集作用，适用于预防心、脑及血管疾病如血栓形成和栓塞性的风险	饭前半小时服用，且每天固定同一时间服药。部分国产药说明书建议饭后服用。用适量温水送服，且必须整片服用。一般每日1次，每次75～100mg	恶心、呕吐、上腹部不适或疼痛，停药后多可消失	术前1周应停用。避免应用于消化性溃疡、支气管哮喘等患者
	硫酸氢氯吡格雷片（波立维）	用于预防和治疗因血小板高聚集引起的心、脑及其他动脉循环障碍。出血性疾病禁用，肝肾功能不全者慎用	服药时间无特殊要求，但建议每天固定时间服药。成人一般每日1次，每次75mg	可有各种出血现象，特别是消化道出血；中性粒细胞减少；消化道症状如腹痛、食欲减退、胃炎等	①不可以与奥美拉唑和艾司奥美拉唑合用。②注意出血风险，择期手术需停用本品7天以上
	双嘧达莫片（潘生丁片）	本品可抑制血小板聚集，适用于抗血小板聚集，预防血栓形成。心肌梗死后的低血压患者禁用。有出血倾向者慎用	饭前服。每次25～50mg（1～2片），每日3次	可有头晕、头痛、呕吐、腹泻、脸红、皮疹和瘙痒等。偶有心绞痛及肝功能不全表现。一般治疗剂量时不良反应轻微而短暂	本品不能代替阿司匹林用于冠心病、心肌梗死者，因为本品有"盗血"作用，可加重心肌缺血，需慎用。可引起外周血管扩张，低血压者慎用。与抗凝血药、抗血小板药及溶血栓药合用时应注意出血倾向，可适当减量
肝素	舒洛地特软胶囊（伟素）	适用于有血栓形成危险的血管疾病。有出血疾病或对肝素类药物过敏者禁用	空腹服用有利于吸收。服用时距用餐时间要长，如在早上10时和晚上10时服用，每日2次，每次250LSU（1粒）。一般45～60天为1疗程，1年应至少使用2个疗程	可有恶心、呕吐和上腹痛等胃肠道紊乱症状。过量时可有出血表现	与其他抗凝血药同时治疗时，要定期检测凝血指标。如果出血，须注射1%的硫酸鱼精蛋白止血

续表

药物类别	代表性药物（商品名）	作用机制及主要适应证	服药时间用法用量	不良反应	注意事项
维生素 K 拮抗剂	华法林钠片	本品通过抑制维生素 K 在肝细胞内合成凝血因子而发挥抗凝血作用。适用于：预防及治疗深静脉血栓及肺栓塞；预防心肌梗死后血栓栓塞并发症（卒中或体循环栓塞）；预防房颤、心瓣膜疾病或人工瓣膜置换术后引起的血栓栓塞并发症（卒中或体循环栓塞）	请固定在每天同一时间服用。晚上用药易养成习惯，不易漏服，且晚上活动较少，血流速度相对缓慢，用药更安全。因此最好在晚上服药。服药后尽量避免摄入食物、水或其他药物。如果漏服，请在 4 小时内尽快补服，超过 4 小时则不必再补服，在第 2 天服用正常剂量即可。成人常用量：第 1—3 天 3 ～ 4mg（年老体弱及糖尿病患者半量即可），3 天后可给维持量每日 2.5 ～ 5mg [可参考凝血时间调整剂量使国际标准化比值（INR）值达 2 ～ 3]	主要不良反应是出血，最常见为鼻衄、牙龈出血、皮肤瘀斑、血尿、子宫出血、便血、伤口及溃疡处出血等。偶见不良反应有恶心、呕吐、腹泻、瘙痒性皮疹，过敏反应及皮肤坏死	应定期监测 INR。与他克莫司 / 环孢素 A 合用可能增加双方的药物浓度，应密切监测。因本品起效缓慢，治疗初 3 天由于血浆抗凝蛋白细胞被抑制，可以存在短暂高凝状态，如需立即产生抗凝血作用，可在开始同时应用肝素，待本品充分发挥抗凝效果后再停用肝素。无测定凝血酶原时间或凝血酶原活性的条件时，切勿随便使用本品，以防过量引起低凝血酶原血症，导致出血。凝血酶原时间超过正常的 2.5 倍（正常值为 12 秒）、凝血酶原活性降至正常值的 15% 以下或出现出血时，应立即停药
直接 Xa 因子抑制剂	利伐沙班片（拜瑞妥）	①用于择期髋关节或膝关节置换手术成年患者，以预防静脉血栓形成（VTE）。②用于治疗成人静脉血栓形成（DVT），降低急性 DVT 后 DVT 复发和肺栓塞（PE）的风险。③用于具有一种或多种危险因素（例如：充血性心力衰竭、高血压、年龄 ≥ 75 岁、糖尿病、卒中或短暂性脑缺血发作病史）的成年非瓣膜性房颤患者，以降低卒中和全身性栓塞的风险	饮食不影响本品的生物利用度，固定时间服用效果更稳定。推荐剂量为利伐沙班 10mg，每日 1 次	可发生出血和贫血，还可出现恶心、肝转氨酶升高等	本品与他克莫司 / 环孢素 A 合用可提高双方药物浓度，需监测药物浓度。中重度肝肾损害者慎用；禁用于有凝血异常和临床相关出血风险的疾病，用药期间要密切监测出血可能

续表

药物类别	代表性药物（商品名）	作用机制及主要适应证	服药时间用法用量	不良反应	注意事项
溶血栓药	蚓激酶肠溶胶囊	具有抗凝、溶栓、改善全身微循环、防止血栓形成、减轻神经功能损伤的作用。适用于缺血性心脑血管疾病和糖尿病性周围血管闭塞症	因在胃内易被蛋白酶及胃液消化而失活，必须餐前30分钟服用。不可拆开胶囊服用。每次200～400mg，每日3次	偶可出现轻度头痛、头晕、便秘、恶心等	与抗血小板药有协同作用，抗凝作用增强
血管扩张药	贝前列素钠片（凯那、德纳等）	具有抗血小板和扩张血管作用，用于改善慢性动脉闭塞性疾病引起的溃疡、间歇性跛行、疼痛和冷感等症状	餐后30分钟服用，可缓解对胃肠道刺激。每次40μg，每日3次	面部潮红、头痛及胃肠道反应和消化道出血等	有增加出血的风险，有出血倾向的患者慎用
	胰激肽原酶肠溶片（怡开）	有改善微循环作用。适用于治疗各种微循环障碍性疾病，如糖尿病肾病、周围神经病变、视网膜病变、生精功能障碍及缺血性脑血管病，也可用于原发性高血压的辅助治疗。禁用于出血性疾病的急性期	空腹服用，每次120～240U，每日3次	偶有轻微皮疹、皮肤瘙痒等过敏现象和胃部不适、倦怠感，停药后即可消失	本品为肠溶衣片，应整片吞服以防药物在胃中被破坏。本品与蛋白酶抑制剂不能同时使用。与血管紧张素转化酶抑制剂（ACEI）有协同作用
	己酮可可碱缓释片（舒安灵）	主要用于缺血性脑血管病后脑循环的改善，同时可用于周围血管病，如伴有间歇性跛行的慢性闭塞性脉管炎等的治疗。禁用于急性心肌梗死、严重冠状动脉硬化、脑出血和视网膜出血患者	饭后口服，每次0.4g（1片），每日1～2次	可有头痛、头晕、腹胀、腹泻、恶心、呕吐、过敏等症状，严重者应停药，一些人可能出现震颤、失眠等现象	低血压、血压不稳或肾功能严重失调者慎用

续表

药物类别	代表性药物（商品名）	作用机制及主要适应证	服药时间用法用量	不良反应	注意事项
微血管保护剂	羟苯磺酸钙片/分散片/胶囊（导升明、多贝斯等）	① 微血管病的治疗：糖尿病性微血管病变——视网膜病及肾小球硬化症（基-威氏综合征）；微血管损伤——伴有毛细血管脆性和通透性增加，毛细血管病，手足发绀。② 用于慢性静脉功能不全（静脉曲张综合征）及其后遗症（栓塞后综合征，腿部溃疡，紫癜性皮炎等郁积性皮肤病，周围血管郁积性水肿等）的辅助治疗	进餐时服用，分散片需用温水分散后服用。一般每次 0.5g，每日 2～3 次	可有胃肠道反应，如胃部不适、恶心、胃灼热及厌食等	影响肌酐结果，可出现肌酐假性降低，对于肾功能异常者应用时在判断肌酐变化时应慎重
	递法明片	本品含有欧洲越橘果提取物及 β-胡萝卜素，具有增加静脉张力及起到保护血管作用，主要用于治疗糖尿病视网膜病变和改善夜视力	起始推荐剂量为 75mg/d，每日 1 次。如有必要，可递增剂量至最大为 225mg/d	少数病例出现胃肠道不适等症	服用本品的患者，应定期监测血压。若出现血压持续升高，应减小剂量或停药
	地奥司明片（爱脉朗、葛泰等）	本品为血管保护和毛细血管稳定剂，用于治疗与静脉、淋巴功能不全相关的各种症状（如静脉性水肿、软组织肿胀、四肢沉重、疼痛、晨起酸胀不适感、血栓性静脉炎及深静脉血栓形成综合征等）；治疗与急性痔发作有关的各种症状	将每日剂量平均分为 2 次于午餐和晚餐时服用。常用剂量为每日 2 片；当用于治疗急性痔发作时，前 4 天每日 6 片，以后 3 天，每日 4 片	有少数轻微胃肠反应和自主神经紊乱的报告，但未致必须中断治疗	用本品治疗急性痔发作时不能替代处理其他肛门疾病所需的特殊治疗
活血化瘀中成药	详见"常用中成药"一节				

第十节　抗骨质疏松药与治疗甲状旁腺功能亢进症的药物

一、抗骨质疏松药

骨质疏松症是一种以骨量减少、骨组织微观结构损坏，导致骨脆性增加、易发生骨折为特征的一种全身性、代谢性骨病。骨质疏松性骨折是骨质疏松症最严重的后果。代谢性骨病是器官移植术后常见的并发症之一，其发病率高达 50%，主要表现为骨质疏松、无血管性骨坏死和骨折等。器官移植术后发生骨质疏松的原因如下。

（1）糖皮质激素是引起代谢性骨病的最主要原因，主要包括糖皮质激素性骨质疏松和糖皮质激素相关性股骨头坏死。糖皮质激素是移植后应用的主要免疫抑制剂之一，糖皮质激素不仅影响骨密度，更致骨质量下降，其对骨密度的影响与药用时间长短和剂量相关，剂量越大骨量丢失越多，并无安全阈值，即使小剂量糖皮质激素也可致骨量丢失，且对松质骨的影响大于皮质骨，椎体更易发生骨折。

（2）环孢素 A 和他克莫司都会对骨骼产生直接或间接影响。

（3）移植手术使患者体内产生强烈的应激反应，导致大量钙离子丢失，且因为移植手术，患者行动受限，移植后运动量相对减少，易发生骨质疏松。

（4）移植手术前后肾功能异常引起的维生素 D 代谢障碍、继发性甲状腺功能亢进症、性腺功能低下等都是引起骨质疏松的原因。《2020 版中国糖皮质激素性骨质疏松症防治专家共识》中指出，糖皮质激素无论任何剂量及给药途径，所有需长疗程（≥ 3 个月）治疗者均需考虑防治糖皮质激素性骨质疏松症，建议每日补充元素钙 1000 ～ 1200mg、维生素 D 600 ～ 800IU 或活性维生素 D。因此在预防骨质疏松症方面，除了戒烟限酒、合理的饮食结构、充足的日照、适度运动之外，还有必要补充一定剂量的维生素 D 和钙剂，对于明确存在骨质疏松症，甚或发生骨折的患者，更需要进行药物综合治疗。此外，随着年龄增加，骨质疏松乃至骨折发生率上升，是因为老年人肠钙吸收不良，易致血钙下降，且降钙素分泌减少，甲状旁腺激素分泌增加，维生素 D 激素不足等。所以对于器官移植术后患者，随着年龄的增加应高度重视骨质疏松的防治。对于服用抗结核药如异烟肼、利福平及氢氯噻嗪类利尿药，这些药会使肠钙吸收下降，因此也应加强骨质疏松的防治。

骨质疏松症最典型的临床表现是骨痛、脊柱变形和发生骨质疏松性骨折。许多骨质疏松症患者初期常无明显的自觉症状，随着病情的进展，往往在骨折发生后经 X 线检查或骨密度检查时才发现已有骨质疏松改变。①骨痛是骨质疏松症最常见、最主要的症状，以腰背痛最为多见，也可伴有四肢放射痛、带状痛、麻木感。②脊柱变形、身材缩短：常见于锥体压缩性骨折，严重可出现驼背等脊柱畸形。③骨折是骨质疏松症最严重的后果。骨质疏松性骨折又称脆性骨折，通常指在日常生活中受到轻微外力时发生的骨折。多发部位为脊柱、髋部及前臂。脊柱压缩性骨折的突出表现为身材缩短，有时出现突发性腰痛，卧床而取被动体位。关于骨质疏松症的诊断标准，双能 X 线吸收法骨密度测定是目前国际学术界公认的骨密度检查方法，其测定值作为骨质疏松症的诊断金标准。由于骨质疏松是多因性疾病，根据鉴别诊断需要，可选择性检测指标有：血清钙、磷、24 小时尿钙及磷定量、血清总碱性磷酸酶、骨碱性磷酸酶、25- 羟维生素 D、性腺激素、甲状旁腺素等。

目前用于骨质疏松症的预防和治疗的常用药物有如下几类。

（1）骨健康基本补充剂：钙剂、维生素 D 及其类似物等，是骨质疏松预防和治疗的基本措施。

（2）抗骨质疏松药：按作用机制可分为骨吸收抑制剂、骨形成促进剂及其他机制类药物。①骨吸收抑制剂：常用的有双膦酸盐、降钙素、选择性雌激素受体调节剂（如雷洛昔芬）及雌激素等，这类药物能抑制破骨细胞骨吸收，减缓骨质丢失过程。②骨形成促进剂：特立帕肽是甲状旁腺激素类似物。间断小剂量使用能刺激成骨细胞活性，促进骨形成，增加骨密度，降低发生椎体和非椎体骨折的风险。

（3）其他机制类药物及传统中药：有活性维生素 D 及其类似物、维生素 K_2 类、锶盐、RANKL 抑制剂等。

抗骨质疏松药近年发展迅速，在《2020 AACE/ACE 绝经后骨质疏松症诊疗指南》中，增加了新的双重机制药物——罗莫珠单抗（romosozumab），它是一种硬骨抑素抗体，与硬骨抑素结合后，能抑制硬骨抑素的作用，从而抑制骨吸收，促进骨形成。它用于极高骨折风险患者的挽救性治疗。现就临床常用的几种药物分述如下。

（一）钙制剂

钙是骨骼形成所必需的一种微量元素。补充足够的钙剂不但可以纠正骨吸收和骨形成过程中的负钙平衡，还可以保证骨量提高。适量的钙可减缓骨丢失，改善骨矿化。移植术后患者不可避免地需要使用激素治疗，如泼尼松、泼尼松龙等，这些药物长期大剂量使用可减少肠道吸收钙，增加尿钙的排泄，从而增加钙的流失，导致骨质疏松。因此适量补充钙是很有必要的。钙每日需要量为 800～1200mg，骨折后补钙剂量应酌情适当加量，建议分多次服用。对于应用糖皮质激素引起的骨质疏松症，单纯补钙预防作用太弱，一般需要联合维生素 D 制剂、二磷酸盐或性激素补充方案的综合治疗才可提高骨密度并预防骨质疏松。临床常用的补钙制剂有：碳酸钙（含钙 40%）、葡萄糖酸钙（含钙 9%）、乳酸钙（含钙 13%）、枸橼酸钙（含钙 21%）、磷酸氢钙（含钙 23%），还有钙加维生素 D 的复合制剂如碳酸钙 D_3 等。碳酸钙含钙量高，人体吸收率高，易溶于胃酸；枸橼酸钙含钙量较低，水溶性较好，可减少肾结石的发生，适用于胃酸缺乏和有肾结石风险者。钙在体内吸收达到一定值后，即使摄入量增加，吸收也不能同步增加，所以补钙的剂量以推荐允许量为好，与饮食钙量、钙吸收、排泄、钙储存都有关系，并不是越多越好。

碳酸钙 D_3

本品为复方制剂，含碳酸钙和维生素 D_3。

【商品名】 钙尔奇 D、凯思立 D、朗迪等。

【剂型及规格】 钙尔奇 D，片剂，600mg/ 片（相当于 600mg 钙，维生素 D_3 125IU）；朗迪，片剂，0.5g/ 片（相当于 500mg 钙，维生素 D_3 200IU）；碳酸钙 D_3 咀嚼片（钙尔奇 D），300mg/ 片（相当于 300mg 钙，维生素 D_3 60IU）。

【适应证】 钙补充剂，并帮助防治骨质疏松症。

【禁忌证】 高钙血症、高尿酸血症、有肾结石病史者以及维生素 D 增多症等。

【服药时间及其理由】

（1）服药时间：如果为了补钙，建议最好在晚饭后 1～1.5 小时或睡前咀嚼后咽下，或清晨服用。

（2）理由：①空腹服用可能会对胃黏膜产生刺激，而饭后马上服用易与食物中的草酸、纤维等物质分解后的脂肪酸结合，影响钙的吸收，在餐后 1 ～ 1.5 小时，胃液分泌相对旺盛（胃液的主要成分是稀盐酸），盐酸可以和碳酸钙反应生成易于人体吸收的钙离子，最大限度地补钙；②人体在夜间 12 时以后至凌晨，血钙最低，此时钙吸收会增强，钙能得到充分的吸收和利用，补钙效果更好。如果用于降磷，最好餐中嚼服，这样食物中的磷才能最大程度地与钙剂结合，生成磷酸钙，增加肠道中磷的排出。

【服药方法及服用剂量】 嚼碎后服用不仅利于钙离子吸收，还可减轻对胃黏膜的刺激，若不能耐受则用温开水送服。一般情况下，成人每次 1 片，每日 1 ～ 2 次，一日最大量不得超过 3 片。

【注意事项】

（1）心肾功能不全及肾结石患者慎用。

（2）少吃富含纤维素的食物如红薯、青菜、谷类、苹果等，因为钙会与纤维素结合成不易吸收的化合物。

（3）高钙血症患者禁服。

【不良反应及其防治措施】

（1）不良反应：①胃肠不适：嗳气、便秘、腹胀、腹痛、腹泻、胃肠胀气、恶心和呕吐等。防治措施：若腹部不适或便秘等症状明显，可换用枸橼酸钙，因枸橼酸钙对胃肠道的不良反应相对较小。②过量服用可发生高钙血症，偶可发生奶 - 碱综合征，即表现为高血钙、碱中毒及肾功能不全（因饮用牛奶及服用碳酸钙或单用碳酸钙引起）。

（2）防治措施：高钙血症和高钙尿症时应避免使用，超大剂量钙剂可能增加肾结石和心血管疾病的风险。补钙并不是越多越好，要注意用量，必要时监测血钙水平。

【药物相互作用】

（1）本品不宜与洋地黄类药物合用。

（2）大量饮用含乙醇和咖啡因的饮料以及大量吸烟，均会抑制钙剂的吸收。

（3）大量进食富含纤维素的食物能抑制钙的吸收，因钙与纤维素结合成不易吸收的化合物。

（4）本品与苯妥英钠及四环素类抗生素同用，二者吸收减低。

（5）维生素 D、避孕药、雌激素能增加钙的吸收。

（6）本品与噻嗪类利尿药合用时，因增加肾小管对钙的重吸收而易发生高钙血症。

（7）本品与含钾药物合用时，应注意心律失常。

（8）钙剂中的钙离子可与氟喹诺酮类药物发生络合，致药物吸收障碍，降低药物血药浓度 - 时间曲线下的面积（AUC），易造成抗感染治疗失败。

（9）与钙通道阻滞剂如硝苯地平合用，血钙可明显升高。

【疗效判断、疗程及停药时机】 定期检测血钙、磷及维生素 D 水平；建议 6 ～ 12 个月检测 1 次骨密度，了解骨密度的改善情况。若骨密度明显改善，可延长至 2 ～ 3 年检查 1 次。具体疗程根据检查结果而定，尚没有明确规定。发现血钙高于正常值时要及时停药，必要时需行降钙治疗。

【药物作用机制】 本品所含钙参与骨骼的形成与骨折后骨组织的再建，维持神经与肌肉的正常兴奋性和降低毛细血管通透性等作用，维持其正常渗透压、还参与凝血机制，保持血液酸碱平衡等；所含的维生素 D 能参与钙和磷的代谢，促进其吸收并对骨质形成有重要作用。二者联用能达到更好疗效。

（二）维生素 D 及其类似物

维生素 D 包括维生素 D_2、D_3 以及维生素 D 的代谢活性物骨化二醇、骨化三醇等。普通维生素 D 由小肠吸收，充足的维生素 D 可增加肠钙吸收，促进骨骼矿化，保持肌力，改善平衡能力和降低跌倒风险。维生素 D 不足可致继发性甲状旁腺功能亢进，增加骨吸收，进而引起或加重骨质疏松症。但维生素 D 不能直接发挥生理作用，需要在体内经过肝、肾转换成活性维生素 D（包括骨化三醇和 α- 骨化醇）才能发挥其最大作用。而肝肾衰竭后，维生素 D 在体内的转化不能顺利完成，身体内的活性维生素 D_3 就需要直接补充。对于肝移植及肾移植后功能不全的患者，维生素 D 的转化会受到不同程度的影响，骨化三醇作为补充活性维生素 D_3 的最有效形式，是肝功能不全及透析患者最常用的药物。骨化三醇是维生素 D_3 的最重要活性代谢产物之一，能促进肠道对钙磷的吸收，减少尿中钙磷的排泄，并调节骨的形成和矿化，而且有助于增强肌力，提高神经肌肉协调性，防止跌倒倾向。维生素 D 还具有调节细胞生长分化及免疫调节作用。人体内的骨化三醇是由胆固醇经过皮肤、肝、肾中特定酶的作用转化而来的，通过食物中摄取维生素 D_3，以及接受阳光中紫外线照射，都能起到促进骨化三醇的合成。而在肾衰患者体内，骨化三醇的合成是减少的。骨化三醇的服用时间、剂量不同，效果也是有很大区别的。

活性维生素 D 较普通维生素 D 在预防骨量流失和降低骨折发生率方面更有优势，并降低跌倒风险。活性维生素 D 及其类似物不需肾 1α 羟化酶羟化就有活性，更适于老年人、肾功能减退者及 1α 羟化酶缺乏或减少者，不推荐作为日常补充用。

骨化三醇

骨化三醇是维生素 D_3 的最重要活性代谢产物之一，通常在肾内由其前体 25- 羟基维生素 D_3 转化而成，每日正常生理性生成量为 0.5 ～ 1.0μg，并在骨质合成增加期内（如生长期或妊娠期）其生成量稍有增加。骨化三醇促进肠道对钙的吸收并调节骨的矿化。单剂量骨化三醇的药理作用可持续 3 ～ 5 天。骨化三醇在调节钙平衡方面的关键作用，包括对骨骼中成骨细胞活性的刺激作用，为治疗骨质疏松症提供了充分的药理学基础。肾性骨营养不良的患者，口服本品使肠道吸收钙的能力恢复正常，纠正低血钙，降低过高的血碱性磷酸酶和血甲状旁腺素水平。本品能减轻骨与肌肉疼痛，并矫正发生在纤维性骨炎和其他矿化不足中的组织学改变。

【商品名】　罗盖全、盖三淳等。

【剂型及规格】　胶丸，0.25μg/ 粒；软胶囊，0.25μg/ 粒、0.5μg/ 粒。

【适应证】　绝经后和老年性骨质疏松症；慢性肾衰竭患者的肾性骨营养不良；手术后甲状旁腺功能低下；维生素 D 依赖性佝偻病；自发性甲状旁腺功能低下；低血磷性维生素 D 抵抗型佝偻病；假性甲状旁腺功能低下。

【禁忌证】　本品禁用于与高血钙有关的疾病及对维生素 D 过敏者，也禁用于有维生素 D 中毒迹象的患者。肾结石患者慎用。

【服药时间及其理由】

（1）服药时间：进食或空腹服用皆可，理由是药物的吸收不受食物的影响。但对于改善慢性肾衰所致肾性骨营养不良及继发性甲状旁腺功能亢进患者，建议睡前服药。

（2）理由：夜间经肠道吸收的钙量最少，容易发生低血钙，睡前服用既可以避免夜间低钙血症的发生，还可以抑制甲状旁腺激素夜间的分泌高峰，从而降低甲状旁腺激素水平，进而改善肾性骨病的情况。

【服药方法及服用剂量】 用温水吞服。

（1）偏重于补钙者：成人一般初始剂量为每次1粒（0.25μg），每日1～3次，维持剂量每次0.25～0.5μg，维持剂量根据血钙磷水平的具体情况调整，必要时需要同时补钙。

（2）偏重于降甲状旁腺素者：血钙正常或偏低，而甲状旁腺激素偏高，可以用骨化三醇来控制甲状旁腺素。常用维持剂量为睡前服，每次1～4粒，根据钙、磷、甲状旁腺素等指标来具体调整剂量。每次4粒以上，比如5～8粒或者10～12粒等，都属于冲击剂量。在使用冲击剂量时，就要更加严密监测钙、磷、甲状旁腺激素的指标。

（3）绝经后骨质疏松：推荐剂量为每次0.25μg，每日2次。服药后分别于第4周、第3个月、第6个月监测血钙和血肌酐浓度，以后每6个月监测1次。

（4）肾性骨营养不良（包括透析患者）：起始阶段的每日剂量为0.25μg。血钙正常或略有降低的患者隔日0.25μg即可。如2～4周内生化指标及病情未见明显改善，则每隔2～4周将本品的每日用量增加0.25μg，在此期间至少每周测定血钙2次。大多数患者最佳用量为每日0.5～1.0μg。

（5）甲状腺功能低下和佝偻病：推荐起始剂量为每日0.25μg，晨服，如生化指标和病情未见明显改善，则每隔2～4周增加剂量。在此期间，每周至少测定血钙浓度2次。甲状旁腺功能低下者，偶见吸收不佳现象，因此这类患者需要较大剂量。

【注意事项】

（1）治疗期间应注意发生高血钙的可能：密切监测血钙磷和尿钙磷及肾功能，特别是同时补充钙剂者，一旦血钙高于正常应立即停止服用本品，直至血钙正常。

（2）骨化三醇能促进肠道对磷的吸收，若出现高磷血症要口服适量的磷结合剂或减少磷质摄入量将血磷保持在正常水平。

（3）补充钙剂需适量：超大剂量补充钙剂可能增加肾结石和心血管疾病的风险。

（4）服用本品时必须避免脱水，故应保持适当的水摄入量。

（5）慢性肝、肾功能不全者对本药清除缓慢，应适当减少用药剂量。

【不良反应及其防治措施】 一般无明显不良反应，但长期大剂量服用可出现不良反应。

（1）不良反应。①高钙血症：可引起胃肠道症状如恶心、呕吐、腹胀、便秘、腹泻等，引起神经精神方面如头痛、头晕、肌无力、失眠、兴奋及记忆减退等。②高钙尿症和肾结石：可导致血肌酐升高。③维生素D中毒：常见非特异性症状包括恶心、呕吐、食欲缺乏、厌食、多尿、体重减轻、心律失常等；明显症状包括因慢性持续血钙水平升高导致血管和组织钙化，影响心脏、血管和肾脏。④软组织钙化：过多的钙负荷可致血管钙化、肾与关节等软组织钙沉积及其导致的血压升高、心血管事件增加及肾衰竭等。⑤引起肝转氨酶升高等。

（2）防治措施。平时应检测血钙、尿钙及维生素D水平，特别是同时补充钙剂者，如果发现高钙血症和高磷血症应立即停药，若严重高钙血症需要补液支持性措施，并用利尿药和输液治疗。对于轻中度升高者，因骨化三醇的半衰期较短，停药或减量数天后升高的血钙即恢复正常范围，待血钙恢复正常值范围，可重新考虑减量给药。如果钙仍高于正常，可使用磷酸盐和皮质类固醇治疗，同时给予适当利尿处理。

【药物相互作用】

（1）在肾移植中与环孢素 A 合用，可减少环孢素 A 的不良反应。

（2）与噻嗪类利尿药（如氢氯噻嗪）合用会增加高钙血症的危险。

（3）与钙剂联用时，增加高血钙风险。

（4）降血脂药考来烯胺、含铝抗酸药如氢氧化铝可妨碍本药在肠道吸收，避免合用。

【疗效判断、疗程及停药时机】

（1）疗效判断：根据血钙、甲状旁腺素、骨密度等综合判断，最好最安全的做法是检测血清 25-（OH）D_3 作为评价维生素 D 状态的参考。服用骨化三醇 1 ～ 3 天即可起效，停药后 2 ～ 3 天其作用消失。

（2）疗程及停药时间：目前没有明确的具体疗程，但对于抗骨质疏松症的治疗应至少坚持 1 年，一般为 3 ～ 5 年。针对不同的目的常需要长期维持性治疗，但若出现高钙血症即应减量或立即暂停使用，骨密度改善后可以短期停用。

【药物作用机制】

（1）维生素 D 是调节钙磷代谢的关键物质，可以促进肠钙吸收，提高血钙浓度，为钙在骨中沉积和矿化提供原料，促进骨的形成。它也可通过增加肠钙吸收，间接抑制甲状旁腺素（PTH），或者直接抑制甲状旁腺细胞增生，从而抑制 PTH 合成，并最终降低 PTH 对骨质的吸收。

（2）具有免疫调节功能，可以抑制免疫应答，对移植排斥反应和多种自身免疫疾病有抑制作用。

（三）双磷酸盐类药物

该类药是一种与钙有高度亲和力的人工合成化合物，可特异性结合到骨重建活跃的骨表面，可显著抑制骨吸收，降低骨的代谢转换率，促进破骨细胞凋亡，从而提高骨密度。特别是在提高腰椎和髋部骨密度，降低椎体及髋部等部位骨折风险显著。早期应用能起到防止骨量丢失的良好作用，降低骨折发生率，还有明显止痛效果。因其服用方便（每周 1 次）、不良反应小，且防治骨质疏松以及骨折疗效显著，目前是国内外治疗绝经后骨质疏松症、老年骨质疏松症以及糖皮质激素相关性骨质疏松症的一线用药，尤其适用于甲状旁腺功能亢进症、高转换型绝经后骨质疏松又不宜用雌激素治疗者。常用的口服双磷酸药物包括阿仑膦酸钠、利塞膦酸钠、依替膦酸二钠 / 羟乙磷酸钠等。

阿仑膦酸钠

【商品名】　福善美、固邦等。

【剂型及规格】　片剂，10mg/ 片、70mg/ 片。

【适应证】　主要用于预防和治疗骨质疏松症，如治疗绝经妇女骨质疏松症、应用肾上腺皮质激素所致的骨质疏松症及男性骨质疏松症；也可用于预防髋部和脊柱骨折（椎骨压缩性骨折）以及各种原因引起的高钙血症。

【禁忌证】　禁用于对本药过敏者、严重低钙血症、骨软化症患者、严重肾功能不全者

（肌酐清除率小于 35mL/min）、反流性食管炎、胃和十二指肠溃疡、不能保持站立或坐姿 30 分钟者。慎用于轻中度肾功能不全者、活动性上消化道疾病患者。

【服药时间及其理由】 早上空腹服药，即在早餐前至少 30 分钟空腹服用，并且服药半小时内不要服用其他药物或食物。理由是胃肠对双磷酸盐的吸收率很低，空腹服用可增加其吸收利用率。

【服药方法及服用剂量】 避免咀嚼或碾碎药片，以防引起口咽部溃疡。

（1）服用方法：温开水送服，要用 200 ～ 300mL 足量白开水送服，避免用咖啡、茶、牛奶、各种饮料甚至矿泉水替代清水，且用药后至少 30 分钟方可进食，在服用前后 30 分钟内不宜饮用牛奶、奶制品和含较高钙的饮料，以避免食物影响药物的吸收，致使药效下降。因药品规格不同，服用方法也不同，对于 70mg/ 片规格的，口服每周 1 次，每次 1 片，且在每周固定的一天早上空腹服用；对于 10mg/ 片规格的，应每日 1 次，每次 1 片。

（2）理由：食物、牛奶、咖啡及果汁等会降低阿仑膦酸钠的吸收，同时阿仑膦酸钠可能对食道和胃黏膜产生局部刺激，因此在服药后 30 分钟内应保持上半身直立，不宜躺卧，且应避免进食任何食品和药品，以免药物反流造成对食管的损害。

【注意事项】

（1）使用该药前必须先纠正低钙血症，并且在服药期间需补充钙剂，对于应用糖皮质激素者更需摄入足量的钙和维生素 D。服药期间不能同时加服钙剂，应在餐后与服用本品时间隔 2 小时服用，推荐每日钙摄入量约为 500mg，分 3 次口服。

（2）服药后 30 分钟内和当天第一次进食前应避免躺卧，服药后即卧床有可能引起食道刺激或溃疡性食管炎。本品不能在就寝时和清晨起床前服用，否则会增加食道不良反应的发生。

【不良反应及其防治措施】 如果服用不当，会造成严重的不良反应。

（1）不良反应：胃肠道反应（恶心、呕吐、腹胀、腹痛、腹泻、便秘、消化不良等，也可能出现食管炎、食管糜烂及食管溃疡等）、肌肉骨骼疼痛和痉挛、神经系统反应及味觉颠倒、过敏反应等，其中以胃肠道反应最为常见，因此，服用时需特别注意。

（2）防治措施：如出现吞咽困难或疼痛、胸骨后疼痛、新发或加重的胃灼热、食管炎、胃炎或溃疡等，可以适当延长用药间隔，如每 2 周服用 1 次。用药后出现症状不可以诱导呕吐，应保持直立，可服用牛奶或抗酸药以结合该药。此外，由于本药不经代谢即以原形随尿液排出，所以禁用于严重肾功能不全者（肌酐清除率小于 35mL/min），对于轻、中度肾功能不全者也应慎用或酌情减量。在应用期间多饮水，促进药物排泄，减少其可能对肾脏的损害。

【药物相互作用】 如果同时服用钙补充制剂、抗酸药和其他口服药物可能会干扰该品的吸收。与阿司匹林肠溶片及其他可引起胃肠道刺激的药物合用会增加上消化道不良反应。因此，患者在服用该品以后，必须等待至少半小时后，才可服用其他药物。

【疗效判断、疗程及停药时机】

（1）疗效判断：增加患者腰椎、髋部以及全身的骨密度。骨密度随着双膦酸盐治疗时间的延长逐年增加，但会逐渐变缓，如果较早停药，骨密度会逐渐回复到治疗前的水平。明显降低腰椎和髋部等易发骨折部位的骨折风险。对于器官移植患者，建议在治疗开始时和治疗期间的第 6、12 个月监测骨密度，同时化验钙、磷、镁、甲状旁腺素及骨转换标记物等，随后每年监测 1 次。

（2）疗程及停药时机：抗骨质疏松药可以减少骨质疏松相关性骨折的发生，但不建议长期使用，因长时间使用会增加非典型股骨骨折风险。对于口服双膦酸盐的疗程一般不超过 5 年，而对于骨质疏松严重、骨折风险高的患者，可连续治疗 6～10 年。一般来说，要有效抑制骨质疏松患者的破骨细胞功能，连续服用阿仑膦酸钠的时间至少需要 6～12 月。当然，服用阿仑膦酸钠的时间也并非越长越好，以免过度抑制骨骼代谢，而出现非典型骨折等严重并发症。可根据检查结果决定是继续用药或停药观察。当骨密度改善、骨折风险明显降低，可以考虑暂停阿仑膦酸钠 3～5 年。由于阿仑膦酸钠停用后，其抗骨质疏松性骨折的作用可能会保持数年。

【药物作用机制】 双膦酸盐类药物，属于骨代谢调节剂，能抑制破骨细胞活性，并通过成骨细胞间接起抑制骨吸收作用。本药与骨内羟磷灰石具强亲和力，主要作用于破骨细胞，可抑制破骨细胞的活性，减慢骨吸收，防止骨丢失。本药能增加骨密度，抗骨吸收活性较强，无抑制骨矿化的作用。该药口服后主要在小肠内吸收，吸收入血后迅速被骨组织摄取，主要与骨的羟磷灰石结合，最终 20%～60% 贮存于骨中，长期存留可达 10 年以上。

（四）降钙素

降钙素是一种钙调节激素，为骨吸收抑制剂，通过抑制破骨细胞的骨吸收，从而减少骨丢失，增加骨量，可降低锥体骨折风险。降钙素药物另一突出特点是能明显缓解骨痛，对骨质疏松骨折、骨骼畸形引起的慢性疼痛以及骨肿瘤引起的骨痛均有效。临床常用的剂型是鼻喷剂和注射剂，由于本品口服后在胃液内迅速降解而被灭活，目前降钙素没有口服制剂，在此仅论及经鼻腔给药的鲑鱼降钙素鼻喷剂。因其具有使用方便、给药后起效时间快、具有一定的镇痛功能，并有促进骨痂生长和骨质量提高的意义而成为治疗原发性与继发性骨质疏松症的一线药物之一。

鲑鱼降钙素鼻喷剂

【商品名】 密钙息、金尔力等。

【剂型及规格】 鼻喷剂，2mL（4400IU）/ 瓶；3.5mg（28 喷）/ 瓶；20μg（16 喷）/ 瓶等。

【适应证】 ①骨质疏松症，包括绝经后骨质疏松症、老年性骨质疏松症，继发性骨质疏松症（如继发于皮质激素治疗或制动）；②高钙血症和高钙危象，包括由甲状旁腺功能亢进或为防止进行性骨量丢失。

【禁忌证】 已知对鲑鱼降钙素或本品中其他赋形剂过敏者。

【用药时间及其理由】

（1）用药时间：睡前半小时用药。

（2）理由：有利于发挥药物疗效及减轻不良反应。

【用药方法及用药剂量】

（1）用药方法：将喷头插入一侧鼻孔，喷头不要直接顶在鼻腔侧壁上，确保瓶口与鼻腔呈直线，以便喷剂充分扩散。喷压 1 次后，用鼻腔深吸气几次，以免药液流出，不要立即用鼻孔呼气；如果一次用药喷两次，则在另一鼻孔重复操作 1 次。

（2）用药剂量：每次鼻喷 200IU，每日或隔日 1 次。

【注意事项】

（1）开封前应置于冰箱冷藏保存（2～8℃）。首次使用时，从冰箱内取出后，室内放置 20 分钟，待喷鼻剂恢复到室温后使用。一旦开启使用，药品应贮藏在室温下，保持药瓶直立，无须放回冰箱，并且在 1 个月内用完。

（2）为防止进行性骨量丢失，在使用本品的同时应根据个体需要给予适量的钙剂和活性维生素 D 等。

（3）该药是一种多肽，有发生全身性过敏反应的可能，对于有过敏倾向的患者要慎重，必要时做过敏试验。

（4）治疗期间，应定期检查血钙磷及肾功能，应根据血钙及不良反应等而调整剂量。

（5）治疗高钙血症时应限制使用钙剂、维生素 D 及其代谢物。治疗高钙血症过程中，若出现血钙降低后又上升，可加大剂量，也可加用糖皮质激素如泼尼松，以恢复其降血钙作用。大剂量短期给药时，需注意少数患者易引起继发性甲状旁腺功能减退症。

【不良反应及其防治措施】 本品可引起恶心、呕吐、头晕、轻度面部潮红伴热感，罕见多尿和寒战。这些反应呈剂量依赖性，通常可自动消退，仅极少数患者需暂时性减少剂量。偶有发生过敏反应者，对蛋白质过敏者可能对本品过敏，宜慎用或禁用。

【药物相互作用】

（1）降钙素与锂合用可能导致血浆中锂浓度下降。锂的剂量可能需要调整。

（2）抗酸药和导泻药因常含钙或镁、铁等金属离子而影响本药吸收，故不宜合用。

（3）本品与氨基糖苷类抗生素合用，可诱发低钙血症，应慎用。

【疗效判断、疗程及停药时机】

（1）疗效判断：增加骨质疏松症患者腰椎和髋部骨密度，降低椎体及非椎体（不包括髋部）的骨折风险。疼痛改善效果出现大概需要 2～6 周。

（2）疗程及停药时机：鲑鱼降钙素的应用疗程没有明确规定，因有潜在增加肿瘤风险的可能，大部分建议短期应用，连续使用时间一般不超过 3 个月。使用本品时如发生过敏反应，应立即停药，并予以对症治疗。治疗过程中如出现耳鸣、眩晕、哮喘等也应立即停药。

【药物作用机制】

（1）对骨作用：直接抑制破骨细胞的生成和活性，抑制骨基质分解和骨盐溶解；加速破骨细胞、间质细胞转化为成骨细胞，增强成骨作用，降低血钙及血磷浓度。

（2）对肾脏作用：直接抑制肾小管对钙、磷重吸收，从而使尿磷、尿钙排出增多；抑制肾 1α- 羟化酶而间接抑制小肠钙磷的吸收。

（3）对胃肠道作用：可抑制肠道转运钙以及胃酸、促胃液素和胰岛素等的分泌。

（4）缓解骨痛作用：可抑制疼痛介质释放，阻断其受体，增加 β- 内啡肽释放，起到周围性和中枢性镇痛作用，有效缓解骨痛。止痛作用一般在应用降钙素的第二周出现。

（五）选择性雌激素受体调节剂

选择性雌激素受体调节剂为人工合成，结构类似雌激素的化合物，属选择性雌激素受体调节药，不是雌激素，与雌激素受体结合后，在不同靶组织致受体空间构象发生不同改变，而发挥类似或拮抗雌激素的不同生物效应。也不会对女性的子宫内膜和乳腺上皮细胞产生刺激增生的作用，主要通过抑制骨吸收、增加骨密度、降低椎体骨折发生风险而发挥抗骨质疏松作用，临床常用的代表性药物为盐酸雷洛昔芬，用于治疗骨质疏松有其独特的选择性作用。

盐酸雷洛昔芬

【商品名】 易维特、贝邦等。

【剂型及规格】 片剂，60mg/片。

【适应证】 主要用于绝经妇女骨质疏松症的防治，同时能降低女性乳腺癌风险。

【禁忌证】 ①既往有或现在患有静脉血栓栓塞性疾病者，包括深静脉血栓、肺栓塞和视网膜静脉血栓者等；②肝功能不全包括胆汁淤积者；③严重肾功能不全者；④原因不明的子宫出血和患有子宫内膜癌患者；⑤慎用于绝经前妇女。

【服药时间及其理由】 每天的任一固定时间，空腹或与食物一起服药。理由是服药时间不受饮食影响。

【服药方法及服用剂量】 口服，推荐剂量为每日1次，每次60mg（1片）。

【注意事项】

（1）有轻度增加静脉栓塞的风险，故有静脉栓塞病史及有血栓倾向者如长期卧床和久坐者禁用。

（2）本品不会引起子宫内膜增生的发生，但治疗期间如出现任何子宫出血应及时做妇科检查。

（3）少数患者服药期间会出现潮热和下肢痉挛症状，潮热症状严重的围绝经期妇女暂时不宜用。

（4）有血栓高发倾向者不宜使用；长期卧床、肢体制动、长期不动状态（手术、长途汽车、海外旅行长时间飞行等）者建议停药一段时间。

（5）本品不适用于男性。

（6）不推荐在骨折急性期使用。

（7）如果每天的食物摄入量不够，建议补充钙和维生素D。

（8）用药期间，应定期检查骨密度、血常规、生化等。

【不良反应及其防治措施】

（1）外周水肿、出汗、潮热、下肢痛性痉挛等更年期症状的加重最常见，这是因为本品会造成低雌激素症状如血管扩张（潮热）和小腿痛性痉挛等。

（2）血栓的风险增加：发生静脉血栓事件的危险性最大的时期为治疗初始时4个月内，发生浅表性静脉血栓性静脉炎的患者少于1%。防治措施：对于正在或既往患有静脉血栓栓塞性疾病者禁用；平时预防长期不动状态（如长途汽车、手术等）；若发现血栓形成，应停药，加用抗凝治疗。

（3）罕见头痛、类流感样综合征、皮疹、血压升高。

【药物相互作用】

（1）与华法林合用可轻度减少凝血酶原时间。

（2）不能与左甲状腺素合用。

（3）与考来烯胺同用可显著降低雷洛昔芬的吸收和肝肠循环。

【疗效判断、疗程及停药时机】

（1）疗效判断：能提高骨密度，显著降低椎体骨折及乳腺癌发生风险。用药期间应定期检查骨密度。

（2）疗程与停药时机：目前没有明确的推荐疗程，但治疗第一年的效果最明显，所以建议治疗应至少坚持 1 年，一般为 3～5 年，研究发现 3 年以上的抗骨质疏松治疗没有明显的抗骨折作用，若停止药物治疗的患者必须定期监测骨吸收标志物以及骨密度，必要时继续用药。

【药物作用机制】 雷洛昔芬是一种选择性雌激素受体调节剂，具有雌激素激动作用或拮抗活性。本品对骨骼和心血管系统有雌激素激动作用，对乳房和子宫有雌激素拮抗作用，而没有雌激素的诸多不良反应，可使骨矿物质密度增加，防止绝经后骨质丧失；降低总胆固醇、低密度脂蛋白胆固醇、纤维蛋白原和脂蛋白 A 水平，不影响三酰甘油、高密度脂蛋白胆固醇；不会刺激乳腺和子宫内膜，不增加乳腺癌和子宫内膜癌的危险。

二、甲状旁腺功能亢进症用药

从理论上讲，肝移植、肾移植、胰岛移植等治疗终末期肝衰竭、肾衰竭和糖尿病应使并发的骨病得到纠正，但由于大量免疫抑制剂的使用及骨代谢的特殊性，往往会出现或加重骨病，因此必须引起足够的重视。尤其是肾移植患者，在移植术前的慢性肾功能不全期间，甲状旁腺长期受到低血钙、低血镁或高血磷刺激，会分泌过量甲状旁腺激素（PTH）以提高血钙、血镁及降低血磷，因此伴有不同程度的甲状旁腺增生，呈现出甲状旁腺功能亢进性骨病，如骨质疏松、骨软化症、骨硬化症及纤维性骨炎等，还可发生肾结石。适量补充钙剂和维生素 D 可以有效减少此症的发生。对于透析时间长，不注意补充钙剂及维生素 D 的患者，发生此症的概率较高。甲状旁腺长期受刺激还会形成自主结节或腺瘤，PTH 呈自主分泌不受血钙的调节，这些患者在去除甲状旁腺功能亢进症刺激后（如肾移植后），甲状旁腺功能亢进症症状仍持续加重，必要时需要手术切除功能甲状旁腺自主的增生或肿瘤。对于继发性甲状旁腺功能亢进症常用药除了钙剂和维生素 D 制剂外，还有盐酸西那卡塞。

盐酸西那卡塞

【商品名】 盖平、嘉格平等。

【剂型及规格】 片剂，25mg/ 片。

【适应证】 用于治疗慢性肾病（CKD）维持性透析患者的继发性甲状旁腺功能亢进症。

【禁忌证】 慎用于低钙血症、有癫痫史、肝功能异常、有消化道出血或溃疡史者。

【服药时间及其理由】 建议患者随餐服用或餐后立即服用，每天定时给药。理由是减少胃肠道不适症状，维持药物的规律波动。

【服药方法及服用剂量】 药品需整片吞服，不建议切分后服用。初始剂量为25mg，7～10天检验，在充分观察患者的全段甲状旁腺激素（IPTH）及血清钙浓度、血清磷浓度的基础上，可逐渐将剂量由 25mg 递增至 75mg，每日 1 次。如甲状旁腺功能亢进仍未得到纠正，每日可给予最大剂量100mg。增量时，增量调整幅度为每次 25mg，增量调整间隔不少于 3 周。

【注意事项】

（1）该药具有降低血钙浓度的作用，因此应在确定患者无血清钙降低后再开始使用。

在服药过程中应定期测定血清钙值，避免发生低钙血症，以防低钙导致的心律失常。

（2）此药通常与骨化三醇联合使用，以达到既不降低血钙又更好地降低甲状旁腺激素水平的作用。

【不良反应及其防治措施】

（1）低钙血症：可表现为 QT 间期延长、麻痹、肌肉痉挛、情绪低落、心律不齐、血压下降等临床症状，因此需在本品的给药初期阶段及剂量调整阶段每周测定 1 次血清钙浓度、在维持期至少每 2 周测定 1 次血清钙浓度。出现低钙血症等症状时，应立即检测血清钙浓度，发现有低钙血症，立即补钙，或联合补钙提前预防。

（2）出现恶心呕吐、胃部不适等消化系统症状，严重的也可能出现消化道出血及溃疡：饭后服药，若症状明显应立即停用本品并采取对症治疗措施。

【药物相互作用】　本品主要经 CYP3A4 代谢，因此与 CYP3A4 抑制剂（如酮康唑、伊曲康唑、琥乙红霉素）合用或与 CYP3A4 代谢相关的药物（如他克莫司、环孢素 A 等）均可导致药物浓度增高,应严密监测患者他克莫司及环孢素 A 药物浓度,以及 PTH 和血钙浓度。

【疗效判断、疗程及停药时机】

（1）对矿物质代谢的影响：血 PTH、钙、磷水平及钙磷乘积均明显下降。

（2）减轻甲状旁腺增生骨代谢的实验室指标，使其可基本恢复正常，并能明显改善运动障碍、骨痛等肾性骨病的症状。减轻血管钙化。

【药物作用机制】　本品是一种被称为拟钙剂的化合物，这种化合物变构作用于甲状旁腺细胞膜表面存在的钙受体，转移拟钙的信号，对甲状旁腺激素分泌的抑制作用与血清钙离子浓度升高时相似。通过作用于甲状旁腺细胞表面存在的钙受体，进而抑制 PTH 的分泌而降低血清 PTH 浓度，从而降低血清钙、血清磷及血清钙磷乘积水平;还具有松弛血管、降低血压、调节肾素等作用；能够对异位钙化引起的心血管疾病的发生及进展起到抑制作用；还可有效缩小甲状旁腺细胞增生增殖、减少甲状旁腺切除术的手术率、延缓甲状旁腺切除术的发生时间，并能减少骨折风险，有降低住院率和死亡率的趋势。

器官移植术后常用抗骨质疏松药与治疗甲状旁腺功能亢进症的药物见表 2-20。

表 2-20　器官移植术后常用抗骨质疏松药与治疗甲状旁腺功能亢进症的药物

药物类别	代表性口服药	适应证	服药时间、用法用量	不良反应	注意事项
抗骨质疏松药：钙制剂	碳酸钙片/咀嚼片/胶囊（含钙40%）	用于预防和治疗钙缺乏症，如骨质疏松、手足抽搐症、骨发育不全、佝偻病以及儿童、妊娠和哺乳期妇女、绝经期妇女、老年人钙的补充。禁用于高钙血症、高钙尿症、含钙肾结石或有肾结石病史患者	餐后 1～1.5 小时或睡前嚼服。每日 1～6 片，分次饭后服用。临睡前服用可使钙得到充分吸收	①嗳气、便秘。②过量服用也可发生高钙血症	慎用于心肾功能不全者。大量饮用含乙醇和咖啡因的饮料以及大量吸烟，均会抑制钙剂的吸收。大量进食富含纤维素的食物能抑制钙的吸收;维生素D、避孕药、雌激素能增加钙的吸收。含铝的抗酸药与本品同服时，铝的吸收增多。与噻嗪类利尿药合用时，易发生高钙血症

续表

药物类别	代表性口服药	适应证	服药时间、用法用量	不良反应	注意事项
抗骨质疏松药：钙制剂	葡萄糖酸钙片／含片／口服溶液（含钙9%）	用于预防和治疗钙缺乏症，如骨质疏松、手足抽搐症、骨发育不全、佝偻病，以及妊娠和哺乳期妇女、绝经期妇女钙的补充。禁用于高钙血症、高钙尿症、含钙肾结石或有肾结石病史患者	餐后1～1.5小时或睡前嚼服。含片可含化或咀嚼后服用。成人每次1～4片，每日3次。口服溶液一次1～2支，每日3次	偶见便秘及高钙血症	①心肾功能不全者慎用。②大量饮用含乙醇和咖啡因的饮料以及大量吸烟，均会抑制口服钙剂的吸收。③大量进食富含纤维素的食物，能抑制钙的吸收；与钙通道阻滞剂（如硝苯地平）同用，血钙可明显升高至正常以上，但盐酸维拉帕米等的作用则降低
	乳酸钙咀嚼片／颗粒（含钙13%）	同上	餐后1～1.5小时或睡前嚼服。咀嚼片咀嚼后咽下，每日1片	同上	同上
抗骨质疏松药：维生素D及其类似物	骨化三醇胶丸／软胶囊（罗盖全、盖三淳等）	绝经后和老年性骨质疏松症；慢性肾衰竭患者的肾性骨营养不良；手术后甲状旁腺功能低下；维生素D依赖性佝偻病；自发性甲状旁腺功能低下；低血磷性维生素D抵抗型佝偻病；假性甲状旁腺功能低下。禁用于高钙血症	进餐与否不影响药物疗效，但睡前服对改善低钙血症效果更佳。不同疾病用量稍有差异。①绝经妇女骨质疏松：推荐剂量为每次0.25μg，每日3次。服药后分别于第4周、第3个月、第6个月监测血钙和血肌酐浓度，以后每6个月监测1次。②肾性骨营养不良（包括透析患者）：起始阶段的每日剂量为0.25μg，血钙正常或略有降低的患者隔日0.25μg即可。大多数患者最佳用量为每日0.5～1.0μg。③甲状腺功能低下和佝偻病：推荐起始剂量为每日晨服0.25μg	可引起高钙血症，偶见的急性症状包括食欲减退，头痛，呕吐和便秘。慢性症状包括营养不良，感觉障碍，伴有口渴的发热、尿多、脱水、情感淡漠，发育停止以及尿路感染	本品用量须个体化，需及时复查血钙、血磷浓度，随时调整剂量。出现血钙高于正常或与肌酐增加有关的慢性高钙血症均应立即停用本品直至血钙正常。本品能增加磷的吸收，需定期监测血钙、磷水平。需要保持适当的水摄入量。由于骨化三醇是现有的最有效的维生素D代谢产物，故不需要其他维生素D制剂与其合用，从而避免高维生素D血症。如果患者由服用维生素D_3改服用骨化三醇时，则可能需要数月时间使血中维生素D_3恢复至基础水平

续表

药物类别	代表性口服药	适应证	服药时间、用法用量	不良反应	注意事项
抗骨质疏松药：双磷酸盐类药物	阿仑膦酸钠片（福善美、固邦等）	本品是骨代谢调节剂，可间接抑制骨吸收作用。适用于治疗绝经妇女骨质疏松症，以预防髋部和脊柱骨折（椎骨压缩性骨折）；也适用于治疗男性骨质疏松以增加骨量。禁用于低钙血症及难以坚持站立或端坐位30分钟者	早上空腹服，至少餐前30分钟服用，200mL以上温开水送服。70mg/片，口服每次1片，每周1次；10mg/片，口服每次1片，200～300mL温开水送服，服药后30分钟内避免平卧，应保持直立体位（站立或坐立）；此期间应避免进食牛奶、果汁等任何食品和药品	可有腹痛、腹泻、恶心、便秘、消化不良，如不按规定服用方法者可有食道溃疡，偶有血钙降低，短暂白细胞升高，尿红细胞、白细胞升高	开始使用本品治疗前，必须纠正钙代谢和矿物质代谢紊乱、维生素D缺乏和低钙血症。服用本品前后30分钟内不宜服用其他药物或饮用牛奶、奶制品和含较高钙的饮料，若服用其他药物至少间隔半小时以上；服药后不可立即卧床。至少30分钟之内和当天第一次进食前，患者应避免躺卧。轻、中度肾功能异常患者慎用。不宜同时使用2种双膦酸盐类药物。加服钙剂应在餐后且与服药时间间隔2小时
	利塞膦酸钠片	用于治疗和预防绝经后妇女的骨质疏松症	早上空腹服，至少餐前30分钟服用。35mg/片，口服每次1片，每周1次；5mg/片，口服每次1片，每日1次。具体服用方法参考阿仑膦酸钠	①可引起上消化道紊乱，表现为吞咽困难、食道炎、食道或胃溃疡，还可引起腹泻、腹痛、恶心、便秘等。②其他如流感样综合征、头痛、头晕、皮疹、关节痛等	①服药后2小时内，避免食用高钙食品（例如牛奶或奶制品）以及服用补钙剂或含铝、镁等的抗酸药物。②不宜与阿司匹林或非甾体抗炎药同服。③重度肾功能损害者慎用本品。④饮食中钙、维生素D摄入不足者，应加服这些药品。⑤勿嚼碎或吸吮本品。其他同阿仑膦酸钠

续表

药物类别	代表性口服药	适应证	服药时间、用法用量	不良反应	注意事项
抗骨质疏松药：双磷酸盐类药物	依替膦酸二钠片	本品为骨吸收抑制剂。在低剂量时，通过抑制破骨细胞活性，防止骨的吸收、降低骨转化率而达到骨钙调节作用。适用于绝经妇女骨质疏松症和男性增龄性骨质疏松症。禁用于严重肾损害及骨软化症患者，慎用于肾功能受损者	两餐间服用。每次0.2g，一日2次。本品需间隙、周期服药，服药2周后需停药11周为1周期，然后重新开始第二周期	可出现腹部不适、腹泻、便软、呕吐、口炎、头痛、咽喉灼热感、皮肤瘙痒、皮疹等症状。若出现皮肤瘙痒、皮疹等过敏症状时应停止服药	本品周期性服药停药期间可补充钙剂及维生素D_3。服药2小时内，避免食用高钙食品（例如牛奶或奶制品）以及含矿物质的维生素或抗酸药。其他同阿仑膦酸钠
抗骨质疏松药：降钙素	鲑鱼降钙素鼻喷剂（密钙息、金尔力等）	各种骨质疏松症。为防止进行性骨量丢失，在使用本品的同时应根据个体需要给予适量的钙和维生素D等	睡前半小时鼻内给药。200IU鼻喷，每日或隔日1次	可引起恶心、呕吐、头晕、轻度面部潮红伴热感，罕见多尿和寒战。这些反应呈剂量依赖性，通常可自动消退，仅极少数患者需暂时性减少剂量。偶可引起过敏反应	有过敏倾向的患者，用药前应做皮试；鼻黏膜发炎时可增加机体对本品的吸收，对于慢性鼻炎者应定期检查
抗骨质疏松药：选择性雌激素受体调节剂	盐酸雷洛昔芬片（易维特、贝邦等）	用于预防和治疗绝经妇女骨质疏松症，能显著地降低椎体骨折发生率。禁用于患有静脉血栓栓塞性疾病者、肝功能减退、严重肾功能减退、难以解释的子宫出血及子宫内膜癌患者	每天固定一个时间服用，不受饮食的影响。每次60mg，每日1次	常见的不良反应为潮热和腿痛性痉挛。偶有恶心、呕吐、腹痛和消化不良，还可发生静脉血栓栓塞，为严重的不良反应	仅用于绝经后妇女。可增加静脉血栓栓塞事件的危险性，若需长期卧床和久坐时不宜服用本品；治疗期间若出现任何子宫出血应全面检查；慎用于肝硬化及肝功能不全者。定期监测肝功能、血脂

续表

药物类别	代表性口服药	适应证	服药时间、用法用量	不良反应	注意事项
抗骨质疏松药：复合制剂	碳酸钙D$_3$片（钙尔奇）	补充钙，并帮助防治骨质疏松症。禁用于高钙血症、高尿酸血症	餐后1～1.5小时或睡前嚼服。成人，每次1片，每日1～2次，每日最大量不得超过3片	①嗳气、便秘、腹胀、腹痛、腹泻、胃肠胀气、恶心和呕吐等胃肠不适。②过量服用可发生高钙血症	同碳酸钙
	阿仑膦酸钠维D$_3$片（福美加）	治疗绝经妇女骨质疏松症以增加骨量，并降低骨折发生率，包括髋部和椎骨骨折（椎骨压缩性骨折）；治疗男性骨质疏松以增加骨量	服用方法同阿仑膦酸钠	同阿仑膦酸钠	钙补充剂、抗酸药和某些口服药物很可能干扰阿仑膦酸钠的吸收。因此，患者服用本品后必须至少1.5小时才能服用任何其他口服药物。治疗期间，应监测血清钙、磷水平，必要时检测25-羟维生素D及尿钙，出现高钙血症应暂停用药
甲状旁腺功能亢进症用药	盐酸西那卡塞片（盖平、嘉格平等）	用于治疗慢性肾病维持性透析患者的继发性甲状旁腺功能亢进症。慎用于有低钙血症、肝功能异常、消化道出血或溃疡病史者	应随餐服用，或餐后立即服用。药品需整片吞服，不建议切分后服用。初始剂量为成人25mg（1片），每日1次。根据甲状旁腺激素及血钙磷水平可逐渐将剂量由25mg递增至75mg，每日1次。增量调整幅度为每次25mg，增量调整间隔不少于3周	常见不良反应包括：消化系统症状（如恶心、呕吐、胃部不适、食欲缺乏、腹胀等）、低钙血症	本品可提高他克莫司或环孢素A药物浓度，合用时需慎重，需要监测药物浓度并适当调整剂量。给药初期及剂量调整阶段每周测定1次血清钙水平，在维持期至少每两周测定1次血清钙，出现低血钙应酌情使用钙剂或维生素D制剂

附：骨质疏松症的治疗处方举例

由于骨质疏松症的发生和发展常是多因素作用的结果，单一用药常不能明显改善骨质疏松，因此在治疗骨质疏松时多采用联合用药方案才能达到预期的效果。多种药物联合应用的组合形式应根据病情决定，一般推荐钙、维生素 D 作为基础治疗药，常与骨吸收抑制剂或骨形成促进剂联合使用，联用骨吸收抑制剂或骨形成促进剂对骨密度和骨转换有累加效应。需注意，通常不建议同时联用同一作用机制的抗骨质疏松药。个别情况为防止快速骨丢失，可考虑两种骨吸收抑制剂短期联用，如绝经妇女短期使用小剂量雌 / 孕激素替代与雷洛昔芬，降钙素类与双膦酸盐类短期联用。对于序贯治疗，《中国骨质疏松症防治指南》建议 PTH 类似物治疗结束后，应考虑序贯使用骨吸收抑制剂。

处方 1：钙剂 + 维生素 D。钙剂是治疗骨质疏松的基础用药，维生素 D 可以促进钙的吸收。至于骨化三醇 + 碳酸钙 D_3 这种联合用药方案并不能简单地认为不合理。如果联合用药，可能会增加高钙血症风险，需密切监测血钙水平。

处方 2：钙剂 + 维生素 D 和（或）雌激素及选择性雌激素受体调节剂。主要用于绝经妇女骨质疏松症。绝经妇女骨质疏松症与雌激素缺乏及钙代谢障碍有关，服用钙制剂对骨密度有保护作用，可以防止骨丢失，与雌激素尼尔雌醇联用可以提升激素水平，增加骨密度。两药物联用对治疗绝经妇女骨质疏松症具有一定疗效。如尼尔雌醇一次 2mg，每周 1 次，1 个月后改为 1mg，每周 1 次；维生素钙尔奇 D，每日 1 次，连续服用 3 个月。注意事项：由于尼尔雌醇雌激素作用较强，为避免使用时引起子宫内膜癌、乳腺癌的风险，建议服用尼尔雌醇 3 个月的最后 10 天加服安宫黄体酮 10mg，每日 1 次。而选择性雌激素受体调节剂盐酸雷洛昔芬不良反应相对较少。

处方 3：钙剂 + 骨化三醇和（或）双膦酸盐类药物。双膦酸盐如阿仑膦酸钠，可通过抑制破骨细胞活性，从而抑制骨吸收，进而增加骨量，发挥抗骨质疏松作用。骨化三醇主要是通过促进肠道对钙的吸收、提高成骨细胞活性、减少破骨细胞生成、降低甲状旁腺激素水平，来发挥抗骨质疏松作用。阿仑膦酸钠与骨化三醇作用机制不同，不存在重复用药问题，也不存在药理性拮抗作用，联合用药可以有效增强骨质疏松治疗效果。如阿仑膦酸钠每次 10mg，每日 1 次；同时口服骨化三醇每次 0.25μg，每日 2 次。服药时间 6 个月。

处方 4：阿仑膦酸钠 + 碳酸钙 D_3。阿仑膦酸钠通过抑制破骨细胞发挥抗骨质疏松作用。如果食物中摄入不足，所有骨质疏松症患者都应补充钙和维生素 D。目前阿仑膦酸钠维 D_3 片可很好地达到预期目的，每片中含 70mg 阿仑膦酸钠和 2800IU 的维生素 D_3。

处方 5：阿仑膦酸钠 + 阿托伐他汀钙。联用优势：阿仑膦酸钠可抑制破骨细胞活性，降低骨转换，减缓骨吸收速度；他汀类药物除了用于降低胆固醇及预防心血管疾病外，也可激活成骨细胞，促进骨合成代谢。两药物联用可显著改善骨密度，对治疗糖尿病伴有骨质疏松症具有一定疗效。如阿仑膦酸钠每次 70mg，每周 1 次；阿托伐他汀钙每次 10mg，每晚 1 次，服用时间为 1 年。

处方 6：钙剂 + 维生素 K_2 制剂。维生素 K_2 为新型钙吸收促进剂，口服吸收后，维生素 K_2 可生成骨蛋白质，再与钙共同生成骨质，增加骨密度，防止骨折，可用于骨质疏松症患者增加骨量。维生素 K_2 用于防治骨质疏松，属于超说明书规定用法，但已得到专家认同，并收入《中国骨质疏松症防治指南》。

上述联合治疗中，如果患者严重骨痛可加用降钙素治疗。其他氟制剂、序贯疗法等均需要在专科医生及有经验医生指导下规律使用。

第十一节　血液系统疾病用药

器官移植术前原发疾病大多存在血液系统疾病，如尿毒症所致贫血、肝功能不全所致贫血及白细胞或血小板减少、心肺疾病所致凝血异常等。器官移植术后会因为手术、免疫抑制剂的应用、合并感染及预防用药等都可能会导致血液系统异常，需要用药物去预防和治疗。血液系统常见的问题有贫血、白细胞减少、血小板减少及凝血异常等。常用的药物包括：①抗贫血药：铁剂（琥珀酸亚铁、硫酸亚铁、枸橼酸铁、多糖铁等）、叶酸、甲钴胺（维生素B_{12}）、十一酸睾酮等；②增白细胞药：利可君、肌苷、咖啡酸、氨肽素、鲨肝醇、小檗胺、地榆升白片；③血小板生成素类：艾曲泊帕、利可君、肌苷、咖啡酸、氨肽素；④抗凝血药：阿司匹林、氯吡格雷、华法林、沙班类（利伐沙班、阿哌沙班、依度沙班）、达比加群、舒洛地特等。

一、抗贫血药

器官移植术后，患者长期口服药物，影响食欲，可能出现铁或维生素的缺乏，引起贫血；部分药物还可能抑制造血，引起贫血；对于肾移植术后患者，肾脏能分泌促红细胞生成素，促红素与红系祖细胞表面受体结合，可促进红细胞的增殖与分化，促进红细胞的成熟，促进红细胞和血红蛋白的合成，肾衰竭时，可由于促红素分泌减少引起贫血。所以，对贫血患者，要仔细查找原因，对症下药。

（1）铁剂：用于缺铁引起的贫血。各种铁剂均可使用，最常用的为琥珀酸亚铁片。关于铁剂的应用，详见"电解质及微量元素"一节。

（2）叶酸片：用于叶酸缺乏引起的巨幼红细胞性贫血，详见"维生素及氨基酸类"一节。

（3）维生素B_{12}：用于维生素B_{12}缺乏引起的巨幼红细胞性贫血，详见"维生素及氨基酸类"一节。

（4）罗沙司他胶囊：为低氧诱导因子脯氨酰羟化酶抑制剂，用于治疗肾性贫血。

（5）十一酸睾酮：用于再生障碍性贫血及原发性或继发性性腺功能低下的睾酮补充疗法。

十一酸睾酮

【商品名】　安特尔。

【剂型及规格】　胶丸，40mg/ 粒。

【适应证】　用于再生障碍性贫血及原发性或继发性性腺功能低下。

【禁忌证】　①对本药过敏者；②确诊或疑似的前列腺癌患者；③男性乳腺癌患者；④妊娠期或哺乳期妇女。

【服药时间及其理由】　本药应餐时服用。理由是利于药物吸收。

【服药方法及用药剂量】

（1）口服给药。

（2）用药剂量：剂量应根据每个患者对药物的反应情况而加以适当的调整。通常起始剂量每天 120 ～ 160mg，每日 2 次或 3 次，连续服用 2 ～ 3 周，然后服用维持剂量，每天 40 ～ 120mg。可将每天的剂量分成两个等份，早晨服一份，晚间服一份。如果胶丸个数不能均分为两等份，则早晨服用胶丸个数较多的一份。

【注意事项】　适量的蛋白质、糖和维生素可提高十一酸睾酮的疗效，可以在吃饭时或饭后用少量水送服。软胶囊如果咬碎后服用可能造成毒性反应和不良反应，应整粒吞服，不得咀嚼。

【不良反应及其防治措施】 本品为雄性激素，对青春期男孩可引起性早熟，勃起频率增加、阴茎增大和骶骨早闭。老年男性可出现排尿问题、水钠潴留。如果患者有心力衰竭（包括无症状型）、肾衰竭、前列腺肥大、高血压、癫痫或三叉神经痛（或有上述疾病史者）慎用，应严密观察，因雄激素可能引起水、钠潴留。长期用药应监测肝功能。糖尿病患者应监测血糖。

【药物相互作用】

（1）与皮质类固醇合用可能引起液体潴留，尤其是心脏病、肾病、肝病患者。合用时应谨慎，且应密切监测。

（2）与口服抗凝血药（如华法林）合用可增强抗凝血药的抗凝血作用，需密切监测国际标准化比值（INR）和凝血酶原时间。

（3）酶诱导药、酶抑制药：酶诱导药可降低睾酮水平，而酶抑制药可升高睾酮水平，合用时调整剂量。

（4）胰岛素：雄激素可能改变胰岛素的敏感性和血糖控制。对于糖尿病患者，雄激素的代谢作用可降低血糖。合用时应减少胰岛素的剂量。

【疗效判断、疗程及停药时机】 根据临床症状及化验检查结果判断疗效，因此服药后应定期复查血常规，观察血象变化情况。

【药物作用机制】 本药属雄激素类，为睾酮的十一酸酯，具有如下作用：促进红细胞生成；促进男性生长，促进男性第二性征和睾丸、副性腺结构的发育；促进蛋白质合成和减少分解，增强免疫功能，促进骨骼生长。

二、增白细胞药

器官移植术后常用免疫抑制剂如吗替麦考酚酸酯、咪唑立宾、硫唑嘌呤等，它们均对骨髓有抑制作用，可出现白细胞减少；合并一些病毒感染时，如巨细胞病毒、带状疱疹病毒等感染，在应用更昔洛韦等抗病毒药时发生白细胞减少的概率更高，因此器官移植术后患者常出现白细胞减少，需要应用增白细胞药。常用的药物有利可君、肌苷、咖啡酸、氨肽素、鲨肝醇、小檗胺、地榆升白片等。

利可君片

【商品名】 吉贝尔。

【剂型及规格】 片剂，10mg/片、20mg/片。

【适应证】 用于预防和治疗各种原因引起的白细胞、血小板减少。

【禁忌证】 急、慢性髓系白血病。

【服药时间及其理由】 建议餐后或餐前服用。

【服药方法】 口服给药，每日3次，每次20mg。

【注意事项】 遮光、密封、干燥处保存。

【不良反应及其防治措施】 尚无报告。

【药物相互作用】 尚不明确。

【疗效判断】 服药后定期复查血常规，观察白细胞、血小板升高情况。

【药物作用机制】　本药为半胱氨酸的衍生物，可增强造血系统的功能。

三、升血小板药物

器官移植术后血小板减少也比较常见，多因应用免疫抑制剂及抗病毒药等导致骨髓抑制，也可因为感染应用抗生素、血小板消耗或其他原因导致血小板减少。若血小板减少存在出血风险时需要及时应用升血小板药物，临床常用的有艾曲泊帕、利可君、肌苷、咖啡酸、氨肽素等。

艾曲泊帕乙醇胺片

【商品名】　瑞弗兰。

【剂型及规格】　片剂，25mg/ 片、50mg/ 片。

【适应证】　用于治疗对糖皮质激素、免疫球蛋白等治疗反应欠佳的慢性免疫性（特发性）血小板减少（ITP）。

【禁忌证】　对本药过敏者禁用。慎用：①肾功能损害者；②有血栓栓塞风险的患者；③肝病患者（用于慢性 ITP 时）。

【服药时间及其理由】　本品应空腹服用，即餐后 2 小时或餐前 1 小时服用。理由是高脂肪餐会降低艾曲泊帕乙醇胺的药效，且需要完整吞服药物。

【服药方法及服用剂量】

（1）口服给药。

（2）服用剂量：起始剂量为 25mg，每日 1 次，维持剂量为每次 25 ～ 75mg。肝功能损害者应减量用药。

【注意事项】　用药后可能引起肝损害，注意监测肝功能。用药后可能会引发白内障或使白内障恶化，用药期间需定期进行眼科检查。应采用能使血小板计数达到并维持 $\geqslant 50 \times 10^9/L$ 的最低数量。基于用药后血小板计数的反应进行个体化剂量调整。不得为了使患者血小板计数达到正常而使用本品。应在以下产品使用前至少 2 小时或使用后至少 4 小时服用：抗酸药、乳制品或含有多价阳离子（如铝、钙、铁、镁、硒和锌等）的矿物质补充剂。

【不良反应及其防治措施】　用药后可能引起头痛、贫血、食欲减退、失眠、咳嗽、恶心、腹泻、脱发、瘙痒、肌痛、发热、乏力、流感样症状、无力、寒战和水肿等。用药后还可能出现严重不良反应，如肝毒性、血栓。如果出现以上症状，需立即就诊。

【药物相互作用】　与有机阴离子转运肽（OATP1B1）底物（如他汀类、依折麦布、格列本脲、瑞格列奈、利福平、波生坦、奥美沙坦、缬沙坦）、乳腺癌耐药蛋白（BCRP）底物（如伊马替尼、伊立替康、拉帕替尼、氨甲蝶呤、米托蒽醌、柳氮磺吡啶、拓扑替康）合用可能使以上药物的曲线下面积（AUC）和血药峰浓度（C_{max}）升高，需注意监测。与含多价阳离子（如含铝、钙、镁、铁、硒、锌）的药物（如抗酸药或矿物质补充药）合用可使本药的吸收显著减少。建议使用以上药物至少 2 小时前或 4 小时后方可使用本药。

【疗效判断、疗程及停药时机】　服药后定期复查血常规，观察血小板升高情况。血小板计数通常在本品治疗开始后 1 ～ 2 周内升高，在治疗终止后 1 ～ 2 周内下降。根据疾病情况用药，没有明确固定疗程。服药过程中出现严重不良反应均应停药，立即就诊。

【药物作用机制】 本药为口服生物可利用的、小分子促血小板生成素（TPO）受体激动药，通过与人类 TPO 受体跨膜结构域的相互作用，启动信号级联反应，从而诱导骨髓祖细胞和巨核细胞的增殖和分化。

四、抗凝血药

移植后患者经常会合并凝血紊乱，深静脉血栓的风险明显增加，另一方面，患者卧床、深静脉置管、感染等也增加了深静脉血栓的风险。对血栓患者需要抗凝治疗，常用的抗凝血药分为以下几种。①抗血小板药：阿司匹林、氯吡格雷。②华法林及其他维生素 K_1 抑制剂（双香豆素）。③直接口服抗凝血药（DOAC），包括：a. Xa 因子抑制剂，主要有利伐沙班、阿哌沙班、依度沙班，b. 直接凝血酶抑制剂，主要有达比加群等。④肝素类：舒洛地特。如果需要手术，需告知医生，术前可能需要停用抗凝血药。

器官移植术后血液系统常用药见表 2-21。

表 2-21　器官移植术后血液系统常用药

药物类别	代表性口服药	主要适应证	服药时间、用法用量	不良反应	注意事项
抗贫血药	琥珀酸亚铁	详见"电解质及微量元素"一节			
	叶酸片	详见"维生素及氨基酸类"一节			
	甲钴胺片				
	罗沙司他胶囊（爱瑞卓）	用于治疗肾性贫血的口服药物	可空腹服用或与食物同服。根据体重选择起始剂量。对于非透析患者，体重在 40～60kg 者，每次 70mg；对于体重超过 60kg 者，每次 100mg，每周 3 次。而透析患者，体重在 45～60kg，每次 100mg；体重超过 60kg 者，每次 120mg。一般在开始本品治疗和调整剂量后，每 2 周检测一次血红蛋白水平，直至达到并稳定在目标范围内，随后每 4 周监测 1 次	可出现高血压、高钾血症、失眠、肝功能异常、腹部不适及乏力等，严重的有发生心血管不良事件的风险	本品会不同程度地提高他克莫司 / 环孢素 A 药物浓度，合用时需慎重，并需监测药物浓度。应用本品需要监测血红蛋白水平，根据血红蛋白水平调整本品剂量，使其维持在 100～120g/L 范围，过高可能增加静脉血栓栓塞、血管通路血栓形成的风险。平时还要监测血压及肝功能水平。与磷结合剂（碳酸司维拉姆、醋酸钙等）、口服铁、含镁 / 铝抗酸药或其他含多价阳离子药物和矿物质补充剂合用时，需前后至少间隔 1 小时再服用本品。本品与他汀类降血脂药合用需要考虑减少他汀类药物剂量并监测他汀类药物的副作用
	十一酸睾酮软胶囊	用于再生障碍性贫血及原发性或继发性性腺功能低下的睾酮补充疗法	餐时服用，有利于吸收	详见本节	详见本节

续表

药物类别	代表性口服药	主要适应证	服药时间、用法用量	不良反应	注意事项
增白细胞药	利可君片	用于预防和治疗白细胞减少、血小板减少	餐后或餐前服用均可。每次20mg，每日3次	尚不明确	慎用于急、慢性白血病患者
	肌苷片	适用于白细胞或血小板减少症，各种急慢性肝脏疾病、肺源性心脏病等心脏疾病、中心性视网膜炎、视神经萎缩等	餐后服用可减少胃肠道反应。成人每次0.2～0.6g，每日3次	有胃肠道反应	尚不明确
	氨肽素片	用于原发性血小板减少性紫癜、再生障碍性贫血、白细胞减少症，亦可用于银屑病	餐后服用可减少胃肠道反应。成人每次5片，每日3次	尚不明确	尚不明确
	鲨肝醇片	用于治疗各种原因引起的白细胞减少症	餐后服用可减少胃部不适。成人：每次50mg，每日1～3次，4～6周为1疗程	治疗剂量偶见口干、肠鸣音亢进。剂量过大可引起腹泻	①临床疗效与剂量相关，过大或过小均影响效果，故应寻找最佳剂量。②对病程较短、病情较轻及骨髓功能尚好者，本品疗效较好。③用药期间应经常检查外周血常规
	咖啡酸片	本品为增白细胞药，具有收缩增固微血管、提高凝血因子的功能、升高白细胞和血小板的作用。适用于外科手术时预防出血或止血；以及内科、妇产科等出血性疾病的止血；也用于各种原因引起的白细胞减少症、血小板减少症	口服：每次0.1～0.3g（1～3片），每日3次，14日为1疗程，可连续应用数疗程	尚不明确	尚不明确

续表

药物类别	代表性口服药	主要适应证	服药时间、用法用量	不良反应	注意事项
增白细胞药	盐酸小檗胺片	用于各种原因引起的白细胞减少症	餐后服用，可减少胃肠不适。每次2～4片，每日3次	少数患者服药后出现头痛、无力、便秘、口干并伴有阵发性腹痛、腹胀等症状，但继续服药均能耐受，服药一周后不适症状可自行减轻或消失。偶见心慌，咳喘	临床应用发现个别患者可明显提高他克莫司/环孢素A药物浓度，应注意监测药物浓度及血常规
	地榆升白片	可升高白细胞，适用于白细胞减少症	建议饭后服用。每次2～4片，每日3次	尚不明确	尚不明确
升血小板药	艾曲泊帕乙醇胺片（瑞弗兰）	用于治疗对糖皮质激素、免疫球蛋白等治疗反应欠佳的慢性免疫性（特发性）血小板减少（ITP）	本品应空腹服用（餐前间隔1小时或餐后间隔2小时），应在以下产品使用前间隔至少2小时或使用后间隔至少4小时服用，包括抗酸药、乳制品、或含有多价阳离子（如铝、钙、铁、镁、硒和锌）的矿物质补充剂。应采用能使血小板计数达到并维持 $> 50 \times 10^9/L$ 的最低剂量	严重不良反应可引起肝损伤和血栓形成。常见不良反应有头痛、贫血、食欲减退、失眠、咳嗽、恶心、腹泻、脱发、瘙痒、肌痛、发热、乏力、流感样疾病、无力、寒战和外周水肿	监测肝转氨酶及胆红素水平，发现异常及时减药或停药
	利可君片	详见上述"增白细胞药"			
	肌苷片				
	氨肽素片				
	咖啡酸片				
抗凝血药	详见"抗凝血药及改善微循环药物"一节				

附：肾性贫血治疗处方举例

方案：琥珀酸亚铁片 100～200mg，2～3 次 / 日；

叶酸片 5～10mg，3 次 / 日；

甲钴胺片 0.5mg，2～3 次 / 日；

重组人促红细胞生成素注射液，皮下注射。

【适用范围】　轻、中度肾性贫血。

【注意事项】　每 2～4 周监测一次血常规，根据血红蛋白增长情况调整促红细胞生成素用量，必要时改用静脉输注及注射维生素 B_{12}。一般经治疗后血红蛋白增加速度为每月 10～20g/L，应视为好转。若血红蛋白每月增加小于 10g/L，促红素剂量以 25% 的阶梯式上调；若每月增加大于 20g/L，应减少促红素使用剂量的 25%～50%，但不得停用。

【疗程】　一般 4 个月血红蛋白达到靶目标值，一般需要长期或间断用药。

【评价】　为一种常用高效治疗方案，且费用较低。

第十二节　胃肠疾病用药

消化系统疾病是很常见的疾病，对于器官移植患者来说，由于长期服用大剂量药物，特别是激素及其他免疫抑制剂等对胃肠道有刺激作用的药物，胃肠疾病的发生几乎不可避免。而治疗胃肠疾病的药物种类繁多，作用机制各不相同，在服用胃肠药时，不但要考虑药物的药理作用，还要掌握合理的用药时间，才能获得最佳疗效。

目前在器官移植患者群体中，临床上常用于胃肠疾病的药物主要包括止泻药、调节菌群失调药、抗酸药、胃黏膜保护药、胃肠促动药等，因其服药时间都有讲究，服药物时间不对，有时达不到治疗目的。

一、止泻药

止泻药为治疗腹泻的对症治疗药物，主要通过减少肠道蠕动或保护肠道免受刺激而达到止泻作用。止泻药适用于剧烈腹泻或长期慢性腹泻，以防止机体过度脱水、水盐代谢失调、消化或营养障碍。按其药理作用可分为两类：

（1）改变肠道运动功能药：此类药能提高胃肠张力、抑制肠蠕动、制止肠推进性收缩而起到止泻作用。临床常用药物为盐酸洛哌丁胺（易蒙停）等。由于此类药物能够导致肠蠕动减缓，因而病原微生物和其毒素对组织的侵袭增加，或减慢病原微生物的清除，故禁用于存在侵袭性肠炎表现（如高热、寒战、血便或脓血便）的患者，以及严重溃疡性结肠炎或可能发展为中毒性巨结肠的患者。

（2）肠黏膜吸附剂：可通过药物表面的吸附作用而吸附肠道中气体、细菌、病毒、外毒素等，阻止其被肠黏膜吸收或损害肠黏膜而止泻。常用药物有蒙脱石微粒、药用炭、白陶土等。由于本类药物具有强大的吸附作用也会作用于同时服用的抗生素、维生素、益生菌等药物，使这些药物的成分无法被胃黏膜充分吸收，而影响药效。因此，在服用此类药时应尽量与抗生素或益生菌等药物分开服用，如需同时服用，至少要间隔 1 小时再服用。

（3）其他：收敛剂如鞣酸蛋白、肠道保护药如碱式碳酸铋等。

1. 盐酸洛哌丁胺胶囊

【商品名】 易蒙停、光辉等。

【剂型及规格】 胶囊，2mg/ 粒。

【适应证】 ①用于控制急、慢性腹泻的症状；②回肠造瘘术患者（可减少排便量及次数，增加大便稠硬度）。

【禁忌证】 禁用于已知对本品过敏者。本品禁用于 2 岁以下的儿童，本品胶囊不宜用于 5 岁以下的儿童。本品不应作为以下疾病的主要治疗方法：主要症状为高热和脓血便的急性细菌性痢疾；急性溃疡性结肠炎；沙门菌属、志贺菌属或弯曲杆菌属等侵入性病原体引起的细菌性小肠结肠炎；使用广谱抗生素引起的伪膜性肠炎。一般情况下，由于抑制肠蠕动导致肠梗阻、巨结肠和中毒性巨结肠的患者，不应使用本品。如发生便秘、腹胀和肠梗阻，应立即停用本品。本品用于腹泻时，仅为对症治疗。在确定病因后，应进行对因治疗。

【服药时间及其理由】 腹泻症状明显者需要立即或尽早服用，无论是饭前饭后服用都可以，对时间的要求不严格。在维持治疗期间其最佳服用时间，目前尚没有统一的意见，有专家建议餐后吞服，理由是减少胃肠不适；有专家建议空腹或饭前半小时服用，理由是可提高疗效。鉴于上述不同意见，可根据腹泻情况用药，即腹泻后用药，无须太关注用药时间问题。

【服药方法及服用剂量】

（1）急性腹泻：起始剂量，成人 2 粒（4mg），以后每次不成形便后服用 1 粒，直到腹泻停止或 24 小时用量达 8 粒（16mg）。若服用 2 天无效则停服。

（2）慢性腹泻：起始剂量，成人 1 ～ 2 粒，以后可调节每日剂量以维持每日 1 ～ 2 次正常大便为佳。一般维持剂量每日 1 ～ 6 粒。每日最大剂量：成人不超过 8 粒。

【注意事项】 对于腹泻最好先行粪便常规及血常规检查，若为伴有肠道感染的腹泻，必须优先应用有效的抗生素治疗，若仅使用止泻药，不利于毒素及病原体的排除，并且有可能会加重病情。可根据腹泻情况辅以本药止泻。腹泻患者，尤其是儿童，经常发生水和电解质丢失，补充水和电解质是最重要的治疗措施。对于急性腹泻，如服用本品 48 小时后临床症状无改善，应停用本品。由于本品有较高的首过代谢特性，肝功能障碍可能导致药物相对过量，应注意中枢神经系统毒性反应症状。由于本品的大部分可以代谢，代谢产物和原形药物经粪便排泄，因此肾病患者无须进行剂量调整。本品治疗腹泻时，可能出现乏力、头晕或困倦的症状。

【不良反应及其防治措施】 不良反应轻，可出现过敏如皮疹等，消化道症状如口干、腹胀、食欲缺乏、胃肠痉挛、恶心、呕吐、便秘，以及头晕、头痛、乏力等。过量服用还可能会诱发严重的心律问题或死亡，所以不能过量服用。与一些可能发生相互作用的药物如吉非罗奇、克拉霉素、伊曲康唑、红霉素、奎尼丁、利托那韦等同服时需要减量。

【药物相互作用】 本品为 P- 糖蛋白前体，与奎尼丁、利托那韦等 P- 糖蛋白抑制剂合用可导致血浆浓度增加 2 ～ 3 倍，即与吉非罗奇、克拉霉素、伊曲康唑、红霉素、奎尼丁、利托那韦等联用可能会与洛哌丁胺发生相互作用，用药时可适当减少剂量。

【疗效判断、疗程及停药时机】 若腹泻症状减轻，根据减轻的程度适当减少药物的剂量和延长用药间隔。对于急性腹泻，如服用本品 48 小时后，临床症状无改善，应停用本品。

【药物作用机制】 本品为阿片受体激动剂，通过激动肠壁的 μ- 阿片受体和阻止乙酰胆碱和前列腺素的释放，拮抗平滑肌收缩，而减少肠蠕动和分泌，延长肠内容物的滞留时间。本品可增加肛门括约肌的张力，因此可抑制大便失禁和便急，减少排便次数，增加大便的稠度。本品具有与肠壁的高亲和力和明显的首过效应，因此几乎不进入全身血液循环。

2. 蒙脱石散

蒙脱石散即十六角蒙脱石，因其对消化道黏膜具有很强的覆盖能力，有良好的保护黏膜和抑制病毒、细菌及其毒素的作用，是临床上常用来治疗腹泻的药物，也可用于食管炎、胃炎、消化性溃疡、压疮的护理等，其不良反应相对较低。

【商品名】 思密达、肯特令、必奇等。

【剂型及规格】 散剂，3g/ 袋。

【适应证】 常用于急、慢性腹泻的止泻，也用于食道、胃、十二指肠疾病引起的相关疼痛症状的辅助治疗。

【禁忌证】 尚不明确。

【服药时间及其理由】

（1）服药时间：服用时间很有讲究，服药和吃饭时间要分开，要在空腹或胃基本排空以后才能服用，而且服药后至少 2 小时内不宜吃东西。清晨空腹或饭后 2 小时服药为最佳时间。在饭前 15 ～ 30 分钟、进餐时及饭后半小时之内服用蒙脱石散是无效的，因为蒙脱石无法吸附病原体，也无法均匀覆盖在胃肠黏膜上，影响发挥作用。对于食管炎患者应饭后服用。

（2）理由：利于药物覆盖食管黏膜。对于急性腹泻也不应该长时间等待，可尽早或立即服用，首剂加量。

【服药方法及服用剂量】 成人每次 1 袋，每天 3 次，急性腹泻首次剂量加倍。需要加入 50mL 的温水中，由于蒙脱石不溶于水，因此要边搅匀边服，保证前后服的浓度一致才能最好地发挥药效，不能只喝上清液。如果加水过少，搅成厚糊状服用会影响药效，导致便秘。

【注意事项】

（1）蒙脱石散吸附能力强，它在消化道黏膜可形成一层覆盖膜，其他药物就无法吸收或被吸附，影响药物治疗效果，所以在和其他药物同时服用时，应间隔 1 ～ 2 小时服用。

（2）少数人可能产生轻度便秘，腹泻改善后要及早停药。

（3）治疗急性腹泻，应注意纠正脱水。

【不良反应及其防治措施】 偶见便秘、大便干结。防治措施：适量服用，勿过量服用，腹泻改善后要及早停药。

【药物相互作用】 如需服用其他药物，建议与本品间隔 1 ～ 2 小时。

【疗效判断、疗程及停药时机】 临床症状改善是判断疗效的标准。大便粪质变稠时，应及时停止服用本品。

【药物作用机制】 本品具有层纹状结构及非均匀性电荷分布，对消化道内的病毒、病菌及其产生的毒素有吸附固定及抑制作用，将其固定在肠腔表面，而后随肠蠕动排出体外，从而避免肠细胞被病原体损伤；对消化道黏膜有覆盖能力，并通过与黏液糖蛋白相互结合，从质和量两方面修复、提高黏膜屏障对攻击因子的防御功能。

二、调节菌群失调活菌制剂

当由于某种原因，如滥用抗生素、激素治疗、X 线照射等，使身体某部位正常菌群中各菌种间的比例发生较大变化而超出正常范围的状态，由此产生病症。当菌群失调时多引起二重感染或重叠感染，即在原发感染的治疗中，发生了另一种新致病菌的感染。最常见的是在应用抗生素治疗中，突然发生腹泻，或者说原有腹泻症状加重，即可能发生肠道菌群失调。腹泻多为淡黄色水样便，有时如蛋花样。真菌感染可呈带泡沫的稀便，有腥味，未见黏液、脓血便。而肠道菌群失调症慢性腹泻的发生，常因机体内外环境的改变，致使某些条件致病菌发生优势繁殖而引起，也可由于气候和环境的改变而发生"肠道菌丛失调"（俗称水土不服）的腹胀腹泻，常见于某些旅游者。拯救肠道菌群失调最简单的方法就是在减少广谱抗生素应用的基础上补充益生菌，或者给益生菌补充一些它们爱吃的食物，让它们大量繁殖，从而使肠道菌群恢复正常。临床常用于调节肠道菌群失调的活菌制剂包括地衣芽孢杆菌活菌胶囊、双歧杆菌活菌／二联／三联／四联胶囊、酪酸梭菌肠球菌三联活菌片、枯草杆菌二联活菌胶囊等。

地衣芽孢杆菌活菌胶囊

【商品名】 整肠生、京常乐等。

【剂型及规格】 胶囊，0.25g/粒；颗粒，0.25g/袋。

【适应证】 用于细菌或真菌引起的急、慢性肠炎、腹泻；也可用于其他原因特别是抗生素引起的胃肠道菌群失调的防治。

【禁忌证】 尚不明确。

【服药时间及其理由】

（1）服药时间：餐后半小时或以半空腹的状态服用最佳。

（2）理由：可减少胃酸对益生菌活性的影响。

【服药方法及服用剂量】 常温白开水（40℃左右的水温最佳）送服。成人每次 2 粒，每日 3 次，首次加倍。对吞咽困难者，服用时可打开胶囊，将药粉加入少量温开水或奶液混匀后服用。

【注意事项】

（1）本品为活菌制剂，冲服时水温不得超过 40℃，切勿将本品置于高温处，最好避光、干燥处保存。

（2）避免与抗生素同时服用，必要时间隔 2～3 小时服用。

【不良反应及其防治措施】 超剂量服用可出现便秘。

【药物相互作用】

（1）抗菌药与本品合用时可减低其疗效，故不应同服，必要时可间隔 2～3 小时服用。

（2）铋剂、鞣酸、药用炭、酊剂、蒙脱石散等能抑制、吸附或杀灭活菌，故不能合用。

【疗效判断、疗程及停药时机】

（1）疗效判断：可根据腹泻症状及粪便检测，特别是粪便球杆比来判断疗效。

（2）疗程及停药时机：一般急性腹泻疗程 3～7 日，慢性腹泻疗程 14～21 日。待腹泻症状改善后再坚持服用 2～3 日。

【药物作用机制】 本品以活菌进入肠道后可促使机体产生抗菌活性物质,对葡萄球菌、酵母菌等致病菌有拮抗作用;通过夺氧生物效应维持肠道低氧环境,促进肠道内有益菌如双歧杆菌、乳酸杆菌、拟杆菌等厌氧菌的生长与繁殖,从而可调整菌群失调达到治疗目的。此外,还可以增强巨噬细胞吞噬作用,激活肠道黏膜免疫;促进肠道分泌消化酶,协同提升消化能力。

三、抗酸药

抗酸药主要包括 H_2 受体拮抗剂和胃质子泵抑制剂,由于 H_2 受体拮抗剂大部分以原形自肾脏随尿液排出,肾功能不全时,药物半衰期延长,应相应地减少服药的剂量。有不少关于引起急性间质性肾炎、导致肾衰竭的报道,且其抑制胃酸效果不及胃质子泵抑制剂,因此在器官移植患者中多用胃质子泵抑制剂,而较少用 H_2 受体拮抗剂。

胃质子泵抑制剂为拉唑类药物,简称 PPI 制剂,它的作用就是抑制胃酸分泌。胃酸指胃液中的分泌盐酸。人的胃是持续分泌胃酸的,胃液中的胃酸杀死食物里的细菌(幽门螺杆菌除外),确保胃和肠道的安全,同时增加胃蛋白酶的活性,帮助消化。胃液分泌有一定的量,如分泌过多,就会出现吞酸、反胃、吐酸水等现象。胃分泌的盐酸由氢离子及氯离子组成,盐酸的分泌有赖于壁细胞对于这两种离子的转运。而胃质子泵抑制剂恰好可以阻止壁细胞对于氢离子的转运功能,进而阻碍了胃酸的分泌。胃质子泵抑制剂是胃部疾病最常用的药物之一,其第一代主要包括奥美拉唑、兰索拉唑、泮托拉唑;第二代主要包括雷贝拉唑、埃索美拉唑、艾普拉唑等。

奥美拉唑

【商品名】 奥美拉唑肠溶胶囊、奥美拉唑肠溶片等。

【剂型及规格】 肠溶胶囊,20mg/粒;肠溶片,20mg/片。

【适应证】 适用于胃溃疡、十二指肠溃疡、应激性溃疡、反流性食管炎、卓-艾综合征(胃泌素瘤)、幽门螺旋杆菌根除的配合治疗等。

【禁忌证】 严重肝肾功能不全者慎用或禁用。

【服药时间及其理由】

(1)服药时间:空腹服用,即早餐前 30 分钟以上或晚餐前 30 分钟服用,或者在睡前。一般是将每日剂量分早上一次服用或者早晚各 1 次,早晨服药药效好,抑酸时间长,以饭前 30 分钟服用效果最佳。

(2)理由:在空腹状态下,奥美拉唑通过胃中的酸性环境,肠溶片不会在胃里溶解,而会蠕动到小肠的碱性环境中,才能够溶解释放吸收。而进餐后,食物会把胃酸稀释,酸性环境减弱以后,肠溶制剂就容易在胃中释放出来,不仅会对胃有刺激作用,还可能破坏奥美拉唑的结构,影响其吸收。

【服药方法及服用剂量】 肠溶制剂需要整片吞服,不得嚼碎,否则将破坏肠溶衣膜,影响药效。消化性溃疡每次 20mg,每日 1～2 次;胃食管反流病每次 20mg,每日 2 次。

【注意事项】

(1)奥美拉唑可使 [13]C-尿素呼气试验(UBT)结果出现假阴性,其机制可能是奥美拉唑对幽门螺杆菌(Hp)有直接或间接的抑制作用。临床上应在奥美拉唑治疗后至少 4 周

才能进行 ^{13}C- 尿素呼气试验。

（2）定期检查肝功能。

（3）慎用于老年人及抵抗力较差的人群。

（4）过量长期使用"拉唑"类药物会增加艰难梭菌相关性腹泻的发病风险。

（5）不能随意用药，也不可自行增减药量。

【不良反应及其防治措施】　本品耐受性较好，不良反应包括：

（1）消化系统：可有口干、轻度恶心、呕吐、腹胀、便秘、腹泻、腹痛等；转氨酶和胆红素可有升高，一般是轻微和短暂的，大多不影响治疗。

（2）神经精神系统：可有感觉异常、头晕、头痛、嗜睡、失眠、外周神经炎等。

（3）代谢 / 内分泌系统：长期应用奥美拉唑可导致维生素 B_{12} 缺乏。

（4）其他：可有皮疹、男性乳房发育、溶血性贫血等。长期使用可引起急性和慢性肾损伤、血小板减少、低镁血症、低钙血症和骨质疏松。

【药物相互作用】

（1）奥美拉唑与他克莫司、克拉霉素或红霉素合用，它们的血药浓度会上升。

（2）奥美拉唑的抑酸作用可影响铁剂吸收。

（3）奥美拉唑可改变胃内 pH 值，从而使缓释和控释制剂受到破坏，药物溶出加快。

（4）奥美拉唑可使胃内呈碱性环境，使酮康唑和伊曲康唑等药物的吸收下降。

（5）会减少氯吡格雷、泼尼松、多潘立酮、铝碳酸镁、碳酸钙等药物的吸收，不能同服。

（6）会增加阿司匹林、他汀类、硝苯地平、地高辛和地尔硫䓬等的吸收。

【疗效判断、疗程及停药时机】

（1）疗效判断：治疗消化性溃疡时，应进行内镜检查了解溃疡是否愈合；治疗 Hp 相关的消化性溃疡时，可在治疗完成后 4 ～ 6 周进行 ^{13}C- 尿素呼气试验，以了解 Hp 是否已被根除；治疗胃部反酸等症状时以临床症状改善程度为判断疗效的依据。

（2）疗程及停药时机：大多数情况下，奥美拉唑治疗疾病有相应的疗程，不需要长期服用，最好采用最小有效剂量、最短的疗程，达到治疗目的后及时停用。一般情况下，胃溃疡疗程为 4 ～ 8 周，十二指肠溃疡疗程为 4 ～ 6 周，反流性食管炎疗程为 4 ～ 8 周，维持治疗可超过 1 年；幽门螺杆菌根除疗程一般为 10 ～ 14 天；长期服用糖皮质激素可使胃肠黏膜损伤风险加大。必要时，疗程可根据具体情况而定。建议短期治疗，达到疗程后及时停药，具体疗程因人而异。长期服用（≥ 1 年）会增加骨折、呼吸系统感染、胃癌等的发生率，影响维生素 B_{12} 和铁的吸收，造成白细胞减少、缺铁性贫血等不良反应。

【药物作用机制】　本品为脂溶性弱碱性药物，易浓集于酸性环境中。口服本品后通过小肠吸收，然后经血液循环在胃壁浓集，特异地分布于胃黏膜壁细胞的分泌小管中，并在此高酸环境下转化为亚磺酰胺的活性形式，然后通过二硫键与壁细胞分泌膜中的质子泵的巯基不可逆性的结合，生成亚磺酰胺与质子泵的复合物，从而抑制该酶活性，阻断胃酸分泌的最后步骤，因此本品对各种原因引起的胃酸分泌具有强而持久的抑制作用。

四、胃黏膜保护药

胃黏膜保护药是指具有保护胃黏膜，促进组织修复和溃疡愈合作用的药物。本类药物进入胃肠道后可迅速与黏膜结合，尤其是与受损黏膜部位结合后形成薄膜，覆盖在黏膜表面，使之不再受到各种有害物质的侵袭，起到防治胃黏膜损伤、促进组织修复和溃疡愈合的作用。它是治疗消化性溃疡、胃食管反流病的基本药物之一。常用的药物有：铝剂（如硫糖铝等）、铋剂（胶体果胶铋、枸橼酸铋钾等）、萜烯类化合物（替普瑞酮）等。其中铝剂能形成一层保护膜，促进溃疡的愈合；铋剂具有增强黏液屏障、渗透屏障作用以及刺激内源性前列腺素合成、刺激重碳酸氢盐和对表皮生长因子的作用，但其中和胃酸作用很弱。另外本类药物对幽门螺杆菌有直接杀灭作用，可降低幽门螺杆菌的致病作用。由于该药的特殊作用机制，所以服药有讲究，不能随意服用。

铝剂（硫糖铝）与铋剂（胶体果胶铋、枸橼酸铋钾）

【适应证】　适用于糜烂性胃炎、急性溃疡及慢性溃疡的治疗。

【禁忌证】　严重肾功能不全者及妊娠期禁用铋剂。

【服药时间及其理由】　铝剂及铋剂均宜空腹或餐前30分钟至1小时服用与睡前服用。理由是药物充分覆盖胃黏膜表面，形成一层保护膜，有利于发挥药效。

【服药方法及服用剂量】　铝剂：如硫糖铝片剂，嚼碎服用，每次1g，每天4次，餐前1小时及睡前服用；硫糖铝混悬液，餐前1小时及睡前服用，每日2～4次，每次5～10mL。铋剂：其中胶体果胶铋，每次3粒，每日4次，分别于三餐前与睡前服用；用于根除幽门螺杆菌的推荐用法为每日3次，每次2粒，三餐前半小时服用。枸橼酸铋钾每日4次，每次0.3g，分别于三餐饭前半小时及睡前用温水送服；用于根除幽门螺杆菌的推荐用法为每日2次，每次2粒，早晚餐前半小时服用。

【注意事项】

（1）铝剂：应空腹服药，餐前1小时和睡前嚼碎效果最好；甲亢、营养不良性佝偻病、低磷血症者，不宜长期服用本药。

（2）铋剂：①服药前后半小时须禁食，不得饮用牛奶、含乙醇或含碳酸的饮料及服用其他药物；②不宜大剂量长期服用，以免出现铋蓄积性中毒；③需要注意：铋剂用于胃黏膜保护时的剂量和服用方法，与用于清除幽门螺杆菌治疗时不一样；④服药期间粪便可呈无光泽的黑褐色，属正常反应，停药后1～2天内粪便色泽转为正常；⑤不得同时服用两种含铋制剂。

【不良反应及其防治措施】　铝剂有嗜睡、眩晕、头晕或头痛、口感、腹胀、腹泻、便秘等不良反应；铋剂有口中带有氨味、舌及粪便变黑及短暂牙齿变色等副作用，以及恶心、便秘等胃肠道反应。

【药物相互作用】　铝剂及铋剂在酸性环境中发挥保护胃、十二指肠黏膜作用，故不宜与碱性药物合用。胃质子泵抑制剂等抗酸药使胃酸分泌减少，可干扰铝剂及铋剂的吸收，故不宜合用。若与抗酸药联合应用宜间隔1小时；若睡前与抗酸药同服，则最少隔开半小时，抗酸药后服。铋剂不宜两种联用，剂量过大，有发生铋中毒-神经毒性的危险，可能导致铋性脑病现象。铋剂使舌苔和粪便呈灰黑色，属正常现象。

【疗效判断、疗程及停药时机】　连续用药不超过8周。对于铝剂或铋剂，1～2周内症状可缓解，应连续治疗4～8周。

【药物作用机制】

（1）铝剂：通过覆盖于溃疡或糜烂面形成保护性屏障，吸附胃蛋白酶和胆汁酸，促进胃黏液和重碳酸盐分泌，增加胃黏膜血流量和促使前列腺素的合成等，从而促进溃疡愈合。

（2）铋剂：具有增强黏液屏障、渗透屏障作用，也有刺激内源性前列腺素合成、刺激重碳酸氢盐和对表皮生长因子的作用，但其中和胃酸作用很弱。另外本类药物对幽门螺杆菌有直接杀灭作用，降低幽门螺杆菌的致病作用。

五、胃肠促动药

胃肠促动药是一类能增加胃肠推进性蠕动的药物，其可促进和刺激胃肠排空，降低内脏高敏感，并可减少胆汁与酸反流，改善消化不良等症状，也可发挥止吐等作用。临床可用于胃炎、胃食管反流病、胃轻瘫、反流性食管炎、功能性消化不良、功能性便秘、假性肠梗阻、肠易激综合征等疾病的治疗。目前临床常用的药物有：多潘立酮（吗丁啉）、甲氧氯普胺（胃复安）、西沙必利、莫沙必利、曲美布汀等。胃肠促动药如果严格按照适应证对症使用，一般效果明显，但首先应排除器质性消化不良，因为器质性消化不良不适宜用多潘立酮。对于一些明显的器质性疾病，消化道症状只是症状之一，而不是全部。器质性消化不良会伴随其他相应一系列症状，比如肝炎患者除了恶心、呕吐也会有发热、乏力等症状；颅内病变导致恶心、呕吐，还常伴有严重头痛。此外，在应用这些药物过程中要注意药物相互作用，特别是多潘立酮、莫沙必利等主要通过CYP3A4 代谢，因此可不同程度地升高环孢素 A/ 他克莫司 / 西罗莫司等药物浓度，联合用药应慎重。

多潘立酮

【商品名】 吗丁啉。

【剂型及规格】 片剂，10mg/ 片。

【适应证】 用于消化不良、腹胀、嗳气、恶心、呕吐、腹部胀痛。

【禁忌证】 ①增加胃动力有可能产生危险时，例如胃肠道出血、机械性梗阻、穿孔等禁用；②分泌促乳素的垂体肿瘤（催乳素瘤）患者禁用；③嗜铬细胞瘤、乳腺癌、机械性肠梗阻、胃肠出血患者禁用；④禁止与酮康唑口服制剂、红霉素或其他可能会延长 QTc 间期的 CYP3A4 酶强效抑制剂（例如：氟康唑、伏立康唑、克林霉素、胺碘酮、泰利霉素）合用；⑤中重度肝功能不全者禁用；⑥对心律失常、接受化疗的肿瘤患者及妊娠妇女慎用。

【服药时间及其理由】 餐前 15 ～ 30 分钟服用。理由是可促进胃蠕动和食物向下排空，帮助消化。

【服药方法及服用剂量】 温水送服。成人每次 1 片（10mg），每日 3 次。严重肾功能不全患者需适当减量，每日 1 ～ 2 次。

【注意事项】

（1）本类药物不能与颠茄片、山莨菪碱等合用。

（2）当抗酸药或抑制胃酸分泌药物与本品合用时，前两类药不能在饭前服用，应于饭后服用，即不宜与本品同时服用。

（3）心脏病患者（心律失常）以及接受化疗的肿瘤患者应用时需慎重，有可能加重心律失常。

（4）由于多潘立酮主要在肝脏代谢，故肝功能损害的患者慎用。

（5）严重肾功能不全需重复给药时，应根据肾功能损害的严重程度将服药频率减为每日 1～2 次。不建议用于 12 岁以下儿童。

【不良反应及其防治措施】 偶见轻度腹部痉挛、口干、皮疹、头痛、腹泻、神经过敏、倦怠、嗜睡、头晕等；有时血清泌乳素水平会升高、溢乳、男子乳房女性化等。绝大多数不良反应都是可控的，一般停药后基本可以恢复正常，不需要特殊处理。

【药物相互作用】

（1）与抗胆碱药合用会拮抗本品治疗消化不良的作用。

（2）抗酸药和抑制胃酸分泌药物会降低本品的口服生物利用度，不宜与本品同时服用。

（3）多潘立酮主要经 CYP3A4 酶代谢，会提高他克莫司及环孢素 A 药物浓度，也会导致多潘立酮的血药浓度增加，与显著抑制 CYP3A4 酶的药物有同样效果，包括抗真菌药（氟康唑、伏立康唑等）、大环内酯类抗生素（红霉素、克拉霉素等）、钙通道阻滞剂（地尔硫䓬、维拉帕米等）。

（4）由于多潘立酮具有胃动力药作用，因此理论上会影响合并使用的口服药品（尤其是缓释或肠衣制剂）的吸收。

【疗效判断、疗程及停药时机】

（1）疗效判断：服用后腹胀、恶心、呕吐等临床症状可改善，若症状改善不明显，要积极寻找病因。

（2）疗程及停药时机：疗程一般为 1～2 周。若应用本品 3 天，症状仍未缓解，需要尽早停药，积极寻找病因。

【药物作用机制】 本品为外周多巴胺受体阻滞剂，直接作用于胃肠壁，可增加食道下部括约肌张力，防止胃-食道反流，增强胃蠕动，促进胃排空，协调胃与十二指肠运动，抑制恶心、呕吐，并能有效地防止胆汁反流，不影响胃液分泌。

器官移植术后胃肠疾病常用药见表 2-22。

表 2-22 器官移植术后胃肠疾病常用药

药物分类	常用代表性药物	适应证	服药时间用法用量	不良反应	注意事项
止泻药	盐酸洛派丁胺胶囊（易蒙停）	用于控制急、慢性腹泻的症状；用于回肠造瘘术患者可减少排便量及次数，增加大便稠硬度	腹泻症状明显者需要立即或尽早服用，无论是饭前或饭后服用都可以。一般情况下空腹与饭前半小时服药可提高疗效。急性腹泻：起始剂量，成人 2 粒（4mg），以后每次不成形便后服用 1 粒，直到腹泻停止或日用量达 8 粒	不良反应轻，可出现过敏如皮疹等，消化道症状如口干、腹胀、食欲缺乏、胃肠痉挛、恶心、呕吐、便秘，以及头晕、头痛、乏力等	服用本品 48 小时后临床症状无改善，应停用。肾病患者无须调整剂量

续表

药物分类	常用代表性药物	适应证	服药时间用法用量	不良反应	注意事项
止泻药	蒙脱石散（思密达、肯特令等）	适用于急慢性腹泻，也可用于食道、胃、十二指肠疾病引起的相关疼痛症状的辅助治疗	空腹或至少餐前半小时服用。将本品（1袋）倒入50mL温水中，摇匀后服用。成人：每次1袋，每日3次。急性腹泻患者服用本品治疗时，首次剂量加倍	偶见便秘、大便干结	本品不作解痉药使用。治疗急性腹泻，应注意纠正脱水。与其他药物同服，特别是抗生素、益生菌等需要间隔1～2小时
胃质子泵抑制剂	（代表药物如奥美拉唑、泮托拉唑、雷贝拉唑、艾司奥美拉唑、艾普拉唑等）	抑制胃酸分泌，用于胃食管反流性疾病、消化性溃疡、联合用药根除幽门螺杆菌等	宜早餐前半小时口服。一般每日1次：奥美拉唑肠溶胶囊20mg/兰索拉唑肠溶胶囊30mg/泮托拉唑肠溶胶囊40mg/埃索美拉唑肠溶片40mg/雷贝拉唑钠胶囊20mg；若需要每日2次，则早晚各1次，间隔12小时，需固定服药时间。宜在早餐前和晚餐前或睡前服用。疗程：胃溃疡及反流性食管炎4～8周，2～4周	短期应用可有腹泻、头痛、恶心、腹痛、胃肠胀气、便秘等不适。超过1年的长期用药可能会增加骨折、呼吸系统感染、贫血等风险	坚持适应证用药，勿随意用药及随意增减用药，采用最小有效剂量、最短的疗程，达到治疗目的后要及时停用
胃肠促动药	多潘立酮片（吗丁啉）	为外周多巴胺D_2受体拮抗剂。适用于消化不良、腹胀、嗳气、恶心、呕吐、腹部胀痛。禁用于消化道出血、穿孔及机械性肠梗阻	空腹，餐前15～30分钟服用，成人常用剂量为每次1片（10mg），每日3次，肝肾功能不全者减量或慎用	①偶见口干、头痛、失眠、神经过敏、头晕、嗜睡、倦怠、腹部痉挛、腹泻、反流、恶心、胃灼热感、皮疹、瘙痒、荨麻疹、口腔炎、结膜炎等。②可导致血清促乳素水平升高、溢乳、男子乳房女性化、女性月经不调等，但停药后即可恢复正常	本品主要经CYP3A4酶代谢，会提高他克莫司及环孢素A药物浓度，联合用药需谨慎。本品用药一般不超过1周，若用药3天症状未缓解，需进一步诊疗。不应与抗酸药或抑制胃酸分泌药物同服，必要时可将抗酸药或抑制胃酸分泌药物饭后服用

续表

药物分类	常用代表性药物	适应证	服药时间用法用量	不良反应	注意事项
胃肠促动药	甲氧氯普胺片	本品为中枢和外周多巴胺 D_2 受体拮抗剂。对胃肠道作用主要在上消化道，促进胃部及上部肠段的运动；还具有强大的中枢性镇吐作用，也具有一定的催乳、安定作用。适应证同上述多潘立酮片，但对胃食管反流病效果不佳	餐前 15～30 分钟或睡前服用。成人常用剂量为每次 5～10mg，每日 3 次，但不宜超过 0.5mg/kg 体重，否则易引起锥体外系反应	本品易通过血脑屏障。常见的不良反应有昏睡、烦躁不安、倦怠无力等；少见的可引起高催乳素血症，有乳腺肿痛、泌乳、月经不调、恶心、便秘、皮疹、腹泻等。长期及大量服用还可出现震颤、发音困难及共济失调等锥体外系反应	本品可增加环孢素 A、四环素、对乙酰氨基酚等在小肠内的吸收，合用时需慎用；宜短期服用；严重肾功能不全者剂量至少减少 60%；本品可增加醛固酮及促乳素浓度；若与西咪替丁合用，需间隔 1 小时以上
	枸橼酸莫沙必利片/胶囊	本品具有促进胃及十二指肠运动，加快胃排空的作用，不影响胃酸的分泌，也无锥体外系的不良反应。主要用于功能性消化不良伴有胃灼热、嗳气、恶心、呕吐、早饱、上腹胀、上腹痛等消化道症状者	餐前 15～30 分钟服用。成人每次 5mg，每日 3 次，疗程一般 2～4 周	主要表现为腹泻、腹痛、口干、皮疹及倦怠、头晕等。偶见嗜酸性粒细胞增多、三酰甘油及肝转氨酶升高	本品经由 CYP3A4 酶代谢，可在一定程度上提高他克莫司/环孢素 A 药物浓度，应注意这种影响。若服用 2 周消化道症状没有缓解，应停服。抗胆碱药如阿托品可减弱本品的作用
胃黏膜保护药	硫糖铝（片剂/咀嚼片/混悬液/混悬凝胶等）	在酸性环境下形成一层保护膜，促进溃疡的愈合，并有利于黏膜再生。适用于胃及十二指肠溃疡的治疗	片剂宜餐前 1 小时及睡前嚼碎服用，混悬剂宜餐前 1 小时及睡前服用。1～2 周内症状可缓解，应连续治疗 4～8 周	可出现嗜睡、眩晕、头晕或头痛、口干、便秘、恶心、消化不良、腹泻等。出现便秘可加服少量镁乳等缓泻药；胃痛较剧者可加适量抗胆碱药	肝肾功能不全及透析患者慎用
	胶体果胶铋	本品适用于治疗消化性溃疡，特别是幽门螺杆菌相关性溃疡，亦可用于慢性浅表性胃炎和慢性萎缩性胃炎。本品对受损黏膜的黏附性较强，尚能杀灭胃内幽门螺杆菌。禁用于严重肾功能不全患者	餐前半小时与睡前服用。每次 2～3 粒，一天 3～4 次。一般 4 周为一疗程	可有恶心、便秘及黑褐色大便等	服药前后半小时须禁食，不得饮用牛奶、含乙醇或含碳酸的饮料及服用其他药物。服用本品期间不得服用其他铋制剂

续表

药物分类	常用代表性药物	适应证	服药时间用法用量	不良反应	注意事项
胃黏膜保护药	枸橼酸铋钾片/颗粒/胶囊	用于慢性胃炎及缓解胃酸过多引起的胃痛、胃灼热感（烧心）和反酸	三餐前半小时与睡前服用。每次0.3g，每日4次。忌用含乙醇或碳酸饮料。服药前后半小时不要喝牛奶或服用抗酸药和其他碱性药物。一般疗程4～8周	服用本药期间，口中可能带有氨味，并可使舌苔及大便呈灰黑色；偶可出现恶心、呕吐、食欲减退、腹泻、便秘等症状。长期服用可能引起肾毒性	肝肾功能不全者慎用。治疗期间不应饮用含碳酸的饮料，少饮咖啡、茶等。应用于杀灭幽门螺杆菌时，需与两种抗生素合用
	复方铝酸铋片/颗粒	本品含铝酸铋、碳酸镁、碳酸氢钠、甘草浸膏粉等。适用于缓解胃酸过多引起的胃痛、胃灼热感（烧心）、反酸，也可用于慢性胃炎。禁用于肾功能不全者	餐后嚼碎或温开水送服。片剂1～2片/次，颗粒剂每次1～2袋，每日3次	偶见便秘、稀便、口干、失眠、恶心、腹泻，停药后可自行消失	本品不能与牛奶同服，也不能与四环素类抗生素合用；连续使用不得超过7天；治疗期间，禁止饮酒，少食煎炸油腻食品。服药期间，粪便呈黑色属正常现象，如呈稀便时，可减量服用
	替瑞普酮胶囊（施威舒）	适用于急性胃炎、慢性胃炎急性加重期，胃黏膜病变（糜烂、出血、潮红、浮肿）、胃溃疡	饭后服用比饭前生物利用度高，故需饭后服用。口服每次50mg，每日3次	偶可出现肝功能障碍，常出现便秘、腹泻、吐意、口渴、腹痛等消化系统症状	一旦出现肝功能异常，应停药并采取适当措施
抗酸药	碳酸氢钠片	用于缓解胃酸过多引起的胃胀、胃灼热感（烧心）、反酸	用于胃部疾病，宜餐前服用。若用于碱化尿液，宜餐后1～2小时服用，亦可在睡前服用。每次1～2片，每日3次	可引起嗳气、继发性胃酸分泌增加	本品连续使用不得超过7天；可加速酸性药物的排泄，如阿司匹林肠溶片等；可降低胃蛋白酶、维生素E的疗效
	铝碳酸镁片/咀嚼片/颗粒（达喜、泰德等）	本品有明显抗酸作用，并兼有胃黏膜保护作用，对胆酸也有一定吸附作用。适用于①慢性胃炎；②与胃酸有关的胃部不适症状，如胃痛、胃灼热感（烧心）、酸性嗳气、饱胀等	餐后1～2小时服用，亦可在睡前或胃部不适时咀嚼服用。每次1～2片，每日3次	偶见便秘、稀便、口干和食欲缺乏	本品服用后1～2小时内应避免服用其他药物，因氢氧化铝可与其他药物结合而降低吸收，影响疗效；连续使用不得超过7天；严重心、肾功能不全者，高镁血症、高钙血症者慎用

续表

药物分类	常用代表性药物	适应证	服药时间用法用量	不良反应	注意事项
抗酸药	复方氢氧化铝片	本品含氢氧化铝、三硅酸镁、颠茄流浸膏等。既可中和过度的胃酸，又可抑制胃液分泌、解除胃平滑肌痉挛，延缓胃排空。适用于缓解胃酸过多引起的胃痛、胃灼热感（烧心）、反酸，也可用于慢性胃炎	餐前半小时至1小时或睡前或胃痛发作时嚼碎后服。每次2～4片，每日3次	①长期大剂量服用，可致严重便秘，粪结块引起肠梗阻；②老年人长期服用，可致骨质疏松；③肾功能不全患者服用后，可能引起血铝升高	服药后1小时内应避免服用其他药物；本品不应与肠溶片同服，因可使肠溶片加快溶解；连续使用不得超过7天；肾功能不全者、长期便秘者慎用；低磷血症（如吸收不良综合征）患者慎用。前列腺肥大、青光眼、高血压、心脏病、胃肠道阻塞性疾病、甲状腺功能亢进、溃疡性结肠炎等患者慎用
胃肠功能调节药	马来酸曲美布汀片/分散片/胶囊	本剂可以非竞争抑制由乙酰胆碱引起的收缩作用，可直接作用于平滑肌相应离子通道，对平滑肌运动有双向调节作用。适用于胃肠道运动功能紊乱引起的食欲缺乏、恶心、呕吐、嗳气、腹胀、腹鸣、腹痛、腹泻便秘等症状的改善；肠道易激惹综合征	餐前15～30分钟服用。成人每次0.1～0.2g，每日3次	偶有口渴、口内麻木、腹泻、肠鸣、便秘、心动过速、困倦、眩晕等。罕见出现肝功能损伤、黄疸等严重不良反应	发现肝功能异常及黄疸者应立即停药，并适当处置
调节菌群活菌制剂	地衣芽孢杆菌活菌胶囊（整肠生）	用于细菌或真菌引起的急、慢性肠炎、腹泻；也可用于其他原因引起的胃肠道菌群失调的防治	餐后服用。成人每次2粒，每日3次，首次加倍	超剂量服用可致便秘	本品为活菌制剂，切勿将本品置于高温处，溶解时水温不宜超过40℃。避免与抗菌药同服，必要时需间隔3小时服用。铋剂、鞣剂、药用炭、酊剂等能抑制、吸附活菌，不能并用

续表

药物分类	常用代表性药物	适应证	服药时间用法用量	不良反应	注意事项
调节菌群活菌制剂	双歧杆菌活菌/二联/三联/四联胶囊（培菲康）	用于肠菌群失调引起的肠功能紊乱，如急、慢性腹泻，便秘等	餐后服用。成人每次1～2粒，早晚各1次	未见不良反应	同上
	酪酸梭菌肠球菌三联活菌片	含有乳酸菌（肠球菌）、酪酸梭菌、糖化菌。用于改善肠内菌群失调引起的各种症状，包括：腹泻、便秘、腹泻便秘交替症及肠炎	餐后服用。成人每次2片，每日3次	无明显不良反应	同上
	枯草杆菌二联活菌肠溶胶囊	含屎肠球菌、枯草杆菌两种活菌，二菌均为肠道中的正常菌群，还有维生素 C、B_1、B_2、B_6、B_{12}、乳酸钙等。适用于治疗肠道菌群失调（抗生素、化疗药物等）引起的腹泻、便秘、肠炎、腹胀、消化不良、食欲缺乏等	餐后服用。成人：口服，每次1～2粒，每日2～3次	偶可见恶心、头痛、头晕、心慌	治疗1个月症状仍无改善时，应停止用药。其他同上
肠道感染常用药	盐酸小檗碱片（盐酸黄连素）	用于肠道感染，如胃肠炎。本品对细菌只有微弱的抑菌作用，但对痢疾杆菌、大肠杆菌引起的肠道感染有效	餐后服用，可减少胃肠不适。成人每次1～3片，每日3次	偶有恶心、呕吐、皮疹和药热，停药后消失	本品可提高他克莫司/环孢素A药物浓度，合用时需慎重。与含鞣质的中药合用会降低疗效
	复方黄连素片	本品为中西复方制剂，含有盐酸小檗碱、木香、吴茱萸、白芍。清热燥湿，行气止痛，止痢止泻。用于大肠湿热，赤白下痢，里急后重或暴注下泻，肛门灼热；肠炎、痢疾见上述证候者	餐后服用，可减少胃肠不适。每次4片，每日3次	同上	同上

附一：非感染性中重度腹泻治疗处方举例

方案：盐酸洛哌丁胺胶囊首次服用 2～4mg，此后每次腹泻即服 2mg，每日不超过 16mg；

蒙脱石散 3g，3 次／日，空腹或饭后 2 小时服药为最佳时间；

双歧杆菌三联活菌胶囊 420mg，2 次／日，餐后半小时或以半空腹的状态服用最佳。

【适用范围】　非感染性腹泻，即化验检查排除感染性腹泻，多由饮食不当、不良刺激及过敏性因素等，包括功能性腹泻、肠易激综合征及肠道菌群失调慢性腹泻患者等。

【注意事项】　本组合不适用于感染性腹泻，若为伴有肠道感染的腹泻，必须优先应用有效的抗生素治疗，若仅使用止泻药，不利于毒素及病原体的排除，还有可能会加重病情。蒙脱石散与益生菌制剂联合使用，可先服蒙脱石散，然后用益生菌制剂，两药至少间隔 1～2 小时。益生菌也不宜与抗生素同时服用。

【疗程】　短期应用，腹泻改善即可停用。

【用药解析及评价】　盐酸洛哌丁胺胶囊能提高胃肠张力、抑制肠蠕动、制止肠推进性收缩而起到止泻作用。但由于此类药物能够导致肠蠕动减缓，因而病原微生物和其毒素对组织的侵袭增加，或减慢病原微生物的清除，故禁用于存在侵袭性肠炎表现（如高热、寒战、血便或脓血便）的患者，以及严重溃疡性结肠炎或可能发展为中毒性巨结肠的患者。如服用本品 48 小时后，临床症状无改善，应停用本品。蒙脱石散是一种高效的消化道黏膜保护药，口服后药物可均匀覆盖整个肠腔，吸附多种病原体，并将其固定在肠腔表面，而后随肠蠕动排出体外。同时使消化道黏膜屏障对病毒、细菌等攻击因子的防御能力增强。双歧杆菌三联活菌胶囊是由双歧杆菌、粪肠球菌和嗜酸乳杆菌组成的复合制剂，其一方面可以形成肠黏膜生物屏障，竞争性抑制各种致病菌的入侵和定植；另一方面双歧杆菌、嗜酸乳杆菌在肠道代谢所产生的乳酸和醋酸，可降低肠道 pH 值，抑制致病菌生长、繁殖。为一种常用高效治疗方案，且费用较低。

附二：感染性腹泻治疗处方举例

方案：诺氟沙星 0.1g，3 次／日，宜空腹服用；
或左氧氟沙星 500mg，1 次／日；或 0.2g，2 次／日，宜饭前服用；
蒙脱石散 3g，3 次／日，空腹或饭后 2 小时服药为最佳时间；
地衣芽孢杆菌活菌胶囊，0.5g，3 次／日，餐后半小时服用最佳；
双歧杆菌三联活菌胶囊，2 粒，2 次／日。

【适用范围】　社区获得性感染性腹泻，原则上首先行粪便标本的细菌培养，以便依据分离出的病原体及药物敏感试验结果选用和调整抗菌药。但对于急行社区获得性腹泻，一般不做培养，多根据流行病学史和临床表现，或仅依据粪便常规检查经验性给予抗菌药治疗。

【注意事项】　服用诺氟沙星或左氧氟沙星均应同时多饮水，至少 250mL，以避免结晶尿的发生。蒙脱石散与益生菌制剂联合使用，可先服蒙脱石散，然后用益生菌制剂，两药至少间隔 1～2 小时。诺氟沙星或左氧氟沙星也应避免与蒙脱石散和益生菌同服，蒙脱石散可吸附抗生素致其药效减低，抗生素会杀死益生菌，因此抗生素也不宜与益生菌同时服用。有鉴于此，此三药服用均应互相间隔开 1 ～ 2 小时。

【疗程】 短期应用，疗程一般 3 ～ 5 天，待腹泻改善后 1 ～ 2 天再停药。

【用药解析及评价】 诺氟沙星或左氧氟沙星属于喹诺酮类药物，其抗菌谱广，对志贺菌属等肠杆菌科细菌有良好的抗菌效果。蒙脱石散是一种高效的消化道黏膜保护药，口服后药物可均匀覆盖整个肠腔，吸附多种病原体，并将其固定在肠腔表面，而后随肠蠕动排出体外。同时使消化道黏膜屏障对病毒、细菌等攻击因子的防御能力增强。双歧杆菌三联活菌胶囊是由双歧杆菌、粪肠球菌和嗜酸乳杆菌组成的复合制剂，其一方面可以形成肠黏膜生物屏障，竞争性抑制各种致病菌的入侵和定植；另一方面双歧杆菌、嗜酸乳杆菌在肠道代谢所产生的乳酸和醋酸，可降低肠道 pH 值，抑制致病菌生长、繁殖。为一种常用高效治疗方案，且费用较低。但 3 种药需要分开服用，不能同时服用。从合理服药时间论，可于空腹或饭前 30 分钟服用诺氟沙星或左氧氟沙星，饭后 30 分钟服用地衣芽孢杆菌活菌制剂或双歧杆菌三联活菌胶囊，饭后 2 小时服用蒙脱石散。

第十三节　呼吸道疾病用药

呼吸系统疾病有三大症状，痰、咳、喘，三者之间互相联系，互相影响。所以呼吸系统用药分为 3 类：镇咳药、祛痰药和平喘药。

一、祛痰药

痰是呼吸道炎症的产物，可刺激呼吸道黏膜引起咳嗽，并可加重感染。能使痰液变稀或溶解，使痰液易于咳出，或能加速呼吸道黏膜纤毛运动，使痰液的转运功能改善的药物称祛痰药。祛痰药能增加呼吸道分泌，稀释痰液或降低其黏稠度，使痰易于咳出，改善咳嗽和哮喘症状。因此，祛痰药还能间接起到镇咳、平喘作用，并有利于控制感染。祛痰药按作用机制可分为 3 类：①痰液溶解剂，如乙酰半胱氨酸，可分解痰液中的黏性成分如黏多糖和黏蛋白，使痰液液化，粘滞性降低而易咯出；②黏液调节剂，如氨溴索、盐酸溴己新和羧甲司坦，作用于气管和支气管的黏液产生细胞，使分泌物黏滞性降低，痰液变稀而易咯出；③恶心性和刺激性祛痰药，如氯化铵、愈创甘油醚属恶心性祛痰药，口服后可刺激胃黏膜，引起轻度恶心，反射性地促进呼吸道腺体的分泌增加，从而使黏痰稀释便于咯出；刺激性祛痰药是一些挥发性物质，如桉叶油、安息香酊等，加入沸水中，其蒸气挥发也可刺激呼吸道黏膜，增加分泌，使痰稀释便于咯出。

在临床上，祛痰药的选择要根据患者的具体情况来定：①呼吸道慢性炎症时，痰中黏性成分多为酸性黏多糖，宜选用盐酸氨溴索（溴环己胺醇）和乙酰半胱氨酸；②细菌感染时，脓痰中成分多为脱氢核糖核酸，宜用乙酰半胱氨酸；③咳痰困难及肺合并症的危急状态，可用羧甲司坦、溴己新，脓性痰患者需加用抗生素控制感染；④痰黏而不易咳出者，可选用氨溴索；⑤痰液黏度较大者，首选溴己新，以使痰液黏度降低。

氨溴索（盐酸氨溴索片 / 口服溶液 / 缓释胶囊）

【商品名】 沐舒坦等。

【剂型及规格】 片剂，30mg/ 片。

【适应证】 适用于痰液黏稠而不易咳出者。

【禁忌证】 妊娠前 3 个月妇女禁用。

【服药时间及其理由】

（1）餐后服用。

（2）理由：减轻胃肠不适。

【服药方法及剂量】 口服，每日 3 次，每次 1～2 片。

【注意事项】

（1）应避免与中枢性镇咳药（如右美沙芬等）同时使用，以免稀化的痰液堵塞气道。

（2）本品为一种黏液调节剂，仅对咳痰症状有一定作用，在使用时应注意咳嗽、咳痰的原因，如使用 7 日后未见好转，应及时就医并积极寻找病因。

【不良反应及其防治措施】

（1）偶见皮疹、恶心、胃部不适、食欲缺乏、腹痛、腹泻。

（2）其他过敏反应，包括过敏性休克、血管性水肿、荨麻疹和瘙痒。

（3）其他胃肠道反应，包括呕吐和消化不良。

【药物相互作用】 本品与抗生素（阿莫西林、头孢呋辛、红霉素、多西霉素）同时服用，可导致抗生素在肺组织浓度升高。

【疗效判断、疗程及停药时机】

（1）疗效判断：黏稠痰变得稀薄，容易咳出。

（2）疗程及停药时机：目前没有明确规定的疗程，无痰及肺部炎症好转和（或）痰量减少容易咳出时可考虑停药。

【药物作用机制】 本品为黏液溶解剂，能增加呼吸道黏膜浆液腺的分泌，减少黏液腺分泌，从而降低痰液黏度，促进肺表面活性物质的分泌，增加支气管纤毛运动，使痰液易于咳出。

二、镇咳药

咳嗽是一种症状，不是一种病，这种症状是有某种疾病所导致的，具有保护作用。轻微的咳嗽能帮助清除气管内的痰液与异物，且会自然缓解，一般不需服用止咳药；强烈而频繁的咳嗽，尤其是干咳，可影响休息和睡眠，甚至使病情加重而引起其他并发症，需要在针对病因治疗的同时加用止咳化痰药。消除咳嗽最重要的措施在于治疗原发疾病。如果咳嗽持续存在，表明病因没有消除，需进一步查明引起咳嗽的原因。镇咳药是能够抑制咳嗽反射的药物，根据作用部位的不同，镇咳药可以分为中枢性镇咳药和外周性镇咳药。中枢性镇咳药是通过抑制延髓咳嗽中枢，而发挥镇咳作用，镇咳作用比较强，效果也可靠，但容易成瘾。常见的中枢性镇咳药包括右美沙芬、喷托维林等药物。外周性镇咳药是通过抑制咳嗽反射弧中的感受器、传入神经、传出神经等任何一个环节而发挥镇咳作用，常见的外周性镇咳药包括那可丁。除此之外，有些中药也有镇咳的作用，比如常用的复方甘草片。

氢溴酸右美沙芬

【商品名】 可乐尔、哈泰华等。

【剂型及规格】 片剂 / 分散片，5mg/ 片；口服液，150mg/100mL。

【适应证】 用于干咳，包括上呼吸道感染、支气管炎等引起的咳嗽。

【禁忌证】 妊娠 3 个月内妇女、有精神病史者及哺乳期妇女禁用；服用单胺氧化酶抑制剂停药不满两周的患者禁用；对本品及各成分过敏的患者禁用。

【服药时间及其理由】

（1）服药时间：没有特殊要求，但服药期间避开驾驶、高空作业、操作精密仪器等。

（2）理由：药物不受饮食影响，但因有中枢抑制作用，患者可见头晕、嗜睡等症状。

【服药方法及服用剂量】

（1）服药方法：口服。

（2）服用剂量：成人每次 1 ～ 2 片，每日 3 ～ 4 次。

【注意事项】

（1）本品仅有镇咳作用，用药 7 天，症状未缓解，应暂停服用，积极寻找病因。

（2）慎用于哮喘、痰多及肝肾功能不全的患者。

（3）服药期间不得驾驶机、车、船，从事高空作业、机械作业及操作精密仪器。

【不良反应及其防治措施】 可见头晕、头痛、嗜睡、易激动、嗳气、食欲缺乏、便秘、恶心、皮肤过敏等，但不影响疗效。停药后上述反应可自行消失。

【药物相互作用】

（1）本品不宜与抗抑郁药、乙醇及其他中枢神经抑制药并用，因可增强对中枢的抑制作用。

（2）不得与单胺氧化酶抑制剂及抗抑郁药并用。

【疗效判断、疗程及停药时机】

（1）疗效判断：本品口服吸收良好，服药 10 ～ 30 分钟起效，作用时间可超过 8 个小时。

（2）疗程及停药时机：根据临床咳嗽症状改善程度适时减药或停药，没有固定疗程，但超过 7 天症状无改善，应停药，积极寻找病因。

【药物作用机制】 本品为中枢性镇咳药，可抑制延脑咳嗽中枢而产生镇咳作用。其镇咳作用与可待因相等或稍强。一般治疗剂量不抑制呼吸，长期服用无成瘾性和耐受性。

三、平喘药

哮喘的特点为支气管平滑肌痉挛性收缩，痰液积滞和呼吸道黏膜充血水肿，于是气道阻塞，使空气出入受到阻碍，以呼气尤为严重，呈现喘息性吸入困难。平喘药是一类作用于哮喘发病的不同环节，能通过不同作用机制以缓解或预防支气管平滑肌痉挛，使其松弛和扩张，因而可以缓解气急、呼吸困难的症状的药物。由于糖皮质激素是抗炎平喘药中抗炎作用最强，并有抗过敏作用的药物。器官移植患者基本都应用糖皮质激素，所以发生过敏性哮喘的概率很低。部分患者在慢性或急性支气管炎病史的基础上发生肺部感染，导致局部支气管痉挛及分泌黏液增多，出现喘息性呼吸性困难症状。平喘药，除了糖皮质激素外，临床常用的还有：① β 肾上腺素受体激动剂，如沙丁胺醇、特布他林等；② M 胆碱受体拮抗剂，如异丙托溴铵等；③茶碱类，如氨茶碱等；④过敏介质阻滞剂，如白三烯受体拮抗剂孟鲁司特钠片。

哮喘患者的通气功能具有明显的昼夜节律性，由于人体肾上腺皮质激素、儿茶酚胺分泌水平及呼吸道黏膜上皮细胞纤毛运动等因素存在生理性昼夜波动，白天气道阻力最小，凌晨 0—2 时阻力最大，故哮喘患者常在夜间或凌晨发病或病情恶化。因此，多数平喘药（除了氨茶碱早晨 7 时服用效果最佳）以睡前服用为最佳，此时哮喘者对乙酰胆碱和组胺反应最为敏感。多数平喘药在每晚睡前半小时服药 1 次效果最佳。

常用复合制剂：愈美胶囊、复方愈酚喷托那敏糖浆。

器官移植术后呼吸道疾病常用药见表 2-23。

表 2-23　器官移植术后呼吸道疾病常用药

药物类别	代表性口服药	作用机制及适应证	服药时间、用法用量	不良反应	注意事项
祛痰药（痰液溶解剂）	乙酰半胱氨酸片／颗粒／胶囊／泡腾片等（富露施、痰易净、美可舒等）	能使黏痰中连接黏蛋白肽链的二硫键断裂，使黏蛋白分解成小分子的肽链，使痰的黏滞性降低，易于咳出。适用于浓稠痰黏过多的呼吸系统共疾病，包括急性支气管炎、慢性支气管炎急性发作、支气管扩张症	片剂温水送服，颗粒剂用水冲服或送服，泡腾片用温水溶解后服用。水温过高会影响疗效。服用时间不受饮食影响，建议固定时间服用，可更好发挥药效。一般每次 0.2g，每日 2～3 次	偶可引起咳嗽、支气管痉挛、呕吐、恶心、胃炎等不良反应，一般减量即可缓解。如遇恶心、呕吐严重可暂停给药	与青霉素、头孢菌素、四环素合用需要间隔 4 小时交替使用；慎用于支气管哮喘患者
祛痰药（黏液调节剂）	盐酸氨溴索片（安普索、贝莱等）	适用于痰黏稠不易咳出者	餐后服用，可减轻胃肠不良反应。每日 3 次，每次 1～2 片	轻微的胃肠道反应，偶见皮疹、腹痛、腹泻等	① 避免与右美沙芬等中枢性强力性镇咳药合用。② 仅对咳痰症状有作用
	盐酸溴己新片（必嗽平、溴己铵等）	可直接作用于支气管腺体，促使黏液分泌，使痰的黏稠度降低，痰液变稀而易于咳出，另外还有镇咳作用，适用于慢性支气管炎、哮喘及支气管扩张症痰液黏稠不易咳出患者	餐后服用，可减轻胃肠不适。每日 3 次，每次 8～16mg	可产生恶心、胃部不适，偶见血清氨基转移酶升高。溃疡病及肝功不良患者慎用	慎用于胃炎和胃溃疡患者
	标准桃金娘油肠溶胶囊	可通过促痰溶解、调节分泌及主动促排作用，使黏液易于排出，还具有抗炎杀菌、抗变态反应作用。适用于急慢性鼻窦炎、支气管炎、支气管扩张、慢阻肺及肺部真菌感染等	餐前 30 分钟用较多的凉开水送服，禁用热开水。勿将胶囊掰开或咀嚼服用。每次 300mg，每日 2～4 次	偶有胃部不适及过敏反应	服用本品后排痰次数会增加
	桉柠蒎肠溶软胶囊（切诺）	同上	同上	同上	同上

续表

药物类别	代表性口服药	作用机制及适应证	服药时间、用法用量	不良反应	注意事项
祛痰药（黏液调节剂）	羧甲司坦片/口服溶液/颗粒（强利痰灵、霸灵等）	用于治疗慢性支气管炎、支气管哮喘等疾病引起的痰液黏稠、咳痰困难患者	餐后服用，减少胃部不适。每日3次，每次0.25～0.75g。起效快，服用4小时即可有明显疗效	偶有轻度头晕、恶心、胃部不适、腹泻、胃肠道出血及皮疹等	慎用于有出血倾向的胃和十二指肠溃疡。应避免同时服用强镇咳药以免痰液堵塞气道。用药7日后症状未缓解，应立即就医
恶心性和刺激性祛痰药	愈创甘油醚糖浆（愈创木酚甘油醚、愈甘醚等）	口服后能刺激胃黏膜，反射性地引起支气管分泌增加，降低痰液的黏度，具有较强的祛痰作用。用于支气管炎、慢性化脓性气管炎、肺脓肿、支气管扩张等。多与镇咳药或平喘药合用，可提高止咳或平喘作用。禁用于急性胃肠炎、肺出血、肾炎患者	餐后服用，减少胃肠不适。糖浆剂，成人每次5～10mL，每日3次	可见恶心、胃肠不适、头晕、嗜睡和过敏等	用药7天症状未缓解需就诊
	右美沙芬愈创甘油醚糖浆	止咳祛痰复方制剂。本品用于上呼吸道感染支气管炎等引起的咳嗽、咳痰	餐后服用，减少胃肠不适。成人，每次10～20mL，每日3次	可见头晕、头痛、嗜睡、易激动、食欲缺乏、恶心等	用药7天，症状未缓解，需就诊；本品避免与抗抑郁药、乙醇及中枢抑制药合用
镇咳药	氢溴酸右美沙芬片/糖浆/口服溶液	为中枢性镇咳药。用于干咳，包括上呼吸道感染（如感冒和咽炎），支气管炎等引起的咳嗽	餐后服用，减少胃肠不适。片剂，成人每次1～2片，一日3～4次。口服液一次10～20mL，每日3～4次	可见头晕、头痛、嗜睡、易激动、嗳气、食欲缺乏、便秘、恶心、皮肤过敏等，但不影响疗效。停药后上述反应可自行消失	①止咳作用起效快，若用药7天，症状未缓解，请咨询医师或药师。②哮喘患者、痰多的患者、肝肾功能不全患者慎用；本品避免与抗抑郁药、乙醇及中枢抑制药合用
	枸橼酸喷托维林片（咳必清）	用于各种原因引起的干咳	餐后服用，减少胃肠不适。成人：每次1片，每日3～4次	偶有便秘、轻度头痛、头晕、嗜睡、口干、恶心、腹胀、皮肤过敏等不良反应	本药仅为对症治疗药，如应用7日症状无明显好转，应立即就医。本品无祛痰作用

续表

药物类别	代表性口服药	作用机制及适应证	服药时间、用法用量	不良反应	注意事项
平喘药	氨茶碱片/缓释片	适用于支气管哮喘、喘息型支气管炎、阻塞性肺气肿等缓解喘息症状；也可用于心源性肺水肿引起的哮喘	早晨7时服用效果最好。进食或空腹服用均可，餐后服用可减轻胃肠道反应，用水吞服。缓释片应整粒吞服，不可压碎或咀嚼	早期多见的有恶心、呕吐、易激动、失眠等，过量可出现心动过速、心律失常，严重的甚至呼吸停止、心脏停搏致死	①本品不适用于哮喘持续状态或急性支气管痉挛发作的患者。②应定期监测血清茶碱浓度。③肾肝功能不全及心衰的患者应酌情减量。④注意监测心率和心律的改变。⑤与地尔硫革、维拉帕米、大环内酯类及氟喹诺酮类抗生素合用应适当减量
	茶碱缓释片	适用于支气管哮喘、喘息型支气管炎、阻塞性肺气肿等缓解喘息症状；也可用于心源性肺气肿引起的哮喘	进食或空腹服用均可，餐后服用可减轻胃肠道反应，用水吞服。缓释片应整粒吞服，不可压碎或咀嚼。起始剂量为0.1～0.2g，每日2次，早晚用100mL温开水送服，晚上服用时间在8—9时为佳。剂量视病情和疗效调整，但每日不超过0.9g	同上	本品不可压碎或咀嚼。余注意事项同氨茶碱
	孟鲁司特钠片	本品适用于哮喘的预防和长期治疗，包括预防白天和夜间的哮喘症状，治疗对阿司匹林敏感的哮喘患者以及预防运动诱发的支气管收缩；也适用于减轻过敏性鼻炎引起的症状。不应用于治疗急性哮喘发作	药物吸收不受饮食的影响，可与食物同服或另服。哮喘患者睡前服用，过敏性鼻炎根据情况在需要时服用。成人每日1次，每次10mg	不良反应轻微，偶有腹痛和头痛者	本品的疗效在用药1天内即出现。但不可以用本品突然代替激素

199

第十四节　心脑血管疾病用药

心脑血管疾病是心脏血管和脑血管疾病的统称，泛指由于高脂血症、血液黏稠、动脉粥样硬化、高血压等所导致的心脏、大脑及全身组织发生的缺血性或出血性疾病。心脑血管疾病是一种严重威胁人类，特别是 50 岁以上中老年人健康的常见病，具有高患病率、高致残率和高死亡率的特点，即使应用目前最先进、完善的治疗手段，仍有 50% 以上的脑血管意外幸存者生活不能完全自理，全世界每年死于心脑血管疾病的人数高达 1500 万人，居各种死因首位。心脑血管疾病是全身性血管病变或系统性血管病变在心脏和脑部的表现。其病因主要有 4 个方面：①动脉粥样硬化、高血压性小动脉硬化、动脉炎等血管性因素；②高血压等血流动力学因素；③高脂血症、糖尿病等血液流变学异常；④贫血、血小板增多等血液成分因素。对于器官移植术患者来讲，由于移植前原发疾病及器官功能不全（如肾移植术前的肾衰竭常合并有高血压、贫血、高脂血症、糖尿病等并发症）及移植术后大剂量免疫抑制剂的应用（如激素、他克莫司 / 环孢素 A / 西罗莫司等免疫抑制剂常合并有高血压、高脂血症、微血管病损害、糖尿病等）和排斥反应都是引起心脑血管疾病的高危因素，因此重视器官移植术后心脑血管疾病的防治是提高器官移植患者长期存活的重要措施之一。

一、心血管疾病常用药

冠心病（冠状动脉粥样硬化性心脏病的简称）及高血压是最常见的心血管疾病，是由于各种因素所致冠状动脉功能性或器质性改变，使血管腔狭窄、堵塞或痉挛，导致心肌的血流减少，供氧不足，使心肌缺血、缺氧或坏死，产生一系列缺血性表现，如心绞痛、心肌梗死甚至猝死的一种心脏病。关于高血压用药详见"抗高血压药"一节。冠心病的治疗目的就是减轻或缓解症状，恢复心脏功能，防止病变发展并争取逆转，及时治疗并发症并防止其恶化，延长患者生命，提高患者生存质量。冠心病的治疗方法除了冠状动脉搭桥术和介入性治疗外，主要是药物治疗，且药物治疗是冠心病治疗方法中最基本的方法，常为首选。常用的药物有硝酸酯制剂、β 受体阻滞剂、钙通道阻滞剂、血管紧张素转换酶抑制药及其受体抑制剂、降血脂药、抗血小板药及中药制剂等，本节重点论述硝酸酯类药物，其他药物详见其他章节。

单硝酸异山梨酯

【商品名】　单硝酸异山梨酯片（欣康）、单硝酸异山梨酯缓释片（依姆多）。

【剂型及规格】　片剂，20mg/ 片；缓释片，30mg/ 片、40mg/ 片、50mg/ 片、60mg/片。

【适应证】　冠心病的长期治疗、预防血管痉挛型和混合型心绞痛，也适用于心肌梗死后的治疗及慢性心衰的长期治疗。

【禁忌证】　青光眼、休克、明显低血压、肥厚梗阻性心脏病、急性心肌梗死、严重脑动脉硬化。

【服药时间及其理由】　食物对吸收无影响，可餐前、餐时及餐后均可，建议固定时间点服用有利于药物平稳发挥作用。普通片剂两次用药间隔至少在 6 小时以上，而缓释片清晨服用更有利于发挥治疗作用。

【服药方法及服用剂量】

（1）服用方法：服用本品的剂量应个体化，并根据临床反应做相应调整。尽管本品为缓释剂型，但可以掰开服用半片，无论整片或半片服用前应保持完整，用半杯水吞服，不可咀嚼或碾碎服用。

（2）服用剂量：普通片剂，一般每次 0.5 ～ 1 片，每日 2 ～ 3 次，严重病例可用 2 片，每日 2 ～ 3 次。缓释片根据剂量大小不同，一般每日清晨服用 1 片，每日 1 次，必要时可增加剂量。为了避免发生头痛，可以在最初 2 ～ 4 天使用半量。

【注意事项】

（1）缓释片的吸收期和作用期比普通片延长，不适用于急性心绞痛发作。

（2）慎用于低充盈压的急性心肌梗死、直立性低血压。

（3）由于代谢物主要经肾脏排泄，肾功能不全者慎用或适当减量。

（4）持续使用本品的患者不能使用含 5 型磷酸二酯酶抑制剂如西地那非的药物，二者合用可能会明显降低血压，导致生命危险。

【不良反应及其防治措施】

（1）不良反应：用药初期可能会出现硝酸酯引起的血管扩张性头痛，通常连续服用数日后，症状可消失；还可能出现面部潮红、眩晕、直立性低血压和反射性心动过速；偶见血压明显降低、心动过缓、心绞痛加重和晕厥。

（2）防治措施：血压下降者可仰卧，抬高腿部。

【药物相互作用】 与其他血管扩张药、钙通道阻滞剂、β 受体阻滞剂、抗高血压药、三环类抗抑郁药及乙醇合用，可强化本类药物的降血压效应。

【疗效判断、疗程及停药时机】

（1）疗效判断：可依据临床症状、心电图、心脏超声检查等综合判断。

（2）疗程及停药时机：本品在没有特殊禁忌情况下，一般需要长期用药。如出现严重低血压、急性心肌梗死等特殊情况需要停药。

【药物作用机制】 单硝酸异山梨酯为硝酸异山梨酯的主要活性代谢产物，可通过扩张外周血管，特别是增加静脉血容量，减少回流量，降低心脏前后负荷，而减少心肌耗氧量；同时还可通过促进心肌血流重新分布而改善缺血区血流供应，可能通过这两方面发挥抗心肌缺血作用。

二、脑血管疾病用药

脑血管病泛指脑部血管的各种疾病，包括脑动脉粥样硬化、血栓形成、狭窄、闭塞、脑动脉炎、脑动脉损伤、脑动脉瘤、颅内血管畸形、脑动静脉瘘等，其共同特点是引起脑组织的缺血或出血性意外，导致患者残疾或死亡。针对脑血管疾病的治疗基本类似于心血管疾病，积极控制血压、血脂、血糖，对于非出血性脑血管疾病给予抗血小板或抗凝治疗（阿司匹林肠溶片、硫酸氢氯吡格雷片等）是防治血管疾病的重要用药方案。此外，具有活血化瘀、通脉舒络功效的中成药（如银杏叶胶囊、通脉颗粒等）在改善脑血管疾病方面也能发挥重要作用。

器官移植术后心脑血管疾病常用药见表 2-24。

表 2-24　器官移植术后心脑血管疾病常用药

药物类别	代表性口服药	主要适应证	服药时间用法用量	不良反应	注意事项
硝酸酯类	硝酸甘油	用于冠心病、心绞痛的治疗及预防，也可用于降低血压或治疗充血性心力衰竭。禁用于严重低血压及心动过速、严重贫血、青光眼、颅内压增高及使用枸橼酸西地那非的患者	舌下含服可立即吸收。成人每次用半片或 1 片舌下含服，每 5 分钟可重复 1 片，直至疼痛缓解。如果 15 分钟内总量达 3 片后疼痛持续存在，应立即就医。在活动或大便之前 5～10 分钟预防性使用，可避免诱发心绞痛	①头痛：可于用药后立即发生，可为剧痛和呈持续性。②偶可发生眩晕、虚弱、心悸和其他直立性低血压的表现，尤其在直立、制动的患者。③治疗剂量可发生明显的低血压反应，表现为恶心、呕吐、虚弱、出汗、苍白和虚脱。④偶有晕厥、面红、药疹和剥脱性皮炎等	①片剂用于舌下含服，不可吞服。②舌下含服用药时尽可能取坐位，以免因头晕而摔倒。③应使用能有效缓解急性心绞痛的最小用药剂量
	硝酸异山梨酯片	冠心病的长期治疗；心绞痛的预防；心肌梗死后持续心绞痛的治疗；与洋地黄和（或）利尿药联合应用，治疗慢性充血性心力衰竭；肺动脉高压的治疗	食物对吸收无影响，餐前、餐时及餐后均可，建议固定时间点服用有利于药物平稳发挥作用。口服：预防心绞痛，每次 5～10mg，每日 2～3 次，每日总量 10～30mg。由于个体反应不同，需个体化调整剂量。舌下给药：每次 5mg，缓解症状	用药初期可能会出现硝酸酯引起的血管扩张性头痛，还可能出现面部潮红、眩晕、直立性低血压和反射性心动过速。偶见血压明显降低、心动过缓和心绞痛加重，罕见虚脱及晕厥	不应突然停止用药，以避免反跳现象
	单硝酸异山梨酯片	同上	食物对吸收无影响，餐前、餐时及餐后均可，建议固定时间点服用有利于药物平稳发挥作用。口服，每次 20mg，每日 2 次	同上	①不适用于急性心绞痛发作。②慎用于低充盈压的急性心肌梗死、直立性低血压。③由于代谢物主要经肾脏排泄，肾功能不全者慎用或适当减量。④持续使用本品的患者不能使用含 5 型磷酸二酯酶抑制剂如西地那非的药物，二者合用可能会明显降低血压，导致生命危险

续表

药物类别	代表性口服药	主要适应证	服药时间用法用量	不良反应	注意事项
硝酸酯类	单硝酸异山梨酯缓释片(依姆多、欣康等)	同上	无论整片或半片服用前应保持完整，用半杯水吞服，不可咀嚼或碾碎服用。每日清晨服用，初始剂量半片或1片，每日1次，必要时可增加1片	同上	同上
抗心绞痛药	盐酸曲美他嗪片(万爽力)	本品保护细胞在缺氧或缺血情况下的能量代谢，适用于心绞痛发作的预防性治疗，眩晕和耳鸣的辅助性对症治疗。禁用于严重肾功能损害、帕金森病、帕金森综合征、震颤、不宁腿综合征以及其他相关的运动障碍	三餐时服用。每次20mg(1片)，每日3次。本品主要通过尿液大部分以原形清除，故中度肾功能受损者慎用，每日2次，每次1片，早晚用餐时服用	胃肠道疾病：胃痛、消化不良、腹泻、便秘、恶心、呕吐。全身性疾病：无力。神经系统疾病：头痛、眩晕、睡眠障碍(失眠、嗜睡)、帕金森病症状加重，停药后可恢复。还可出现直立性低血压及过敏症状	此药不作为心绞痛发作时的对症治疗用药，也不适用于对不稳定心绞痛或心肌梗死的初始治疗
抗血小板药	阿司匹林肠溶片	详见"抗凝血药及改善微循环药物"一节			
	双嘧达莫片				
β受体阻滞剂	酒石酸美托洛尔	详见"抗高血压药"一节			
	琥珀酸美托洛尔缓释片				
	阿替洛尔				
钙通道阻滞剂	盐酸氟桂利嗪胶囊(西比灵)	本品是一种钙通道阻断剂，具有缓解血管痉挛、前庭抑制作用、抗癫痫作用、保护心肌及改善肾功能作用。临床主要用于偏头痛的预防性治疗；由前庭功能紊乱引起的眩晕的对症治疗	睡前服用。一般起始剂量每晚2粒，65岁以上患者每晚1粒，如出现抑郁及锥体外系反应等应及时停药。偏头痛者用药一般不超过6个月，眩晕者应在控制症状后及时停药	有抑郁、瞌睡、食欲增加、鼻炎、便秘、肌痛及体重增加等	①用药后疲惫症状逐步加重者应当减量或停药。②严格控制药物剂量，当应用维持剂量达不到治疗效果或长期应用出现锥体外系症状时，应当减量或停药。③患有帕金森病等锥体外系疾病时，应当慎用本制剂。④驾驶员和机械操作者慎用，以免发生意外

续表

药物类别	代表性口服药	主要适应证	服药时间用法用量	不良反应	注意事项
钙通道阻滞剂	硝苯地平控释片	详见"抗高血压药"一节			
	地尔硫䓬				
调血脂药	详见"降血脂药"一节				
中药制剂	详见"常用中成药"一节				

附：稳定型心绞痛治疗处方举例

方案：阿司匹林肠溶片 100mg，1 次 / 日；

酒石酸美托洛尔片 12.5～50mg，2 次 / 日；

阿托伐他汀钙片 20mg，1 次 / 晚；

单硝酸异山梨酯片 20～60mg，1～2 次 / 日。

【适用范围】 稳定型冠心病患者。

【注意事项】 阿司匹林肠溶片用以抗血小板，常见引起胃黏膜损害；β 受体阻滞剂抗缺血治疗，其不良反应包括心动过缓及传导阻滞、原有心衰加重、反应性气道疾病的恶化和糖尿病患者的低血糖；阿托伐他汀用以干预血脂，会引起消化道症状及肝损害等，还可不同程度地提高环孢素 A / 他克莫司药物浓度；单硝酸异山梨酯片抗缺血治疗可引起低血压。

【疗程】 长期适用。

【用药解析及评价】 为一种常用高效治疗方案，且费用较低。

第十五节　电解质及微量元素

人体电解质主要包括钠离子、氯离子、钙离子、钾离子和镁离子等。钠离子和氯离子是维持细胞内液渗透压的主要无机盐离子，正常人体细胞内外液的渗透压基本相等，由此来维持细胞内外液水的动态平衡。这些电解质还可以维持体液的酸碱平衡，组成缓冲对调节身体的酸碱平衡，电解质还是维持神经肌肉应激性的重要离子。当出现任何一个电解质数量改变时，将导致不同的机体损害，即出现电解质紊乱。如钠离子、钾离子过低的时候，神经肌肉的兴奋性降低，可以出现四肢无力甚至麻痹；在钙离子、镁离子过低的时候，神经肌肉的兴奋性可以增高，这个时候患者就会出现手足的抽搐。同时电解质还是维持细胞正常代谢的物质。

人体所必需的微量元素有 18 种，如铁、铜、钼、锌及锡等。每种微量元素在人体中都起着特殊的生理功能。微量元素缺乏就会引起相应的疾病，如缺铁容易引起缺铁性贫血，缺锌很容易引起口、眼及肛门、外阴等红肿及湿疹。平时就应该保证营养均衡，不要偏食，发现某种微量元素缺乏相关疾病就要及时补充，以免病情加重。

一些电解质的平衡需要相关激素的调控，针对该部分电解质的紊乱需要进行相关治疗。如继发性甲状旁腺功能亢进症是慢性肾病患者常见的并发症，是一种由于甲状旁腺激素产生过多而引起钙、磷代谢紊乱的全身性疾病。它显著增加了患者的死亡率。维生素 D 或其他类似物是目前治疗该疾病的一线药物，但多伴有血清钙、磷水平升高，并造成血管和软组织转移性钙化，使心血管事件发生率增高。盐酸西那卡塞，是一种被称为拟钙剂的化合物，这种化合物变构作用于甲状旁腺细胞膜表面存在的钙受体，转移拟钙的信号，对甲状旁腺激素分泌的抑制作用与血清钙浓度升高时相似。

器官移植术后由于所用的部分免疫抑制剂（如他克莫司及环孢素 A 均可引起低镁血症、激素可引起低钾血症等）、胃肠道功能紊乱、内分泌疾病、合并症用药及手术创伤等多种影响，在不同时期都可能会出现电解质紊乱和微量元素缺乏，并出现相应的症状。因此需要定期复查电解质及微量元素，发现问题及时纠正。

关于人体主要电解质钠离子、氯离子、钙离子、钾离子及镁离子缺乏后的治疗问题，钠离子、氯离子可通过食用盐补充，无须特殊药物，钙缺乏可参考"骨质疏松症"一节相关钙制剂。

一、低钾血症及低镁血症

低钾血症：正常的血清钾在体内有一定的浓度范围，正常是 $3.5 \sim 5.5mmol/L$，当血钾低于 $3.5mmol/L$ 的时候，就是低血钾症了。它伴有一些临床症状，如神经肌肉系统可以出现嗜睡、精神错乱、肌疼、肌无力等；还可以伴有消化道的症状，如腹胀、恶心、便秘，严重的可出现麻痹性的肠梗阻；心血管系统主要可出现严重的心律失常，如室早、房早，最严重的可出现室颤；还有泌尿系统，低血钾症的时候可以有夜尿增多；内分泌系统可以有糖耐量异常。当血钾低于 $3.5mmol/L$，再加上神经肌肉系统、消化系统、心血管系统和泌尿系统、内分泌代谢系统的症状，就是低血钾症。但是，血清钾降低，并不一定表示体内缺钾，只能表示细胞外液中钾的浓度降低，而全身缺钾时，血清钾不一定降低。故临床上应结合病史和临床表现分析判断。发现低钾血症，除了针对病因治疗之外，口服补钾是常用的方法，临床常用的口服补钾药物有氯化钾片、氯化钾缓释片、门冬氨酸钾镁片、枸橼酸钾颗粒等。

低镁血症：血清镁的正常浓度为 $0.75 \sim 1.25mmol/L$，血清镁 $< 0.75mmol/L$ 即称为低镁血症。其调节主要由肾脏完成。肾脏排镁和排钾相仿，即虽有血清镁浓度降低，肾脏排镁并不停止。镁在各系统中间代谢过程中具有重要作用，是新陈代谢、钙和钾传输的调节剂。镁对于酶、激素、神经递质的功能活动至关重要。在许多疾病中，常可出现镁代谢异常，如肾脏疾病、消化系统疾病及营养不良等。缺镁早期表现常有厌食、恶心、呕吐、衰弱及淡漠。缺镁加重可有记忆减退、精神紧张、易激动、神志不清、烦躁不安、手足徐动症样运动。严重缺镁时，可有癫痫样发作。另外，低镁血症时可引起心律失常。低镁血症常合并低钙血症和低钾血症，在补钙及补钾的同时注意补镁。目前补镁的口服制剂主要是门冬氨酸钾镁片，还有保健品如钙镁片等。

1. 氯化钾

由于氯化钾缓释片在胃肠道中的缓慢均匀释放，可使血钾的浓度比较稳定，避免血钾过高的危险，而且能延长药效时间，提高生物利用度，且对胃肠道的刺激性明显小于普通制剂，所以临床较常用缓释制剂。

【商品名】 氯化钾片、氯化钾缓释片（补达秀）等。

【剂型及规格】 片剂，0.25g/片；缓释片，0.5g/片。

【适应证】 用于治疗和预防各种原因引起的低钾血症。

【禁忌证】 高钾血症及少尿患者。

【服药时间及其理由】 建议饭后半小时内服用。理由是减少胃肠道刺激。

【服药方法及服用剂量】 缓释片应整片吞服，不得咬碎。成人每次 0.5～1g，每日 2～4 次，并按病情需要调整剂量。

【注意事项】

（1）用药期间需监测血钾、镁、钠、钙及酸碱平衡指标，并注意肾功能和尿量。

（2）胃肠道症状重时，不宜口服补钾，以免钾对胃肠道的刺激而加重病情。

（3）老年患者适当减量，用药期间随访检查血钾。

【不良反应及其防治措施】

（1）偶有胃肠道刺激症状，如恶心、呕吐、腹痛、腹泻等。防治措施：饭后服用或减少用量可减轻症状。

（2）高钾血症：过量服用或肾功能损害时容易发生。一旦出现高钾血症，应立即停止补钾，同时积极对症治疗如利尿、输注葡萄糖胰岛素以促进钾进入细胞、输注钙剂等。

【药物相互作用】

（1）抗胆碱能药及非甾体抗炎镇痛药可加重本品的胃肠道反应。

（2）缓释型钾盐能抑制肠道对维生素 B_{12} 的吸收。

（3）血管紧张素转换酶抑制药和环孢素 A 能抑制醛固酮分泌，尿钾排泄减少，合用时易发生高钾血症。

【疗效判断、疗程及停药时机】 主要根据血钾水平及临床症状判断疗效，若病因能去除的，待病因去除，血钾恢复正常即可停止补钾，对于病因无法去除，需要长期预防性补钾者，需要定期监测血钾水平，根据血钾水平调整用量，一旦发现高钾应及时停止补钾，并做相应处理。

【药物作用机制】 钾是细胞内的主要阳离子，其浓度为 150～160mmol/L；而细胞外的主要阳离子是钠离子，钾浓度仅为 3.5～5mmol/L。机体主要依靠细胞膜上的 Na^+-K^+-ATP 酶来维持细胞内的 K^+、Na^+ 浓度差。体内的酸碱平衡状态对钾代谢有影响，如酸中毒时 H^+ 进入细胞内，为了维持细胞的电位差，K^+ 释出到细胞外，引起或加重高钾血症。而代谢紊乱也会影响酸碱平衡。正常的细胞内外钾离子浓度及浓度差与细胞的某些重要功能有着密切的关系，包括维持糖类代谢、糖原储存、蛋白质代谢，细胞内渗透压和酸碱平衡，心肌兴奋性和传导性；维持骨骼肌正常张力和神经冲动传导，以及可使肠道、子宫和支气管平滑肌张力上升等。钾 90% 由肾脏排泄，10% 由肠道排泄。

2. 门冬氨酸钾镁

【商品名】 潘南金。

【剂型及规格】 有片剂和口服溶液两种剂型。本品为复方制剂，其组分为每片含无水门冬氨酸钾 158mg（含钾 36mg）和无水门冬氨酸镁 140mg（含镁 11.8mg）。口服溶液 10mL/ 支。

【适应证】 本品为电解质补充药，主要用于病毒性肝炎、高胆红素血症、血氨升高引起的肝性脑病及其他急慢性肝炎；也用于低钾血症、洋地黄中毒引起的心律失常、心肌炎后遗症、慢性心功能不全等。用于低镁血症、糖尿病及外科手术患者代谢紊乱等的辅助治疗；也用于冠状动脉粥样硬化性心脏病、心绞痛、心肌梗死、心律失常、高血压的辅助治疗；还可增加神经肌肉激动性。

【禁忌证】 高钾血症、高镁血症、急性和慢性肾衰竭、严重房室传导阻滞、心源性休克、活动性消化道溃疡等。

【服药时间及其理由】

（1）服药时间：餐后服用。

（2）理由：一方面胃酸能影响其疗效，另一方面有胃肠道反应，餐后服用可减轻胃肠道反应。

【服药方法及服用剂量】 常规用量片剂为每次 1 ～ 2 片，每日 3 次；根据具体情况剂量可增加至每次 3 ～ 4 片，每日 3 次。口服溶液每次 1 支，每日 3 次。

【注意事项】

（1）有电解质紊乱的患者应常规性检查血钾、镁离子浓度。

（2）高钾血症患者慎用，不宜与保钾利尿药合用。

（3）慎用于肾功能损害及房室传导阻滞患者。

（4）与铁盐、四环素及氟化钠合用需要间隔 3 小时以上。

【不良反应及其防治措施】 偶见食欲缺乏、恶心、呕吐、腹泻等胃肠道反应，停药后可恢复。如果大剂量可能会引致腹泻，产生高镁血症和高钾血症。

【药物相互作用】 本品可抑制四环素、铁盐和氟化钠的吸收，同时服用上述药物和门冬氨酸钾镁时需间隔 3 小时以上。本品与保钾利尿药和（或）血管紧张素转化酶抑制剂合用时，可能会发生高钾血症。

【疗效判断、疗程及停药时机】

（1）疗效判断：一方面应定期检查血钾、血镁的浓度，根据血化验结果判断钾及镁紊乱是否纠正，另一方面根据临床症状及相关检查判断治疗效果。

（2）疗程及停药时机：没有具体疗程，监测钾、镁及临床症状及相关检查，确定治疗疗程，若出现高钾、高镁及房室传导阻滞等需立即停药，并做相应处理。

【药物作用机制】 门冬氨酸钾镁是门冬氨酸钾盐和镁盐的混合物。门冬氨酸是体内草酰乙酸的前体，在三羧酸循环起重要作用。门冬氨酸钾镁还参与鸟氨酸循环，促进氨与二氧化碳的代谢，使之生成尿素，降低血中氨和二氧化碳的含量。门冬氨酸与细胞有很强的亲和力，可作为钾离子的载体，使钾离子进入细胞内，促进细胞除极化和细胞代谢，维持其正常功能。镁离子是生成糖原及高能磷酸酯不可缺少的物质，可增强门冬氨酸钾盐的疗效。镁离子和钾离子是细胞内重要的阳离子，它们对许多酶的功能起着重要的作用，能结合大分子到亚细胞结构上，并与肌肉收缩的机制有关。心肌细胞的收缩性受细胞内、外钾、钙、钠浓度比的影响。门冬氨酸钾镁可维持心肌收缩力，改善心肌收缩功能，降低耗氧量，促进纤维蛋白溶解，降低血液黏稠度。

二、缺铁性贫血

铁是人体重要的必需微量元素之一，是微量元素中含量最多也是最容易缺乏的一种。铁缺乏可导致缺铁性贫血，通常表现为慢性疲劳、烦躁不安、头晕、头痛、耳鸣、心悸、气短、食欲缺乏、面色苍白、免疫功能紊乱、情绪或认知障碍、记忆减退等症状。铁缺乏是发展中国家最主要的公共营养问题之一，也是我国最主要的营养缺乏病。器官移植患者缺铁性贫血很常见，补铁治疗是必要的治疗措施。除了静脉补铁，口服补铁是最常用的措施。常用的口服补铁药物包括琥珀酸亚铁片、多糖铁复合物胶囊、蛋白琥珀酸铁口服溶液等。

琥珀酸亚铁

【商品名】 速力菲、奥邦等。

【剂型及规格】 片剂／缓释片，0.1g／片。

【适应证】 用于缺铁性贫血的预防和治疗。

【禁忌证】 肝肾功能严重受损，尤其是伴有未经治疗的尿路感染者禁用；铁负荷过高、血色病或含铁血黄素沉着症患者禁用；非缺铁性贫血（如地中海贫血）患者禁用。慎用于：酒精中毒、肝炎、急性感染、肠道炎症、胰腺炎、胃与十二指肠溃疡、溃疡性肠炎等。

【服药时间及其理由】 餐后30分钟服用最好，且晚上7—8时服用吸收率最佳。理由是铁主要在十二指肠被吸收，由于食物能减慢胃肠蠕动，延长铁剂在十二指肠段的停留时间，铁剂在饭后30分钟服用为最好。这样不仅可使铁吸收量增加，而且可以大大减少铁剂对胃肠道的刺激。近年来，时辰药物动力学研究发现，晚7—8时服用铁剂比上午7—8时服用的吸收率要增加1倍，故每天晚7－8时是服用铁剂的最佳时间。

【服药方法及服用剂量】

（1）服药方法：温白开水送服。

（2）服用剂量：用于预防，成人每日1片；用于治疗，成人每日3～6片，分2～3次服用。

【注意事项】

（1）服用几个月后，临床症状改善、血色素正常后，不能立即停药，一般需要再服3～6个月，以补充体内的储存铁，防止贫血的复发。但治疗剂量不得长期使用，且治疗期间应定期检查血象和血清铁水平。

（2）本品不应与浓茶、咖啡、含钙类食品（如豆腐）、牛奶制品及其他碱性物质同服，也应避免与氢氧化铝、磷酸盐、喹诺酮类药物及钙盐等合用，可间隔1小时再服用。

（3）治疗期间，大便颜色可能变黑，属正常现象。

（4）经代谢的铁主要通过肾排泄，所以严重肾功能不全非透析患者补铁时可适当减少用量。

【不良反应及其防治措施】

（1）可见胃肠道不良反应，如恶心、呕吐、上腹疼痛、便秘。防治措施：餐后30分钟服用可减少胃肠道刺激，仍不能耐受的可减量，或更换其他铁剂。

（2）本品可减少肠蠕动，引起便秘，并排黑便。

【药物相互作用】

（1）维生素 C 与本品同服，有利于本品吸收，但易导致胃肠道反应。

（2）本品与西咪替丁、胰酶、磷酸盐类、四环素类及鞣酸等同服，可妨碍铁的吸收。

（3）本品可减少左旋多巴、卡比多巴、甲基多巴及喹诺酮类药物的吸收。

【疗效判断、疗程及停药时机】

（1）疗效判断：服药后定期复查血常规，根据血红蛋白、平均红细胞体积、网织红细胞计数及血清铁水平综合判断疗效。

（2）疗程及停药时机：一般待临床症状改善、血色素正常后，再服 3 ～ 6 个月，以补充体内的储存铁，防止贫血的复发。

【药物作用机制】　铁是红细胞中血红蛋白的组成元素。缺铁时，红细胞合成血红蛋白量减少，致使红细胞体积变小，携氧能力下降，形成缺铁性贫血，口服本品可补充铁元素，纠正缺铁性贫血。

器官移植术后常用电解质、微量元素及氨基酸相关药物见表 2-25。

表 2-25　器官移植术后常用电解质、微量元素及氨基酸相关药物

药物类别	代表性口服药	主要适应证	服药时间、用法用量	不良反应	注意事项
补钾剂	氯化钾片 / 缓释片	用于治疗和预防各种原因引起的低钾血症	饭后 30 分钟内服用。缓释片应整片吞服，不得咬碎。成人每次 0.5 ～ 1g，每日 2 ～ 4 次，并按病情需要调整剂量	胃肠道刺激及高钾血症。服用普通片剂及糖衣片时，对胃肠道有强烈的刺激作用，所以最好溶解成溶液后服用	注意监测血钾、钠、钙、镁及肾功能，并观察尿量多少变化
	口服补液盐	预防和治疗腹泻引起的轻、中度脱水。并可用于补充钠、钾、氯。对于肾功能不全无尿及少尿症患者禁用。严重呕吐及胃肠严重疾病患者禁用	本品可同时补钠、钾、氯、水等，用温开水 250mL 溶解后随时口服，分次服用，根据患者脱水程度调整剂量直至腹泻停止	开始服用时可有轻度恶心、呕吐症状，此时可分次少量服用。若服用过量可出现水过多及高钠血症等	监测钾、钠电解质，并注意血压、体重、粪便量等
补钾、补镁剂	门冬氨酸钾镁片 / 口服液（潘南金）	补充低钾低镁；也用于肝脏疾病、心血管及糖尿病等疾病的辅助治疗。禁用于高血钾、高血镁、严重肾功能障碍及严重房室传导阻滞者	宜餐后服用。常规用量为每次 1 ～ 2 片或每次 1 支，每日 3 次；根据具体情况剂量可增加至每次 3 片，每日 3 次	偶见恶心，停药后即恢复	应常规监测血钾、镁离子浓度；本品抑制四环素、铁盐和氟化钠的吸收，若与上述药物合用应间隔 3 小时以上。不宜与保钾利尿药合用

药物类别	代表性口服药	主要适应证	服药时间、用法用量	不良反应	注意事项
补铁剂	琥珀酸亚铁片/缓释片（速力菲）	用于缺铁性贫血的预防和治疗。禁用于严重肝肾功能损害，尤其是伴有未经治疗的尿路感染者；铁负荷过高、血色病或含铁血黄素沉着症及非缺铁性贫血患者	进餐时或餐后30分钟服用，以减轻胃部刺激。特别是晚上7—8时服用吸收最佳。用于预防：普通片剂成人每日1片，缓释片隔日1片。用于治疗：普通片成人每次1～2片，每日1～2片。缓释片每日1次，每次1～2片	可见恶心、呕吐、腹痛、便秘等胃肠道反应。排黑便为正常现象	治疗剂量不得长期使用，治疗期间应定期检查血常规、网织红细胞、血清铁蛋白和血清铁水平。不应与浓茶、咖啡、含钙类食品（如豆腐）、牛奶制品及其他碱性物质同服，也应避免与氢氧化铝、磷酸盐、喹诺酮类药物及钙盐等合用，可间隔1小时再服用。合用维生素C有利于铁吸收，而易致胃肠道反应。血红蛋白正常后仍需继续服用1～2个月。缓释片应整片吞服
	多糖铁复合物胶囊（力蜚能）	用于治疗单纯性缺铁性贫血，尤其适用于有胃肠道基础疾病患者。禁用于血色素沉着症及含铁黄素沉着症患者	宜在饭后或饭时服用，以减轻胃部刺激。每次1～2粒，每日1次	极少出现胃肠刺激或便秘	可不必合用维生素C。抗酸药及四环素类药物抑制铁剂吸收，慎合用，必要时间隔1～3小时
	蛋白琥珀酸铁口服溶液（菲普利）	适用于缺铁性贫血的治疗	饭前口服利于吸收。每次1瓶，每日1～2次	偶有胃肠道功能紊乱，如腹泻、恶心、上腹部疼痛等，减量或停药后可消失	服用本品不应超过6个月；维生素C可增加本品的吸收；避免与四环素、抗酸药同服
补锌剂	葡萄糖酸锌片/颗粒/口服溶液	用于治疗缺锌引起的营养不良、厌食症、异食癖、口腔溃疡、痤疮、儿童生长发育迟缓等。锌，具有促进生长发育、改善味觉等作用。缺乏时，生长停滞、生殖无能、伤口不易愈合、机体衰弱，还可发生结膜炎、口腔炎、舌炎、食欲缺乏、慢性腹泻、味觉丧失以及神经症状等。锌对儿童生长发育尤为重要	餐后服用以减少胃肠道刺激。成人每次1片，每日3次	有轻度恶心、呕吐、便秘等消化道反应	应在确诊为缺锌症时使用；本品勿与牛奶同服。本品勿与铝盐、钙盐、碳酸盐、鞣酸等同时使用。本品可降低青霉胺、四环素类抗生素的作用

续表

药物类别	代表性口服药	主要适应证	服药时间、用法用量	不良反应	注意事项
补硒剂	硒酵母片/胶囊（西维尔、富希康等）	用于防治硒缺乏引起的疾病，包括低硒的肿瘤、肝病、心脑血管疾病或其他低硒引起的疾病。人体缺硒的表现主要是脱发、脱甲，部分患者出现皮肤症状，少数患者可出现神经症状及牙齿损害。硒缺乏可影响人体抗氧化功能与免疫功能，并引起克山病。人体发生的很多疾病包括心脑血管疾病、癌症、糖尿病、肝病、生育能力下降、白内障、前列腺癌等和缺硒有关	口服。成人每次1～2片（50～100ug），每日1～2次	长期过量服用可致肝损害及指甲变形、毛发脱落	缺硒成年人每日食物外补硒50μg或75μg以上，连续服2～3个月，可纠正缺硒。服用时要结合饮食和所用药物，避免发生过量或与药物相冲突的现象
多种微量元素补充剂	钙镁锌铜维生素D片（金钙尔奇）	补充维生素D、钙、镁、锌、铜。仅适用于18岁以上需要补充的患者	随餐服用更佳。口服，每日1次，每次2片或每日2次，每次1片	尚不明确	本品不能代替药物；不宜超过推荐量或与同类营养素补充剂同时食用
	钙铁锌咀嚼片/口服液	补充钙、铁、锌等。不适宜3岁以下人群	咀嚼食用。每次1片，每日2次	尚不明确	本品不能代替药物
降磷剂	碳酸思维拉姆片（诺维乐）	用于控制正在接受透析治疗的慢性肾脏病（CKD）成人患者的高磷血症。禁用于低磷血症和肠梗阻患者	随餐服药。推荐起始剂量为每次0.8g或1.6g，每日3次，具体剂量根据临床需要和患者血清磷水平确定	最常见的严重不良反应有胆红素血症、转氨酶升高、肝细胞损害以及恶心和呕吐	慎用于吞咽困难、重度胃肠功能紊乱、活动性炎症性肠病等
电解质或微量元素调节剂	盐酸西那卡塞片（盖平、嘉格平）	用于治疗慢性肾脏病（CKD）维持性透析患者的继发性甲状旁腺功能亢进症。慎用于低钙血症、肝功能异常、消化道出血或溃疡病史者	应随餐服用，或餐后立即服用。药品需整片吞服，不建议切分后服用。初始剂量为成人25mg（1片），每日1次。根据甲状旁腺激素及血钙磷水平可逐渐将剂量由25mg递增至75mg，每日1次。增量调整幅度为每次25mg，增量调整间隔不少于3周	常见不良反应包括：消化系统症状（如恶心、呕吐、胃部不适、食欲缺乏、腹胀等）、低钙血症	给药初期及剂量调整阶段每周测定1次血清钙水平，在维持期至少每2周测定1次血清钙，出现低血钙应酌情使用钙剂或维生素D制剂

药物类别	代表性口服药	主要适应证	服药时间、用法用量	不良反应	注意事项
电解质或微量元素调节剂	螺内酯片／安体舒通片	用于治疗水肿性疾病及高血压，特别是原发性醛固酮增多症的诊断与治疗，也用于低钾血症的预防。禁用于高钾血症患者。慎用于无尿、肝肾功能不全及电解质紊乱者	餐中或餐后服用，可增加药物的吸收量。成人：①治疗水肿性疾病，每日40～120mg，分2～4次服用，至少连服5日，以后酌情调整剂量；②治疗高血压，开始每日40～80mg，分次服用，至少2周，以后酌情调整剂量，不宜与血管紧张素转换酶抑制药合用，以免增加发生高钾血症的机会；③治疗原发性醛固酮增多症，手术前患者每日用量100～400mg，分2～4次服用。不宜手术的患者，则选用较小剂量维持	常见的有高钾血症及胃肠道反应。少见的有低钠血症、抗雄激素样作用，如男性乳房发育、阳痿及性功能低下，女性乳房胀疼痛、声音变粗、月经失调及性功能下降等。也可引起暂时性血肌酐及尿素氮升高	早晨服用可减少夜尿。与肾毒性药物合用可增加肾毒性。注意与可能引起高钾血症的药物合用时可能增加高钾血症的机会

附：缺铁性贫血治疗处方举例

方案：琥珀酸亚铁片 200mg，晚 7 时服用；

维生素 C 0.1g，与琥珀酸亚铁片晚 7 时同服。

【适用范围】 轻、中度缺铁性贫血。

【注意事项】 维生素 C 与本品同服，有利于本品吸收，但易导致胃肠道反应。

【疗程】 一般待临床症状改善、血色素正常后，再服 3～6 个月，以补充体内的储存铁，防止贫血的复发。

【用药解析及评价】 因为亚铁极易被氧化，而维生素 C 具有还原性，琥珀酸亚铁与维生素 C 同服，可增加琥珀酸亚铁的吸收。时辰药物动力学研究发现，下午 7—8 时服用铁剂比上午 7—8 时服用的吸收率要增加 1 倍，故每天晚上 7—8 时是服用铁剂的最佳时间。这是一种常用高效治疗方案，且费用较低。

第十六节　解热、消炎、镇痛口服药

发热是指机体在致热原作用下或各种原因引起体温调节中枢的功能障碍时，体温升高超出正常范围，即体温升高超出一天中正常体温波动的上限。临床工作中通常采用腋温≥ 37.5℃或肛温≥ 38℃定义为发热。发热不是病，只是一种现象，可以说是人体的一种自我防御机制。临床上按照体温高低将发热分为 4 类：①以腋温为准，37.5 ～ 38.0℃为低热；② 38.1 ～ 38.9℃为中度发热；③ 39.0 ～ 40.9℃为高热；④≥ 41.0℃为超高热。发热的病因可分为感染性发热和非感染性发热。其中感染性发热更多见，且以病毒和细菌感染最为常见。近年来肺炎支原体等非典型微生物的感染及各种真菌感染也很常见，特别是器官移植患者，由于服用大剂量免疫抑制剂导致免疫力低下，很容易并发各种机会性感染。发热是一种生理机制，一般情况下发热并不可怕，中等程度的发热可增强某些免疫细胞的功能，提高宿主对病原体或肿瘤的防御能力，对抗感染和病情恢复有益，发热本身不会导致病情恶化或神经系统损害；但较高的发热或持续时间较长的发热，会消耗较多的营养物质及导致大量水分的丢失，如没有及时补充相应的营养或水及电解质，会导致体质下降、免疫力下降，严重者可引起脱水及电解质紊乱，进一步加重病情。正常人一般体温低于 38.5℃时不需服用解热药，而对于移植患者一般要求低于 38℃时不需服用解热药，均可采用物理降温疗法如温毛巾擦拭降温、乙醇擦拭降温（25% ～ 50% 浓度的乙醇，即将 75% 的乙醇用温水稀释，水和乙醇的比例为 1：1 即可。擦拭部位可选择颈部、腋窝、腹股沟、手足心等处）、冰袋冷敷降温等，同时适量多饮水，以加速排泄帮助退热。只有当体温高于上述 38℃ /38.5℃或体温低于上述标准但精神状况较差、身体明显感觉不适时，才可选用适当剂型的解热药。

在使用解热药时，应尽量选用一种解热药，以降低不良反应发生的风险，用药间隔为 6 ～ 8 小时，最短时间间隔不低于 4 个小时，24 小时内不超过 4 次。若短时间内重复多次服用退热药或单次大剂量用药，往往会引起大量出汗导致脱水、虚脱，同时也可能会加大解热药的毒性反应和不良反应。感冒时，服用的复方制剂中大多含有解热药成分，此时若再服用对乙酰氨基酚退热，可能会由于重复给药而加大不良反应。值得注意的是，解热药仅可治标，并不能根除引起发热的病因，连续服药 3 天后如仍有发热症状，应及时就医，进一步诊疗。

西药退热一般见效快，从安全性及有效性方面推荐下列两种西药口服解热药：对乙酰氨基酚、布洛芬。中医药在清热解毒方面有独到优势，不仅不良反应较小，一般无耐药性，在驱邪同时，又兼顾扶助人体正气，在抗生素大行其道的今天可发挥重要作用。

1. 对乙酰氨基酚（又名扑热息痛）

【商品名】 泰诺林、百服宁、必理通、解通等。

【剂型及规格】 片剂，0.5g/ 片；缓释片、控释剂、泡腾片、颗粒剂等。

【适应证】 本品为解热镇痛药，用于发热及多种轻中度疼痛的治疗，如头痛、痛经、关节痛、神经痛、牙痛、肌肉痛等，但不适合腹痛的治疗。

【禁忌证】 对本品过敏者禁用，肝肾功能不全者应慎用，不可长期、大量服用。

【服药时间及其理由】

（1）服药时间：餐后服。

（2）理由：可减轻胃肠不适。若持续发热或疼痛，也可餐前服用，理由是其对胃肠不良反应较少。

【服药方法及服用剂量】

（1）服药方法：服用时用温开水完整吞服，不可将片剂咬碎或溶于水中后服用。

（2）服用剂量：普通片剂，口服，每次 0.3 ～ 0.6g（每次 1 ～ 2 片），若持续发热或疼痛，可间隔 4 ～ 6 小时重复用药 1 次，或根据需要每日 3 ～ 4 次，24 小时内不得超过 4 次，或 24 小时用量不宜超过 2g（7 片）。疗程不超过 5 天。本品不宜长期服用，退热疗程一般不超过 3 天，镇痛不宜超过 10 天。对于控释及缓释片剂，成人和 12 岁以上儿童每 8 小时服用 1 次，每次 1 ～ 2 片，24 小时内不超过 6 片。

【注意事项】 肝病或病毒性肝炎时，有增加肝毒性作用的危险，应慎用；肾功能不全时，虽可偶用，但如长期应用，有增加肾毒性的危险。长期治疗期间应定期检查血常规及肝功能。

【不良反应及其防治措施】 常规剂量下，对乙酰氨基酚的不良反应很少，偶尔可引起恶心、呕吐、出汗、腹痛、皮肤苍白等，少数病例可发生过敏性皮炎（皮疹、皮肤瘙痒等）、粒细胞缺乏、血小板减少、贫血、肝功能损害等，很少引起胃肠道出血。大剂量使用可能导致肝损害，且是不可逆损伤，在超剂量、脱水、营养不良情况下服用，肝损害风险会增加，长期大量用药也可导致肾功能异常。

【药物相互作用】

（1）与抗凝血药合用，可增强抗凝血作用，故要调整抗凝血药的用量。

（2）长期大量与阿司匹林或其他非甾体抗炎药合用时，有明显增加肾毒性的危险。

（3）在长期饮酒或应用其他肝酶诱导剂，尤其是应用巴比妥类或抗惊厥药的患者，长期或大量服用本品时，更有发生肝毒性的危险。

（4）本品与抗病毒药齐多夫定合用时，可增加其毒性，应避免同时应用。

【疗效判断、疗程及停药时机】 本品为对症治疗药物，其降温速度比布洛芬更明显，起效表现为发热好转，疼痛症状减轻。因为该药会加重免疫抑制剂的肾损伤，因此仅限于单次或间隔数次应用，用量要小，一般用于退热不宜超过 3 天，止痛不宜超过 10 天。如果疼痛和发热持续或加重，要积极寻找病因进行对因治疗。

【药物作用机制】 本品是非那西丁的体内代谢产物，属于苯胺类，通过抑制下丘脑体温调节中枢前列腺素合成酶，减少前列腺素 PGE_1 的合成和释放，导致外周血管扩张、出汗而达到解热的作用。其解热作用强度与阿司匹林相似，但对凝血机制无影响，其抗炎作用也远不及布洛芬。通过抑制前列腺素 PGE_1、缓激肽和组胺等的合成和释放，提高痛阈而起到镇痛作用，属于外周性镇痛药，作用较阿司匹林弱，仅对轻、中度疼痛有效。

2. 布洛芬

布洛芬具有抗炎、解热、镇痛作用，其效果与阿司匹林相似而优于对乙酰氨基酚，对血常规及肾功能无明显影响。布洛芬缓释剂作用持久，不良反应轻微，疗效与耐受性均优于普通型布洛芬。

【商品名】 布洛芬缓释剂（芬必得）。

【规格】 片剂，0.1g/ 片；颗粒，0.1g/ 包；缓释胶囊剂 300mg/ 粒等。

【适应证】 本品为解热镇痛药，用于发热及多种轻中度疼痛的治疗，如头痛、痛经、关节痛、神经痛、牙痛、肌肉痛等。

【禁忌证】　对阿司匹林或其他非甾体抗炎药过敏者禁用。严重肝肾功能不全者或严重心力衰竭者禁用。活动性或有既往消化性溃疡史，胃肠道出血或穿孔的患者禁用。

【服药时间及其理由】　对于胃肠不好或曾经有胃肠疾病者，宜餐后服用，理由是减少胃肠道不良反应。对于胃肠功能较好者，可以空腹服用，理由是与食物同服药物吸收减慢。

【服药方法及服用剂量】

（1）服药方法：餐后用水吞服，不可压碎或嚼碎。

（2）服用剂量：普通片剂，口服每次 0.2～0.4g，每日 3～4 次，每日最大量不超过 2.4g；缓释胶囊剂，每次 1～2 粒，12 小时 1 次，即睡前服 1 粒，药效可保持 1 夜，早餐服用疗效保持 1 天。

【注意事项】

（1）本品为对症治疗药，不宜长期或大剂量使用，解热治疗不宜超过 3 天，要积极查找发热病因，对因治疗。

（2）餐后服用可减轻胃肠反应。

（3）第一次用药如出现皮疹或过敏症状应停药。

（4）不能与其他含有解热镇痛药的药品同时服用。

（5）慎用于肝肾功能不全、心功能不全、高血压、水肿、胃肠道出血及消化性溃疡史患者。

（6）有出血倾向者慎用。

（7）长期使用可能造成肾损伤、心脏病发作和卒中，超剂量、脱水情况下，肾损害风险增加。

【不良反应及其防治措施】　本品耐受性良好，短期服用不良反应低，一般为轻度的肠、胃部不适，偶有头痛、头晕、耳鸣、转氨酶升高及胃肠道出血或使消化性溃疡复发。胃肠症状明显或有胃肠疾病史者宜餐后服药。

【药物相互作用】

（1）与其他解热、镇痛、抗炎药物同用时可增加胃肠道不良反应，并可能导致溃疡。

（2）与肝素、华法林等抗凝血药同用时，可导致凝血酶原时间延长，增加出血倾向。

【疗效判断、疗程及停药时机】

（1）疗效判断：本品为对症治疗药物，起效表现为发热好转，疼痛症状减轻。

（2）疗程及停药时机：一般用于退热不宜超过 3 天，止痛不宜超过 10 天。如果疼痛和发热持续或加重，要积极寻找病因进行对因治疗。

【药物作用机制】　本品属于芳基丙酸类解热镇痛药，有明显的抗炎、解热、镇痛作用，强度与阿司匹林相当，对血小板功能有一定的抑制作用，可延长出血时间，但在常规治疗剂量使用时，不良反应发生率低，耐受性与对乙酰氨基酚相似。其通过抑制环氧化酶，减少前列腺素的合成，产生镇痛、抗炎作用；通过下丘脑体温调节中枢而起解热作用。

器官移植术后常用解热消炎镇痛药见表 2-26。

表 2-26　器官移植术后常用解热消炎镇痛药

药物类别	代表性口服药	功效及主要适应证	服药时间、用法用量	不良反应	注意事项
解热消炎镇痛药	对乙酰氨基酚片/缓释片(必理通、泰诺林等)	用于普通感冒或流行感冒引发的发热，也用于缓解轻度疼痛如头痛、关节痛、偏头痛、牙痛、肌肉痛、神经痛、痛经。禁用于严重肝肾功能不全者	胃肠功能好者可餐前服，有胃部疾病者宜餐后服药。普通片剂每次 1 片，若持续发热或疼痛，可间隔 4～6 小时重服用药 1 次。缓释片成人每次 1 片，若持续发热或疼痛，每 8 小时 1 次，24 小时不超过 3 次	偶见药热、粒细胞减少、过敏反应及胃肠道不良反应。长期大量用药会导致肝肾功能异常	退热疗程一般不超过 3 天，止痛不超过 5 天，症状未缓解应就诊。缓释片应整片服用，不得碾碎或溶解后服用。服药期间若发现肝生化指标异常或出现可能与肝损伤有关的临床表现应立即停药。服用本品期间不得饮酒或含有乙醇的饮料
	布洛芬片	具有抗炎、解热、镇痛作用，其效果与阿司匹林相似而优于对乙酰氨基酚。严重肝肾功能不全者禁用	饭时服用。口服每次 0.2～0.4g，每 4～6 小时 1 次，每天最大限量为 2.4g	消化道症状包括消化不良、胃灼热感、胃痛、恶心、呕吐等；神经系统症状如头痛、嗜睡、眩晕等；少部分可能会出现肾功能受损	可使血尿素氮、肌酐升高；心功能不全及高血压用药后可致水潴留及水肿。用药期间如出现胃肠出血，肝、肾功能损害，视力障碍、血象异常以及过敏反应等情况，即应停药。长期用药应定期检查血常规、肝肾功能
	布洛芬缓释胶囊(芬必得)	作用持久，不良反应轻微，疗效与耐受性均优于普通型布洛芬	最好在餐中或餐后服用。晚餐后服 1 粒，药效可持续 12 小时	同上	必须整粒吞服，不得打开或溶解后服用。其他同普通布洛芬片
	吲哚美辛片/肠溶片(消炎痛)	具有明显的消炎、解热及镇痛作用。对解除各种炎症引起的疼痛效果较好	饭时或饭后立即服用，可减少胃肠道不良反应。成人退热一般每次 6.25～12.5mg，每日不超过 3 次；镇痛首剂 1 次 25～50mg，继之 25mg，每日 3 次	不良反应较多。①胃肠道：出现消化不良、胃痛、胃灼热感、恶心反酸等症状，出现溃疡、胃出血及胃穿孔。②神经系统：出现头痛、头晕、焦虑及失眠等，严重者可有精神行为障碍或抽搐等。③肾：出现血尿、水肿、肾功能不全等。④各型皮疹。⑤造血系统受抑制而出现再生障碍性贫血，白细胞减少或血小板减少等。⑥过敏反应，哮喘，血管性水肿及休克等。⑦会减少心肌血流量而诱发心肌缺血，对于原有轻度心肌缺血者会加重病情，对原有心绞痛者可导致心肌梗死	因该药可诱发胃溃疡及加重肾功能不全患者的症状，因此用药应慎重；本品解热作用强，通常每次服 6.25mg 或 12.5mg 即可迅速大幅度退热，故应防止大汗和虚脱，补充足量液体；本品因对血小板聚集有抑制作用，可使出血时间延长，停药后此作用可持续 1 天，用药期间血尿素氮及血肌酐含量也常增高

第十七节　维生素类及氨基酸类

一、维生素类

维生素是人体必需的一类微量营养素，是具有不同化学组成和不同生理功能的低分子有机化合物。人体每日需要量很少，一般以毫克或微克计。在体内，维生素既不能像糖类、蛋白质、脂肪那样可以产生能量，也不构成人体组织，且在体内不能合成（维生素 D 除外，前提是有阳光照射），必须由食物供给。维生素虽然"微量"，但它参与人体重要的生理过程，对机体的新陈代谢、生长、发育等有着十分重要的作用，是生命活动不可缺少的物质。尽管如此，一般的日常膳食就可得到充分的供应，不必再进行补充。但当妇女处于妊娠期、分娩后哺乳期等对维生素的需要量增加的特殊时期，以及长期使用广谱抗菌药、胃肠功能紊乱导致维生素的吸收和利用发生障碍时，才需要适当的补充，以防产生维生素缺乏症，导致引起相关疾病。但如果不加限制地盲目补充维生素，也可能会危害身体。维生素一般分为两大类：一类是脂溶性维生素，包括维生素 A、D、E 和 K，其中维生素 D 和维生素 K 可在体内合成，而维生素 A 和维生素 E 必须由食物供给；另一类是水溶性维生素，包括维生素 B 族和维生素 C。器官移植术后，由于免疫抑制剂的应用以及部分患者不同程度地存在摄入及吸收障碍，使他们不同程度地缺乏维生素，如存在严重的维生素 D 代谢障碍，骨质疏松症的发生率较高，需要补充维生素 D；由于胃部疾病导致维生素 B_{12} 及叶酸吸收障碍所致贫血，需要补充维生素 B_{12} 和叶酸等。器官移植术后常用的几种维生素重点介绍如下。关于维生素 D 的服用方法及注意事项详见本章第十节维生素 D 相关内容。

1. 甲钴胺

即维生素 B_{12} 的活性代谢产物。维生素 B_{12}，属于 B 族水溶性维生素，分为活性和非活性两大类。其中羟钴胺和氰钴胺属于非活性 B_{12}，活性维生素 B_{12} 包括腺苷钴胺和甲钴胺，是维生素 B_{12} 的两种辅酶形式。甲钴胺和腺苷钴胺可以被人体直接利用，其他钴胺素要在细胞中转化为这两种形式才能被利用。其中甲钴胺不经过肝脏代谢，可直接进入血液、脑脊液，促进核酸、蛋白质、磷脂合成，修复损伤神经，改善周围神经病变。

【商品名】　弥可保、甲保可等。

【剂型及规格】　片剂，0.5mg/ 片；胶囊，0.5mg/ 粒。

【适应证】　主要用于治疗周围神经病变（如糖尿病性周围神经病变、三叉神经痛、带状疱疹神经痛、特发性面神经麻痹、耳鸣等）和缺乏维生素 B_{12} 所致的巨幼红细胞性贫血。

【禁忌证】　对本药过敏者。

【服药时间及其理由】

（1）服药时间：饭后服用。

（2）理由：延缓其在小肠的吸收速度，有利于更加充分地发挥疗效，同时还可以避免胃肠道反应。

【服药方法及服用剂量】

（1）温开水吞服。

（2）服用剂量：通常成人每次 1 片（0.5mg），每日 2～3 次，可根据年龄、症状酌情增减。

【注意事项】

（1）甲钴胺可加速核酸代谢和降解，促进尿酸生成，导致血尿酸升高，容易诱发急性痛风，痛风患者应慎用甲钴胺，用药过程中应严密监测血尿酸。

（2）使用甲钴胺治疗巨幼红细胞性贫血时，可导致严重的低钾血症，因此，必须在服药 48 小时内复查血钾，用药过程中一旦出现恶心、厌食、呼吸困难、四肢无力、心动过速、心律失常等症状，应及时就医。

（3）维生素 B_{12} 缺乏可同时伴有叶酸缺乏，如以维生素 B_{12} 治疗，血象虽能改善，但可能掩盖叶酸缺乏的临床表现，对该类患者宜同时补充叶酸，才能取得较好疗效。

（4）如果服用 1 个月以上无效，则无须继续服用。

【不良反应及其防治措施】 可出现食欲缺乏、恶心、腹泻等症状。不能耐受患者可减量或改为肌注。偶有皮疹等过敏症状，如果出现皮疹等过敏症状，应停药。

【药物相互作用】 维生素 C 可破坏维生素 B_{12}，减少其吸收，应避免合用。如果需要联合用药，建议间隔 2 小时以上再服用。

【疗效判断、疗程及停药时机】

（1）疗效判断：服药后定期复查血常规，观察红细胞、血红蛋白升高情况。

（2）疗程及停药时机：如果服用 1 个月以上无效，则无须继续服用，需要进一步找寻病因对症治疗。

【药物作用机制】 维生素 B_{12} 缺乏时，DNA 合成减慢，但 RNA 合成不受影响，从而骨髓中生成细胞体积较大而细胞核发育较幼稚的血细胞，尤以红细胞最为明显，及时补充本药可有治疗效应。甲钴胺能促进成红血母细胞的成熟、分裂，增加红细胞的产生，改善贫血状态，用于治疗缺乏维生素 B_{12} 引起的巨幼红细胞性贫血。甲钴胺在由同型半胱氨酸合成蛋氨酸的转甲基反应过程中起重要作用，易向神经细胞内的细胞器转移，促进核酸和蛋白质的合成；促进轴索内输送和轴索再生；促进髓鞘的磷脂酰胆碱合成；恢复神经传导延迟和神经传导物质的减少，从而修复受损的神经细胞，改善神经传导速度，所以甲钴胺能修复受损的周围神经，适用于周围神经病变的治疗。

2. 维生素 C

维生素家族中，维生素 C 是知名度较高的一种。维生素 C 是一种抗氧化剂，保护身体免于自由基的威胁，同时它也是一种辅酶，能促进骨胶原的合成；利于创伤更快愈合；促进铁、钙的吸收；改善脂肪、类脂和胆固醇的代谢；预防心血管病；促进牙齿和骨骼的生长，防止牙龈出血；增强肌体对外界环境的抗应激能力和免疫力等等。尽管人类自身无法合成维生素 C，但多种食物中富含该种维生素，只要正常饮食，每日补充适量新鲜果蔬，足以满足需求。但若偏食或少食，有意无意避开了日常膳食中含有维生素 C 的食物，那可能真的需要补点维生素 C。

【剂型及规格】 片剂，50mg/ 片、0.1g/ 片；泡腾片、咀嚼片等。

【适应证】 用于预防和治疗维生素 C 缺乏病以及各种急、慢性传染疾病或其他疾病以增强机体抵抗力，病后恢复期、创伤愈合期及过敏性疾病的辅助治疗。

【禁忌证】 药品性状发生改变时禁用；下列情况慎用：痛风、高草酸盐尿症、半胱氨酸尿症、草酸盐沉积症、尿酸盐性肾结石等。

【服药时间及其理由】　若单一服用维生素C片剂，无特殊要求，理由是本品主要在空肠吸收。但若同时服用其他药物，要考虑是否与维生素C发生相互作用，必要时间隔1～2小时再服用。

【服药方法及服用剂量】　成人用量。①饮食补充：每日50～100mg。②维生素C缺乏症：每次100～200mg，每日3次。③慢性透析：每日100～200mg。④酸化尿：每日口服4～12g，分次服用，每4小时1次。⑤特发性高铁血红蛋白血症：每日300～600mg，分次服用。

【注意事项】　维生素C作为人体的必需营养素，存在于食物中，只要规律饮食、多样化饮食、消化吸收功能正常，就不用特意补充维生素C。在需要补充维生素C时，要根据病情适量应用，因维生素C可与多种药物发生作用，在应用过程中需要注意。不宜与维C同服的药物如下：①磺胺类药：维生素C是酸性物质，磺胺类药及其代谢物在酸性环境下容易形成磺胺结晶盐，可能导致泌尿结石形成，引起肾脏损害。如病情需要同服，一定要与维生素C间隔2小时。②阿司匹林：阿司匹林与维生素C同服，会增加维生素C的排泄，影响维生素C的利用，但不会影响阿司匹林的药效。若要同时服用，应先服维C，至少间隔1小时以上，再服阿司匹林，或加大维生素C的剂量。③一些抗凝血药：维生素C具有对抗肝素和华法林的抗凝作用，可引起凝血酶原时间缩短，减弱抗凝血药的作用。两种药物必须同时用时，应至少间隔2小时以上。④碱性药物：此类药物如氨茶碱、碳酸氢钠及治疗溃疡药物。维生素C在中性或碱性溶液中极易被破坏而失去生理效能，当与碱性药物同服时，会发生酸碱中和反应，使两种药物都失去药效。⑤叶酸：两者同时服用易发生氧化还原反应，叶酸在酸性环境中分解更快，从而导致两药作用减弱，用于治疗贫血时，应先服用叶酸，间隔2小时后再服用维生素C。⑥维生素B_{12}、维生素K、维生素A等：维生素C与维生素K同时服用可发生氧化还原反应，从而使两种药物的疗效减弱；维生素C可破坏维生素B_{12}，减少其吸收，应避免联用；维生素C对维生素A有破坏作用，可促进体内维生素A的排泄，若大量服用维生素C时应当注意补充维生素A。

【不良反应及其防治措施】

(1) 不良反应：推荐剂量未见不良反应，若长期大剂量服用维生素C可引起尿路结石、腹泻、皮肤红而亮、头痛、尿频、恶心、呕吐及胃部不适等，长期大量服用突然停药还可引起停药后维生素C缺乏病。

(2) 防治措施：勿长期大量服用维生素C，在大剂量长期服用后宜逐渐减量停药。

【药物相互作用】

(1) 本品与华法林联用可引起凝血酶原时间缩短。

(2) 本品可破坏食物中维生素B_{12}，与食物中的铜、锌离子络合阻碍其吸收，从而产生维生素B_{12}或铜、锌的缺乏症。不宜与磺胺类药物合用。

【疗效判断、疗程及停药时机】　根据治疗目的，若单纯以饮食推荐剂量补充维生素C，无疗效判断标准，但若能正常进食一定量的蔬菜水果即可停药。对于长期透析患者，因维生素C可经血液透析消除，因此需要常规补充。对于维生素C缺乏患者，至少服用2周，待其能通过正常饮食补充后即可停药。

【药物作用机制】　维生素C参与氨基酸代谢、神经递质的合成、胶原蛋白和组织细胞间质的合成，可降低毛细血管的通透性，加速血液的凝固，刺激凝血功能，促进铁在肠内吸收，促使血脂下降，增加对感染的抵抗力，参与解毒功能，且有抗组胺的作用及阻止致癌物质（亚硝胺）生成的作用。

3. 叶酸

叶酸是 B 族维生素的一种，也称为维生素 B_9，它不能在人体内合成，但又是人体必不可少的营养物质，只能依靠食物和药物进行补充。富含于新鲜的水果、蔬菜、肉类食品中。叶酸主要在十二指肠及近端空肠部位吸收。它在核酸和氨基酸的合成与代谢中有重要的生物学作用。叶酸能预防或降低新生儿先天性缺陷；参与红细胞的制造，预防治疗叶酸缺乏性贫血；叶酸可降低高同型半胱氨酸血症从而可降低心脑血管疾病；叶酸还具有一定的抗肿瘤作用。

【商品名】 斯利安、朗欧、力生等。

【剂型及规格】 片剂，0.4mg/ 片（为预防剂型）、5mg/ 片（为治疗剂型）。

【适应证】 ①各种原因引起的叶酸缺乏及叶酸缺乏所致的巨幼红细胞贫血；②妊娠期、哺乳期妇女预防给药；③慢性溶血性贫血所致的叶酸缺乏；④可用于降低同型半胱氨酸水平来预防冠心病、高血压、老年性痴呆等慢性心脑血管病。

【禁忌证】 维生素 B_{12} 缺乏引起的巨幼红细胞性贫血禁止单用叶酸治疗。肝肾功能异常者、酗酒者、服用抗惊厥药或抗癫痫药者慎用。

【服药时间及其理由】

（1）服药时间：服药时间没有特殊要求，也不需要固定时间服用。

（2）理由：主要在肠道吸收，无明显不良反应，只需保证每天的需要量或治疗量。

【服药方法及服用剂量】 对于孕妇，每天补充叶酸 0.4mg 或 0.8mg。预防和治疗高同型半胱氨酸所致的心脑血管疾病如痴呆、冠心病、高血压等，每日补充叶酸 0.8mg。预防卒中，每日摄入 0.4mg 叶酸。治疗巨幼红细胞性贫血，每次 5～10mg，每日 2～3 次。

【注意事项】

（1）如果每日口服 0.8mg 的叶酸不能将同型半胱氨酸降至正常，可考虑加用复合维生素和 B 族维生素。

（2）大量服用叶酸可使尿呈黄色。

（3）不能与维生素 C 合用，如必需合用则要间隔 2 小时。

（4）对恶性贫血、疑似或已知维生素 B_{12} 缺乏患者不可单用本药，否则会加重维生素 B_{12} 的负担和神经系统症状。

【不良反应及其防治措施】 正常补充叶酸一般不会对身体产生不良反应，即使有不良反应，也是少而轻微，偶见过敏反应。但服用过量或长期用药却可能会引起食欲下降、恶心、腹胀、惊厥等，因此应适量服用。

【药物相互作用】

（1）会影响微量元素锌的吸收。

（2）维生素 C 可抑制本品在胃肠道中的吸收。

（3）二氢叶酸还原酶抑制剂如氨甲蝶呤、乙胺嘧啶等能阻止叶酸转化为四氢叶酸，使叶酸失去作用。

（4）叶酸可减少茶碱类药（如赖氨酸茶碱、甘氨茶碱钠）的吸收，降低其平喘作用。如需合用，茶碱类药请选择快速吸收的制剂，且与叶酸间隔 1 小时服用。

【疗效判断、疗程及停药时机】

（1）疗效判断：定期复查血常规，观察红细胞、血红蛋白升高情况，根据血清叶酸及同型半胱氨酸水平、血常规红细胞情况等评价临床疗效。

（2）疗程：对于 H 型高血压患者，推荐长期服用 3 年以上；对于补充叶酸降低心脑血管发病的风险，同样至少应服用叶酸片 3 年以上；对于孕妇应从怀孕前 3 个月开始，至少补充到怀孕 3 个月以后。

【药物作用机制】　叶酸在体内经二氢叶酸还原酶及维生素 B_{12} 的作用，形成四氢叶酸，后者与多种一碳单位（包括 CH3、CH2、CHO 等）结合成四氢叶酸类辅酶，传递一碳单位，通过参与嘌呤和嘧啶合成，并为 DNA、RNA 和蛋白质的甲基化提供甲基，影响正常 DNA 代谢。供应甲基，使血液中同型半胱氨酸甲基化，维持血浆同型半胱氨酸正常水平，避免高同型半胱氨酸血症。叶酸缺乏时，DNA 合成减慢，但 RNA 合成不受影响，从而骨髓中生成细胞体积较大而细胞核发育较幼稚的血细胞，尤以红细胞最为明显，及时补充本药可有治疗效应。

二、氨基酸类

氨基酸是构建生物体的众多生物活性大分子之一，是构建细胞、修复组织的基础材料。氨基酸的平衡和适量的供应是人体健康的基本前提，任何一种氨基酸供应缺乏，都会影响免疫系统和其他正常功能的发挥，使人处于亚健康状态，变得比较容易遭受疾病的侵袭。特别是人不能自身合成的 8 种必需氨基酸，其营养价值与健康息息相关。氨基酸及其衍生物在治疗多系统疾病方面被临床广泛应用，如谷氨酸及其衍生物谷氨酰胺等治疗消化系统疾病、由酪氨酸衍生的左旋多巴用于治疗脑神经系统疾病、由半胱氨酸衍生的乙酰半胱氨酸用于呼吸系统、复方 α- 酮酸是治疗终末期肾病常用的药物。鉴于复方 α- 酮酸在肾移植受者移植前后常用此药，故在此重点论述。

复方 α- 酮酸片

【商品名】　开同。

【剂型及规格】　片剂，0.63g/ 片。主要成分是 1 种羟代氨基酸钙、4 种酮代氨基酸钙和 5 种氨基酸。其组成：消旋羟蛋氨酸钙 59mg，苏氨酸 53mg，消旋酮异亮氨酸钙 67mg，酮亮氨酸钙 101mg，酮苯丙氨酸钙 68mg，酮缬氨酸钙 86mg，醋酸赖氨酸 105mg，色氨酸 23mg，组氨酸 38mg，酪氨酸 30mg。每片的总钙量约 50mg，总氮量为 36mg。

【适应证】　配合低蛋白饮食，预防和治疗因慢性肾功能不全而造成蛋白质代谢失调引起的损害。通常用于肾小球滤过率低于每分钟 25mL 的患者。低蛋白饮食要求成人每日蛋白摄入量为 40g 或 40g 以下。

【禁忌证】　禁用于高钙血症、氨基酸代谢紊乱者。

【服药时间及其理由】　宜在三餐时用餐期间服用，使其充分吸收并转化为相应的氨基酸。

【服药方法及服用剂量】

（1）服药方法：整片用水吞服。

（2）服用剂量：一般每次 4～8 片，每日 3 次。

【注意事项】 应定期监测血钙水平，并保证摄入足够的热卡。服用本品时应配合低蛋白饮食才能更好地发挥作用。

【不良反应及其防治措施】 可能发生高钙血症。如出现高钙血症，建议减少维生素 D 的摄入量。如高钙血症持续发生，将本品减量并减少其他含钙物质的摄入。

【药物相互作用】

（1）与其他含钙药物同时使用，可使血钙水平升高。

（2）在尿毒症患者服用本品进行治疗时，如同时使用氢氧化铝，需减少氢氧化铝的服用量。注意血磷水平的下降。

（3）为了不影响药物吸收，可与钙结合形成难溶性复合物的药物（如：四环素、喹诺酮类如环丙沙星及诺氟沙星、铁剂、氟化物和含雌莫司汀的药物等），不应与本品同时服用，这些药物与开同服用的间隔时间至少为 2 小时。

【疗效判断、疗程及停药时机】 服用后血尿素氮可减低，尿素味减轻，延缓肾脏病进展。对于肾小球滤过率低于 25mL 的慢性肾脏病患者需要长期服用。若用药过程中出现高钙血症，应减量或暂时停用。

【药物作用机制】 本品可提供必需氨基酸并尽量减少氨基酸的摄入。酮或羟氨基酸本身不含有氨基，其利用非必需氨基酸的氨转化为氨基酸，因此可减少尿素合成，尿毒症性产物的蓄积也减少。酮或羟氨基酸不引起残存肾单位的高滤过，并可以改善肾性高磷血症和继发性甲状旁腺功能亢进，改善肾性骨营养不良。本品配合低蛋白饮食，可减少氨的摄入，同时可避免因蛋白摄入不足及营养不良引起的不良后果。

临床常用口服维生素类和氨基酸类见表 2-27。

表 2-27　临床常用口服维生素类和氨基酸类

药物类别	代表性口服药	主要适应证	服药时间、用法用量	不良反应	注意事项
水溶性维生素	甲钴胺片/胶囊（弥可保）	治疗周围神经病变、巨幼细胞性贫血等	饭后服用。每次 1 片，每天 3 次	偶有胃肠道反应如食欲缺乏、恶心、呕吐、腹泻等	不可与维生素 C 同时服用；若服用 1 个月以上无效，则停用。避光保存
	维生素 C 片/咀嚼片/泡腾片	缺乏信号：牙龈肿胀、疼痛、出血及牙齿松动；身体乏力，食欲不佳，体重莫名减轻，性情暴躁，关节疼痛，等。适用于容易疲倦；长期服用安眠药、钙制剂、抗高血压药者；常剧烈运动及高强度工作者、白内障等人群的预防及治疗	建议餐后服用，最好饭后 1 小时服用，一方面利于吸收，另一方面可避免破坏维生素 B_{12}。预防性补充量为每日 50～100mg，可耐受最高每日 2g 的量	过量服用会出现腹痛、腹泻、皮肤发红发亮、头痛等情况。会增加痛风、尿路结石形成的风险	不可与甲钴胺同时服用；可与维生素 E 同服。与阿司匹林肠溶片同服需先服维生素 C，间隔 1 小时后再服阿司匹林。受热不稳定，易被破坏，最好用温水送服

续表

药物类别	代表性口服药	主要适应证	服药时间、用法用量	不良反应	注意事项
水溶性维生素	叶酸片	缺乏时可出现恶性贫血，孕妇可致胎儿畸形、异常或流产，也可使男性精子数量下降等	服药时间无特殊要求。预防用药：每次0.4～0.8mg，每日1次；治疗用药：每次5～10mg，每日3次	常规剂量基本无不良反应。长期用药可出现厌食、恶心、腹胀等肠胃症状，尿呈黄色	适量补充有益，过犹不及。不宜与维生素C合用。营养性巨幼红细胞贫血需要同时补充维生素B_{12}、叶酸，必要时同时补充铁和B族维生素
	复合维生素B（含维生素B_1、维生素B_2、维生素B_6、烟酰胺、泛酸钙等）	缺乏信号：经常性、反复的口、唇、舌溃疡，视物模糊，脂溢性皮炎及皮肤粗糙等。适用于工作生活压力较大者，经常性抽烟、喝酒及服药者，有脚气病、糙皮病或带状疱疹者，口腔反复出现炎症及营养缺乏症患者	饭时或餐后服用疗效较好。理由是B族维生素空腹服用吸收太快，排出也快，不利于充分利用。日常补充和预防时，宜用最低量，每日服用1～2片即可。治疗量可每次1～3片，一日3次	大量服用可出现烦躁、疲倦、食欲减退，乃至导致周围神经炎、神经感觉异常、手脚麻木等不良反应	睡眠不佳的人群不宜睡前服用。不宜过量服用
	维生素B_1	参与人体能量代谢，对维护神经和心脏的功能有重要作用。缺乏信号：食欲缺乏、疲倦、肌肉软弱无力、肢体疼痛或感觉异常、易浮肿、消化不良、头痛、失眠等。缺乏症典型表现为脚气病，而非平常所说的脚气或香港脚，主要损害神经-血管系统，严重者危及生命。预防适用于焦虑、精神紧张等，辅助治疗周围神经病，防治脚气病	宜饭时或饭后即服，疗效较好。温凉开水送服，每次1片，每日3次	可引起食欲缺乏、腹泻、头痛、水肿、烦躁、疲惫等不良反应	受热不稳定，易被破坏，最好用温水送服。不宜与碳酸氢钠及枸橼酸钠等碱性药物同服，否则容易发生变质。不宜与含鞣质的中药（如大黄、地榆、儿茶、五倍子、石榴皮等）和食物（如茶叶、西兰花、柿子饼等）合用
	维生素B_2	用于防治口角炎、唇干裂、舌炎、阴囊炎、角膜血管化、结膜炎、脂溢性皮炎等维生素B_2缺乏症，也能改善冠状动脉循环，防治血管硬化、偏头痛，改善性生活等	宜饭时或饭后即服，有利于吸收。口服，每次1片，每日3次	可出现尿色黄，基本无不良反应	见光易分解，开盖后1个月有可能失效，生产日期最好在半年以内。碱性环境下热不稳定。不宜与甲氧氯普胺合用。体内储量有限，必须每天补充。饮酒影响肠道对本品的吸收

续表

药物类别	代表性口服药	主要适应证	服药时间、用法用量	不良反应	注意事项
水溶性维生素	维生素B₆	参与糖、蛋白质、脂肪的正常代谢，并与白细胞、血红蛋白的生成有关。其缺乏可表现为眼、鼻与口腔周围皮肤脂溢性皮炎、贫血、失眠、唇干裂等。常用于皮肤病（脂溢性皮炎、口腔炎症、脱发等）、神经系统（如周围神经炎、脑卒中、痴呆等）、动脉硬化（糖尿病血管并发症、冠心病等）、高胆固醇血症、妊娠呕吐、泌尿结石、贫血及白细胞减少等症。也适应于减肥、素食、工作学习任务繁重、经常熬夜、胃肠功能紊乱、更年期妇女、消化不良、长期服用抗生素等人群的治疗	餐时或餐后1小时内服用利用率更加充分。因为其水溶性较强，空腹服用会很快经小肠吸收入血，血中的药物浓度迅速升高，在还没有被充分利用时就被排出体外，餐后服用可延缓吸收速度，这样可以被更充分利用。每日1～2片，连用3周	过量使用可致严重的周围神经炎，出现神经感觉异常、步态不稳、手足麻木	不宜超剂量服用；异烟肼及免疫抑制剂包括糖皮质激素、环磷酰胺、环孢素等药物可拮抗维生素B₆或增强维生素B₆经肾排泄，甚至可引起贫血或周围神经炎。因此器官移植患者应适当补充维生素B₆
脂溶性维生素	维生素A软胶囊	具有维持正常视觉功能、维持上皮细胞的健康、增强免疫功能、促进生长发育及防癌抗癌等作用。其缺乏的症状包括夜盲、痤疮、口腔溃疡、皮肤干燥、呼吸道感染等	宜餐后及进食油脂性食物后服用，有助于吸收	长期大剂量服用可引起慢性中毒，表现为食欲缺乏、呕吐、腹泻、齿龈出血、唇干裂等	维生素C、E有助于A的吸收。必须按推荐剂量服用，不得超量服用。慢性肾功能减退者慎用。氢氧化铝和硫糖铝能干扰本品的吸收
	维生素D滴剂／软胶囊	具有调节钙、磷代谢，促进骨骼生长、协调神经肌肉、调节免疫功能及细胞生长分化功能，临床可用于低钙血症、骨质疏松症、继发性甲状旁腺功能亢进、佝偻病、心血管疾病及癌症等的防治	常用的为活性维生素D制剂，包括骨化二醇、骨化三醇、阿法骨化醇等。餐后服用，特别是进食油脂性食物后更容易吸收。睡前服用利于改善甲状旁腺功能亢进症及夜间低钙血症	有厌食、恶心和呕吐，尿频、乏力、神经过敏和瘙痒。肾功能受到损害，出现尿比重降低、蛋白尿及氮血症。可出现高钙血症、尿路结石、软组织钙化等	禁用于高钙血症；注意检测血钙、尿钙

续表

药物类别	代表性口服药	主要适应证	服药时间、用法用量	不良反应	注意事项
脂溶性维生素	维生素AD滴剂/软胶囊	同上述维生素A、维生素D			
	维生素E	本品具有很强的抗氧化作用。适用于心、脑血管疾病及习惯性流产、不孕不育症的辅助治疗。可抗衰老、保护皮肤，还能增强卵巢功能。也可用于IgA肾病、慢性肾小球肾炎等的治疗	宜餐后及进食油脂性食物后服用，有助于吸收。建议每天口服 100～200mg，可分 2～3 次服用。一般不要超过 6 个月	长期过量服用可引起恶心、呕吐、眩晕、头痛、视物模糊、皮肤皲裂、唇炎、口角炎、腹泻、乳腺肿大、乏力等	缺铁性贫血患者慎用
	维生素K_2（目前为保健食品，尚非药品），也可选用K_2的同类药物四烯甲萘醌软胶囊（固力康）	具有促进凝血、让钙正确归位（减少血管钙化、改善骨质疏松症的骨量和疼痛）、保护神经、调节血糖和减少癌变等作用	宜餐后及进食油脂性食物后服用，有助于吸收 四烯甲萘醌软胶囊，每次15mg（1片），每日3次	服用后如有脸泛红、发红疹、肠胃不适、皮肤瘙痒等过敏症，应立即停用	抗生素不利于维生素K_2的吸收；不能与华法林合用；也不宜过量服用。因其具有强效促凝血作用，有血栓性疾病或高凝血状态者应慎用
氨基酸类	复方α-酮酸片（开同）	配合低蛋白饮食，适用于预防和治疗因慢性肾功能不全而造成蛋白质代谢失调引起的损害，延缓肾脏病进展	三餐时或用餐期间整片吞服，每次4～8片，每日3次	可出现高钙血症	定期监测血钙水平，如出现高钙血症，建议减少维生素D的摄入量。如高钙血症持续发生，将本品减量并减少其他含钙物质的摄入。服用本品期间应低蛋白饮食

附一：正确补充维生素需要坚持的 5 个原则

尽管维生素是人体必需的营养成分，但也不能盲目补充，不应把维生素视为营养品而不加限制地使用，过量服用维生素可引起不良反应或产生潜在的毒性，并且会增加与其他药物和食物发生相互作用的风险。临床上维生素的应用都是有其指征的，一般需要掌握以下几个补充原则，以免过犹不及，导致严重并发症。

1. 明确病因，有的放矢

常见引起维生素缺乏的原因有以下几个方面：

（1）摄入不足：如偏食、厌食、吞咽困难、烹饪方法不当导致食物中维生素流失，胃肠疾病导致吸收障碍（如腹泻、胃动力不足、肠寄生虫）等。

（2）需要量增加：如儿童、老人、孕妇及哺乳期妇女、特殊职业人群（如矿井业、军队等）、患有消耗性疾病（如恶性肿瘤、肺部感染、疟疾）的患者等。

（3）疾病所致的缺乏：如严重肝功能不良易出现维生素 K 的合成障碍。

（4）药物相互作用：维生素与其他药物以及不同维生素之间都有可能发生相互作用，通过影响维生素的合成、代谢或者吸收，使体内含量减少。如长期服用广谱抗生素可使肠道细菌受抑制而不能合成维生素 K；久服液状石蜡可以引起脂溶性维生素的缺乏；长期服用异烟肼的患者，易发生维生素 B_6 缺乏；服用大剂量维生素 C 会促进叶酸排泄等。

2. 严格掌握剂量和疗程，科学补充维生素

结合维生素缺乏的程度和病因来选择补充的剂量和疗程。如对从事矿井业的特殊人群，给予维生素 D 以预防为目的，常用剂量为每日口服 400～800U；但对患有佝偻病的儿童，给予维生素 D 则以治疗为目的，常用剂量为每日口服 5 000～10 000U。

3. 合理掌握用药时间

为有效提高维生素的利用率，如脂溶性维生素 A、维生素 D、维生素 E 等应在餐后服用，最好在进食油脂性食物后，因为油脂有利于它们的溶解，促进了吸收；水溶性维生素 B_1、维生素 C 等不宜空腹服用，因为很可能在人体组织未充分吸收利用之前就被排出；此外，维生素 C 会与维生素 B_{12} 发生反应，使得药效降低，二者合用时需间隔 2 小时以上分别服用；维生素 E 与钙离子、三价铁同服会失效，同用也必须间隔一段时间。

4. 避免药物相互作用

药物间的相互作用会使维生素在体内的含量和作用发生变化，如何避免这种相互作用给人体带来的损害，需要认识以下几种情况并积极防范：

（1）注意药物对维生素的影响：胃黏膜保护剂——氢氧化铝、硫糖铝，可影响多种维生素的吸收，需间隔 2 小时以上分别服用；吩噻嗪类、三环类抗抑郁药、丙磺舒等药物会使维生素代谢或排泄加快；长期口服避孕药会引起叶酸缺乏，需补充维生素 B_6、维生素 B_{12} 和叶酸；氯霉素、异烟肼、青霉胺、糖皮质激素及环孢素等可拮抗维生素 B_6，引起贫血或周围神经炎，不能同服；阿司匹林与维生素 B_1 同时服用会增加对胃黏膜刺激性。抗酸药、其他弱碱性药物（氨茶碱、对氨基水杨酸钠等）和碱性药物（碳酸氢钠、枸橼酸钠等）容易与维生素 B_1 发生中和反应而使之失效，故不宜同时使用。巴比妥类、水杨酸类可使维生素 C 的排泄增加，碳酸氢钠、氨苄西林钠会导致维生素 C 氧化和青霉素失活。广谱抗菌药会抑制肠道细菌，而使维生素 K 的合成减少。甲氧氯普胺可降低维生素 B_2 吸收，不宜同时使用。维生素 B_2 可使部分抗菌药，如链霉素、红霉素和四环素等的抗菌活性下降。维生素 C 与维生素 B_2 同时服用可产生氧化还原反应，两种维生素药效全部丧失。与碳酸氢钠合用，维生素 C 药效全部丧失。

（2）注意维生素对药物的影响：维生素 B_6 可消除左旋多巴的治疗作用，不能同用；糖皮质激素应避免合用维生素 A，两药合用前者的抗炎作用将受到抑制；口服大剂量维生素 C 可干扰抗凝血药的抗凝血效果；维生素 C 与铁剂同服可以增加铁的吸收；维生素 E

避免与双香豆素及其衍生物合用，以防止低凝血酶原血症的发生。铁剂可与维生素 E 结合，使之失效。缺铁性贫血补铁时对维生素 E 的需要量增加。维生素 E 与雌激素并用时，诱发血栓性静脉炎的机会增加。大量维生素 E 可致血清胆固醇及血清三酰甘油浓度升高。

（3）注意维生素之间的相互影响：维生素 E 可促进维生素 A 的吸收利用，但同时却拮抗维生素 K 引起血液凝固性降低；维生素 C 对维生素 B_{12} 造成破坏，甚至对动物蛋白中的维生素 B_{12} 都有影响；大量使用维生素 B_1 可引起维生素 B_3 缺乏；大量维生素 B_{12} 可致叶酸缺乏等。

5. 避免与食物之间的反应

乙醇会影响肠道对 B 族维生素的吸收，最容易引起叶酸缺乏；猪肝内的铜元素会与维生素 C 发生反应，降低维生素 C 的效应，所以不宜与猪肝同食。

总之，患者应当正确认识维生素，科学补充维生素，严格掌握维生素的剂量和应用疗程，才能做到安全、有效、合理地使用维生素。

附二：维生素防治常见疾病治疗处方举例

1. 心脑血管疾病　叶酸＋维生素 E＋甲钴胺＋复合维生素 B

方案：叶酸片 0.4～0.8mg，1 次/日，服药时间无特殊要求；

维生素 E 100mg，1 次/日，餐后服用；

甲钴胺，0.5mg，1 次/日，餐后服用；

复合维生素 B，每次 1 片，2～3 次/日，饭时或餐后服用。

【适用范围】　预防心脑血管疾病如高血压、卒中等。

【注意事项】

（1）叶酸：常被用于治疗叶酸缺乏所致的巨幼红细胞贫血，也被推荐预防高血压脑卒中和肿瘤。理论上讲补充叶酸，可降低同型半胱氨酸水平，从而可以预防和降低心血管事件的发生。因此对于伴有同型半胱氨酸升高的心血管疾病的高危患者和高血压患者，建议补充叶酸降低同型半胱氨酸。叶酸不可与维生素 C 合用，必要时需间隔 2 小时。预防心脑血管疾病推荐用小规格叶酸片。

（2）维生素 E：维生素 E 作为一种高效抗氧化剂，可以阻断自由基反应，保护细胞免受自由基损害，能改善脂质代谢，还可能阻碍动脉内皮细胞"泡沫化"和平衡内皮细胞胆固醇代谢，因此，预防动脉粥样硬化疾病，长期服用维生素 E 可作为一级和二级预防策略。研究发现补充维生素 E 可使心血管疾病和非致死性心肌梗死的危险明显降低。

（3）甲钴胺：叶酸联合维生素 B_{12}，可以进一步降低同型半胱氨酸水平，但甲钴胺可导致血尿酸升高，容易诱发急性痛风，痛风患者应慎用甲钴胺。

（4）复合维生素 B：本品含维生素 B_1、维生素 B_2、维生素 B_6、烟酰胺、泛酸钙。复合维生素 B 参与机体新陈代谢过程，为体内多种代谢环节所必需的辅酶和提供组织呼吸的重要辅酶原料，可协助叶酸进一步降低同型半胱氨酸水平。

【疗程】　小剂量间断使用，不宜大剂量长期使用。

【用药解析及评价】　为一种可能预防心脑血管疾病的维生素组合，费用较低，疗效可期。

2. 骨质疏松症　维生素 D＋维生素 K_2＋钙

方案：骨化三醇 0.25μg，1～2 次/日，早上和睡前服用最佳；

四烯甲萘醌软胶囊 15mg，3 次 / 日，三餐后服用最佳；

碳酸钙片，1 ～ 3 次 / 日，餐后或睡前嚼服最佳。

【适用范围】 骨质疏松症。

【注意事项】

（1）服用骨化三醇应根据每个患者血清钙水平确定，高钙血症禁用，治疗过程中出现高钙血症时须暂时停药，给予相关处理，待血钙恢复正常，再按末次剂量减半给药。肾功能不全患者适当减量。本品进食或空腹服用均可，药物吸收不受食物影响。

（2）四烯甲萘醌软胶囊为维生素 K_2 同类药物之一，具有促进成骨和抑制骨质吸收两方面的作用，可改善骨组织代谢不均衡的骨质疏松症，可改善骨痛症状。本品为脂溶性制剂，餐后服用利于吸收，若出现皮疹、皮肤发红及瘙痒等过敏症状应停药。

（3）碳酸钙片服用应注意发生高钙血症的可能，心肾功能不全者慎用，饭后服用利于吸收。

【疗程】 最好间断一段时间，譬如 3 个月或 6 个月，不宜长期大量服用。

【用药解析及评价】 本组合具有较好的互补作用，是改善骨质疏松症的基本用药，但应注意发生高钙血症及血栓形成的风险，需定期检查血钙、磷及骨密度，对于肾功能不全及继发性甲旁亢患者还需要监测甲状旁腺素水平，适时调整药物。

3. 口腔溃疡及外伤伤口　维生素 C+ 维生素 E+ 复合维生素 B 族

方案：维生素 C 片 0.1g，3 次 / 日，餐后服用

维生素 E 100mg，2 次 / 日，餐后服用；

复合维生素 B 每次 2 片，3 次 / 日，进餐时服用。

【适用范围】 口腔溃疡及外伤伤口。

【注意事项】 口腔溃疡不是身体缺少维生素，或缺少某种元素，没有任何确切的依据证明补充复合维生素或微量元素可以直接治疗和预防口腔溃疡。补充维生素只是为了改善身体代谢水平，促进溃疡面的愈合，属于辅助性治疗，帮助减轻症状。

【疗程】 待溃疡及伤口愈合即可停药。

【用药解析及评价】 维生素 C 和复合维生素 B 可改善身体代谢水平，促进溃疡面的愈合；维生素 E 不仅具有抗氧化活性，能起到稳定保护膜的作用，促进局部血液循环、缓解疼痛、加速新陈代谢、促进溃疡面愈合。维生素 E 还具有抗炎作用，通过抑制伤口部位形成过多胶原，可减少瘢痕形成，有助于伤口愈合。另外，通过抑制组胺的释放，可减少红斑及水肿。该组合具有较好的辅助治疗作用。

第十八节　常用中成药

中药是我国的国粹，千百年来为我们民族的发展提供了坚实的保障。自上古时期，神农炎帝不忍百姓陷入疾病尝百草，日遇七十毒而不退。明代李时珍遍历浩瀚典籍行万里山水，编撰《本草纲目》造福后世。至于现代，屠呦呦从黄花蒿中提取得到青蒿素，数百万的生命因此得到救治。在当前抗疫战场上，古老的中医药焕发着新的生命力，成为抗击新冠病毒疫情的国之利器。

器官移植术后，由于大剂量免疫抑制剂，特别是激素的应用，会继发各种感染及多系

统疾病，中药在许多疾病的治疗中可发挥重要作用或者说有较好疗效，值得推广利用。临床常用中成药治疗的疾病包括：上呼吸道感染、心脑血管疾病、肝肾疾病等。

一、治疗感冒的中成药

中医认为感冒是在人体正气不足的条件下，复感风、寒、暑、湿、燥、火（温、热），或疫毒之邪而致的一种外感病。本病一年四季均可发生，但以冬春两季为多。自然病程为3～7天。在整个病程中少有传变。一般散在发生，若病情较重，在一个时期内广泛流行，男女老幼证候相似者，称为时行感冒。感冒的临床表现以恶寒发热、头痛、全身酸痛、鼻塞声重、流涕喷嚏、脉浮等肺卫症状为主，或伴有咳嗽、咽痛、声音嘶哑等症。时行感冒则流行广泛，男女老幼症状相似，以急起发热、头痛、全身酸痛乏力为主，而肺卫症状较轻。但在感冒的整个病程中，可因人因时因地而各有不同，且正气有虚实，邪气有兼夹，故其表现不可一概而论。

中医学把感冒分为实证和虚证：实证主要有风寒型感冒、风热型感冒、暑湿型感冒等证候；虚证分为气虚外感、阳虚外感、阴虚外感、血虚外感等证候。

1. 风寒型感冒

（1）常识判断：其起因多是劳累，没休息好，再加上吹风或受凉，导致身体免疫功能下降，鼻咽部病毒大量繁殖容易并发细菌感染而发病。

（2）发病季节：风寒感冒通常秋冬季节发生较多。

（3）症状：除了有鼻塞、喷嚏、咳嗽、头痛、全身痛等一般症状外，还有畏寒、低热、无汗、流清涕、吐稀薄白色痰、口不渴或渴喜热饮、苔薄白等。这种感冒与患者感受风寒有关。

（4）用药原则：辛温解表（多发汗）为主。

（5）一般用药：感冒清热冲剂/软胶囊、九味羌活丸、通宣理肺丸、午时茶颗粒等药物治疗。

如果风寒感冒咳嗽较重，气促声浊，流清鼻涕，怕冷无汗，发热不重，可服用通宣理肺丸。如果患者肺胃有热，症兼咽喉干痛而发热，少有汗出，可服用感冒清热冲剂、板蓝根冲剂各1袋，开水冲服，每日3次。风寒型感冒患者忌用桑菊感冒片、银翘解毒片、羚翘解毒片、复方感冒片等药物。

2. 风热型感冒

（1）常识判断：风热感冒，起因通常是感受风热之邪所引发，也有由风寒感冒转为风热感冒的现象，相当于感冒引发急性上呼吸道感染。

（2）症状：除了有鼻塞、流涕、咳嗽、头痛等感冒的一般症状外，还有发热重、微恶风、面赤、头胀痛、有汗、口鼻干燥、咽喉红肿疼痛、痰液黏稠呈黄色、鼻塞黄涕、口渴喜饮、舌尖边红、苔薄白微黄等。

（3）用药原则：辛凉解表（清热解毒）为主。

（4）一般用药：感冒退热冲剂、柴黄片、羚羊感冒片、羚羊解毒丸、银翘片、板蓝根颗粒/冲剂、桑菊感冒片、银翘解毒丸/片等，忌用九味羌活丸、通宣理肺丸等药物。

3. 暑湿型感冒

（1）症状：①患者表现为畏寒、发热、口淡无味、头痛、头胀、腹痛、腹泻、恶心、呕吐等症状。此类型感冒多发生在夏季。该病因为病毒蔓延到胃肠道引起胃肠道炎症，伴有腹痛、腹泻、恶心、呕吐及发热。

（2）用药原则：治疗应以清暑、祛湿、解表为主。

（3）一般用药：可选用藿香正气水或胶囊、银翘解毒丸等药物治疗。如果患者胃肠道症状较重，不宜选用保和丸、山楂丸、香砂养胃丸等药物。

4. 气虚型感冒

（1）症状：患者表现为恶寒较重、发热无汗、头痛身痛、鼻塞声重、咳嗽、咯痰无力、易反复感冒等。器官移植患者部分存在气虚明显，因此发生感冒时常为气虚感冒。

（2）用药原则：应扶正祛邪，益气解表。

（3）一般用药：可用参苏丸、玉屏风颗粒（或口服液），或加用补中益气丸。短时间应用一般不会因为增强免疫力而发生移植器官排斥可能。

器官移植术后常用治疗感冒的中成药见表 2-28。

二、常用清热解毒中成药

清热解毒中成药以清热药为主，主要用于内热、湿热、火毒等多种里热症状，当人体内存内热、毒素就会出现中医所说的上火，即表现为面色发红、烦热、容易口渴、咽喉肿痛、长痘等症状。临床常用的具有清热解毒作用的中成药有：牛黄解毒片、板蓝根颗粒、清开灵颗粒、蒲地蓝消炎口服液、金银花合剂、蓝芩口服液、复方大青叶合剂、清热解毒软胶囊等，这类药物能够起到清热解毒的功效，对降低体温有一定的疗效。2013 年的"非典"，板蓝根可谓"大火一把"，基本上是家喻户晓。近两年的新型冠状病毒肺炎让中成药连花清瘟胶囊火遍海内外。

器官移植术后常用清热解毒中成药见表 2-29。

三、常用止咳化痰中成药

2500 多年前的《黄帝内经》就有关于咳嗽的专论，表明中医对咳嗽的认识历史非常久远。所谓有声无痰谓之咳；有痰无声谓之嗽；有痰有声谓之咳嗽。咳嗽的病位在肺，病因则可在肺外。不同时期中医对咳嗽有诸多分类，如热咳寒咳、干咳湿咳或五脏咳，还有风咳、寒咳、支咳、胆咳、厥阴咳；还有将嗽分为热嗽、冷嗽、肺气嗽和饮气嗽等。目前中医对咳嗽辩证分类多为风寒咳嗽、风热咳嗽、风燥咳嗽、痰湿咳嗽等。具体分述如下。

（1）风寒咳嗽：特点是咳嗽声重，咳痰稀薄色白，常伴有鼻塞、流清涕、头痛、发热怕冷、无汗、肢体酸楚等症状。治法为温化寒痰止咳。常用的中成药有通宣理肺丸、午时茶颗粒等。

（2）风热咳嗽：特点是频咳、气粗、咽痛、咳痰稠黄或黏稠不爽，常伴有畏风、身热、鼻流黄浊涕、口渴、头痛等症状。治法为清热化痰止咳。

（3）风燥咳嗽：特点是干咳无痰，或痰少而黏不易咳出，或痰中带有血丝，口咽干，鼻唇干燥等。治法为清肺燥兼宣肺疏表。

（4）痰湿咳嗽：特点是咳声重浊，痰多，痰黏腻或稠厚成块，色白或带灰色，进甘甜油腻食物可加重，有胸闷、食少、体倦、便溏等症状。治法为理肺健脾、宁嗽祛痰。

器官移植术后常用止咳化痰中成药见表 2-30。

表 2-28　器官移植术后常用治疗感冒的中成药

中医辨证分类	常用中成药	中药成分	功效及主要适应证	服药时间、用法用量	不良反应	注意事项
风寒感冒	通宣理肺丸	紫苏叶、前胡、桔梗、苦杏仁、麻黄、甘草、陈皮、半夏（制）、茯苓、枳壳（炒）、黄芩	解表散寒、宣肺止嗽。用于风寒束表、肺气不宣所致的感冒咳嗽，症见发热、恶寒、头痛、无汗、咳嗽、鼻塞流涕、肢体酸痛。不适用于风热或痰热咳嗽，阴虚干咳者	要趁热用淡姜汤或温开水送服。每次 1～2 丸，每日 2 次	尚不明确	①忌烟、酒及辛辣、生冷、油腻食物。②不宜在服药期间同时服用滋补性中药。③高血压、心脏病患者慎用。④服药期间，若出现喘促气急者，或咳嗽加重，痰量明显增多者，以及服药 3 天症状无缓解者均应进一步诊疗
	感冒清热颗粒/胶囊	荆芥穗、薄荷、防风、柴胡、紫苏叶、葛根、桔梗、苦杏仁、白芷、苦地丁、芦根	有疏风散寒、解表清热之功效。适用于风寒感冒，头痛发热，恶寒身痛，鼻流清涕，咳嗽咽干	开水冲服，热饮。每次 1 袋，每日 2 次。胶囊每次 4 粒，每日 2 次	尚不明确	①忌烟、酒及辛辣、生冷、油腻食物。②不宜在服药期间同时服用滋补性中药。③体温超过 38.5℃ 或服用 3 天症状无缓解者需要进一步诊疗
	四季感冒片/胶囊	桔梗、紫苏叶、陈皮、荆芥、大青叶、连翘、炙甘草、香附（炒）、防风	清热解表。用于四季风寒感冒引起的发热头痛，鼻流清涕，咽喉疼痛，恶心厌食	温开水送服，每次 3～5 片，每日 3 次	尚不明确	服药期间不可同服滋补性中药，并忌辛辣、油腻食物。不宜长期服用，服用 3 天症状无缓解应进一步检查
	九味羌活丸/颗粒	羌活、防风、苍术、细辛、川芎、地黄、广藿香、前胡、连翘、陈皮、山楂、枳实、白芷、黄芩、甘草	解表、散寒、除湿。用于外感风寒挟湿导致的恶寒发热，头痛无汗，头重目重，肢体酸痛	用姜葱汤或温开水送服。丸剂，每次 9g，颗粒每次 15g，每日 2 次	尚不明确	身体虚弱者慎用。风热感冒不宜使用
	午时茶颗粒	苍术、柴胡、羌活、防风、白芷、川芎、炒麦芽、甘草、桔梗、紫苏叶、厚朴、六神曲（炒）	祛风解表、化湿和中。用于外感风寒、内伤食积证，症见恶寒发热、头痛身楚、恶心呕吐、腹痛腹泻	开水冲服，每次 1 袋，每日 1～2 次	尚不明确	①忌烟、酒及辛辣、生冷、油腻食物。②不宜在服药期间同时服用滋补性中成药，其表现为发热减重，微恶风、有汗、口渴、鼻流浊涕、咽喉红肿疼痛、咳嗽痰黄。④服药 3 天后症状无改善，或出现发热咳嗽加重，并有其他严重症状如胸闷、心悸等时应进一步诊疗

续表

中医辨证分类	常用中成药	中药成分	功效及主要适应证	服药时间、用法用量	不良反应	注意事项
风寒感冒	参苏丸	党参、紫苏叶、葛根、前胡、茯苓、半夏(制)、陈皮、枳壳(炒)、桔梗、木香、甘草	有益气解表，疏风散寒，祛痰止咳之功效。现代医学研究有解热、镇痛、镇咳、祛痰、抗病毒、提高非特异性免疫功能等作用。用于身体虚弱，感受风寒所致感冒，症见恶寒发热、头痛鼻塞、咳嗽痰多、胸闷呕逆、乏力气短	口服。每次6～9g，每日2～3次	尚不明确	风热感冒、痰热咳嗽者不适宜。外感最适宜。体温超过38.5℃，服药3天症状无缓解，应去医院就诊
风热感冒	板蓝根颗粒(以板蓝根为主的复方制剂)，有抗病毒口服液、抗病毒颗粒剂等	板蓝根	中医方面讲，具有清热解毒之功效；现代药理研究证明具有抗菌、抗病毒、抗炎等作用。适用于风热感冒、流行性感冒等热性疾病的治疗。不宜用于虚寒感冒	宜温服。板蓝根冲剂/颗粒一般为每包3g，每次1～2包，每日3～4次	偶有轻度消化道症状	板蓝根属寒凉之品，年老体虚、脾虚便溏者，素体阳虚者等应慎用。过敏体质者，可出现口渴、疲乏等表现。不与解热镇痛药如阿司匹林等合用，因为二者都有胃肠道不良反应
	连花清瘟胶囊/颗粒/片	连翘、金银花、炙麻黄、炒苦杏仁、石膏、板蓝根、绵马贯众、鱼腥草、广藿香、大黄、红景天、薄荷脑、甘草	主要功效为清温解毒，宣肺泄热，适用于治疗流行性感冒，属热毒袭肺及风热类型感冒，不适合用于风寒类感冒。慎用于高血压、心脏病患者	口服。胶囊/片，每次4粒，每日3次。颗粒，每次6g(1袋)，每日3次	尚不明确	服药期间不可同服滋补性中药，并忌辛辣油腻食物。用药期间应监测血压。不宜长期服用，服用3天症状无缓解者应进一步检查
	双黄连口服液/颗粒/胶囊/片	金银花、黄芩、连翘	疏风解表，清热解毒。适用于外感风热所致的感冒，症见发热、咳嗽、咽痛。不适用于风寒感冒者	口服或开水冲服。口服液，每次2支，每日3次；颗粒每次2袋，每日3次；胶囊每次4粒，每日3次	尚不明确	服药期间不可同服滋补性中药，并忌辛辣油腻食物。不宜长期服用，服用3天症状应进一步缓解者应进一步检查

分类	药名	成分	功效	用法用量	不良反应	注意事项
风热感冒	桑菊感冒片/颗粒/丸	桑叶、菊花、连翘、薄荷素油、苦杏仁、桔梗、甘草、芦根	疏风清热，宣肺止咳。用于风热感冒初起，头痛，咳嗽，口干，咽痛	口服。片剂每次4~8片，每日2~3次。颗粒剂每次1~2袋	尚不明确	①忌烟、酒及辛辣、生冷、油腻食物。②不宜在服药期间同时服用滋补性中药。③风寒感冒者不适用。④服药3天症状无缓解者需进一步诊疗
	银翘解毒颗粒/丸/片	金银花、连翘、薄荷、荆芥、淡豆豉、牛蒡子(炒)、桔梗、淡竹叶、甘草	疏风解表，清热解毒。用于风热感冒，症见发热头痛，咳嗽口干，咽喉疼痛	颗粒剂开水冲服，每次15g，每日3次。重症者加服1次。片剂口服每次4片，每日2~3次	尚不明确	①忌烟、酒及辛辣、生冷、油腻食物。②不宜在服药期间同时服用滋补性中药。③风寒感冒者不适用。④体温超过38.5℃或服药3天症状无缓解者应去医院就诊
暑湿感冒	藿香正气水/口服液/胶囊/丸	苍术、陈皮、厚朴(姜制)、白芷、茯苓、大腹皮、生半夏、甘草、广藿香油、紫苏叶油。辅料为乙醇	有解表化湿，理气和中之功效。适用于外感风寒，内伤湿滞或夏伤暑湿所致的感冒，症见头痛昏重，胸膈痞闷，脘腹胀痛，呕吐泄泻；胃肠型感冒见上述证候者	口服。正气水每次半支~1支，每日2次，用时摇匀；胶囊，每次4粒，每日2次	尚不明确	①忌烟、酒及辛辣、生冷、油腻食物，饮食宜清淡。②不宜在服药期间同时服用滋补性中药。③本品含乙醇(酒精)40%~50%，服用后不得驾驶机、车、船，从事高空作业等；不得同时服用头孢菌素类抗生素，以免发生不良反应。④服药3天症状无缓解需进一步诊疗，不宜长期服用
气虚感冒	参苏丸	见上述"风寒型感冒"				
	玉屏风颗粒/口服液	黄芪、白术(炒)、防风	益气，固表，止汗。用于表虚不固，自汗恶风，面色㿠白，或体虚易感风邪者	本品宜饭前服用，开水冲服，一次5克，一日3次	尚不明确	①忌油腻食物。②服药期间症状无明显改善或症状加重者，应立即停药并去医院就诊

表 2-29　器官移植术后常用清热解毒中成药

中医辨证分类	常用中成药	中药成分	功效及主要适应证	服药时间、用法用量	不良反应	注意事项
清热解毒	蒲地蓝消炎口服液/片/胶囊	板蓝根、黄芩、苦地丁、蒲公英	清热解毒，抗炎消肿。用于疖肿、腮腺炎、咽炎、淋巴腺炎、扁桃腺炎等	口服，片剂每次5~8片，每日4次，口服液每次10mL，每日3次	有皮疹、恶心、腹泻、腹痛等不良反应报道	慎用于脾胃虚寒，容易腹泻者；服药期间禁辛辣饮食，不宜同时服用温补型药物
	清开灵片/分散片/片/颗粒/胶囊	板蓝根、珍珠母、金银花、栀子、水牛角、黄芩苷、胆酸、猪去氧胆酸	清热解毒，镇静安神。用于外感风热时毒、火毒内盛所致高热不退，烦躁不安，咽喉肿痛，舌质红绛，苔黄，脉数者，病毒性感冒、急性扁桃体炎、急性咽炎、气管炎、高热等症属上述证候者	口服，每次1~2袋，每日2~3次	尚不明确	久病体虚患者出现腹泻时慎用
	蓝芩口服液/颗粒	板蓝根、黄芩、栀子、黄柏、胖大海	清热解毒，利咽消肿。用于急性咽炎、肺胃实热证所致的咽痛、咽干、咽部灼热	口服液每次10mL(1支)，每日3次。颗粒剂，温开水冲服，每次1袋，每日3次	个别患者服药后出现轻度腹泻，一般可自行缓解	①忌烟酒、辛辣、鱼腥食物。②不宜在服药期间同时服用温补性中药。③脾虚大便溏者慎用。④属风寒感冒者慎用。⑤鼻流清涕者慎用。⑤服药3天症状无缓解者，应去医院就诊
	双黄连口服液	见前述				
	消炎退热颗粒	大青叶、蒲公英、紫花地丁、甘草	清热解毒，凉血消肿。用于上呼吸道感染、感冒发热，咽喉肿痛及各种疮疖肿痛	开水冲服，每次10g，每日4次	尚不清楚	①忌烟、酒及辛辣、生冷、油腻食物。②不宜在服感冒药期间同时服用滋补性中成药。③风寒感冒者不适用，其表现为恶寒重、发热轻、无汗、头痛、鼻塞、流清涕、喷嚏、咳嗽，或服药3天后症状无改善，心悸等症状如胸闷、心悸等应立即停药，并去医院就诊。⑤脾胃虚寒，症见腹痛、喜暖、泄泻者慎用

分类	药名	成分	功效主治	用法用量	不良反应	注意事项
清热解毒	小柴胡颗粒/片/汤丸	柴胡、黄芩、半夏（姜制）、党参、甘草、大枣、生姜	解表散热，疏肝和胃。用于寒热往来、胸胁苦满、心烦喜吐、口苦咽干、食欲缺乏等	颗粒剂型开水冲服，每日3次。片剂每次4～6片，每日3次	尚不明确	①忌烟、酒及辛辣、生冷、油腻食物。②不宜在服药期间同时服用滋补性中成药。③高血压、心脏病、肝病、肾病等慢性病严重者应在医师指导下服用。④服药3天后症状或出现严重者应在医师指导下服用，或症状加重，或出现新的严重症状如胸闷、心悸等应立即停药，并去医院就诊
	牛黄解毒片	人工牛黄、大黄、冰片、雄黄、桔梗、甘草、石膏	清热解毒。用于火热内盛，咽喉肿痛，牙龈肿痛，口舌生疮，目赤肿痛	口服，每次3片，每日2～3次	尚不明确	本品不宜久服
	清热解毒软胶囊	金银花、板蓝根、黄芩、麦冬、玄参、连翘、龙胆、地黄、石膏、甜地丁、知母、栀子	清热解毒。功效是清热解毒。用于热毒壅盛所致发热面赤、烦躁口渴，流感，咽喉肿痛，上呼吸道感染见上述症候者	口服，每次2～4粒，每日3次	尚不明确	①忌烟、酒及辛辣、生冷、油腻食物。②不宜在服药期间同时服用滋补性中药。③风热感冒者不适用，其表现为恶寒轻、发热重，无汗、头痛，鼻塞，流清涕，喉痒咳嗽。④高血压、肝病、心脏病、肾病、糖尿病等慢性病严重者应在医生指导下服用。⑤脾胃虚寒泄泻者慎服。⑥服药3天症状无缓解者，应去医院就诊

器官移植术后常用口服药物指导

表 2-30　器官移植术后常用止咳化痰中成药

中医辨证分类	常用中成药	中药成分	功效及主要适应证	服药时间、用法用量	不良反应	注意事项
风寒咳嗽	通宣理肺丸	紫苏叶, 前胡, 桔梗, 苦杏仁, 麻黄, 甘草, 陈皮, 半夏(制), 茯苓, 枳壳, 黄芩	解表散寒, 宣肺止嗽。用于风寒束表、肺气不宣所致的感冒咳嗽, 症见发热, 恶寒, 咳嗽, 鼻塞流涕, 头痛, 无汗, 肢体酸痛。不适用于风热或痰热咳嗽、阴虚干咳者	用淡姜汤或温开水送服。每次1~2丸, 每日2次	尚不明确	①忌烟、酒及辛辣、生冷、油腻食物。②不宜在服药期间同时服用滋补性中药。③高血压、心脏病患者慎用。④服药期间, 或出现喘促气急者, 若患者发热体温超过38.5℃, 或咳嗽加重, 以及服药3天症状无缓解者均应进一步诊疗
	午时茶颗粒	苍术, 柴胡, 羌活, 防风, 白芷, 川芎, 广藿香, 前胡, 连翘, 陈皮, 山楂, 枳实, 炒麦芽, 甘草, 桔梗, 紫苏叶, 厚朴, 红茶, 六神曲(炒)	祛风解表, 化湿和中。用于外感风寒、内伤食积证, 症见恶寒发热, 头痛, 身重, 胸脘满闷, 恶心呕吐, 腹痛腹泻	开水冲服, 每次1袋, 每日1~2次	尚不明确	①忌烟、酒及辛辣、生冷、油腻食物。②不宜在服药期间同时服用滋补性中成药。③风热感冒者不适用, 其表现为发热重, 微恶风, 有汗, 口渴, 鼻流浊涕, 咽喉红肿热痛, 咳吐黄痰。④服药3天后症状无改善, 或出现发热, 咳嗽加重, 并有其他严重症状如胸闷、心悸等时应进一步诊疗
风热咳嗽	蛇胆川贝液	蛇胆汁, 平贝母	祛风止咳, 除痰散结。用于风热咳嗽, 痰多, 气喘, 胸闷, 咳痰不爽或久咳不止	口服, 每次10mL, 每日2次	尚不明确	忌食辛辣、油腻食物。服用1周病证无改善, 应停止服用, 去医院就诊。或出现高热, 体温超过38℃, 或咳喘促气急者, 或咳嗽促急者应到医院就诊
	川贝枇杷露/糖浆	川贝母, 枇杷叶, 百部, 前胡, 桔梗, 桑白皮, 薄荷脑	止嗽祛痰。本品适用于风热咳嗽, 其表现为咳嗽, 略痰不爽, 痰黏稠黄, 伴有鼻流黄涕, 口渴, 头痛, 恶风, 身热	口服, 每次15mL, 每日3次	尚不明确	糖尿病患者禁服。忌食辛辣、油腻食物。服用1周病证无改善, 应停止服用, 去医院就诊。服药期间, 若患者出现高热, 体温超过38℃, 或咳嗽明显增多者应到医院就诊
	复方鲜竹沥液	鲜竹沥, 鱼腥草, 枇杷叶, 桔梗, 生半夏, 生姜, 薄荷油	清热化痰, 止咳。用于痰热咳嗽, 痰黄黏稠	口服, 每次20mL, 每日2~3次	尚不明确	①忌烟、酒及辛辣、生冷、油腻食物。②不宜在服药期间同时服用滋补性中药。③风寒咳嗽者不适用, 或出现咳嗽促喘气急者, 应去医院就诊。服药期间, 若患者体温发热超过38.5℃, 或咳嗽明显增多者应去医院就诊。服药3天症状无缓解, 应去医院就诊

分类	药名	成分	功效主治	用法用量	不良反应	注意事项
风热咳嗽	祛痰灵口服液	鲜竹沥、鱼腥草	清热、化痰、止咳。适用于痰热咳嗽，其表现为咳嗽痰多，或喉中有痰鸣，质黏厚或稠黄，略吐不爽	口服。每次30mL，每日3次	尚不明确	忌食辛辣、油腻食物。服用1周病证无改善，应停止服用，去医院就诊。服药期间，若患者出现高热，体温超过38℃，或出现喘促气急，或咳嗽痰量显增多者应到医院就诊
	止咳橘红口服液	化橘红、陈皮、法半夏、茯苓、款冬花、甘草、瓜蒌皮、紫菀、麦冬、知母、地黄、桔梗、石膏、苦杏仁（去皮炒）、紫苏子（炒）组	具有清肺、止咳、化痰作用。用于痰热阻肺引起的咳嗽痰多，胸满气短，咽干喉痒	口服。每次10mL，每日2～3次	尚不明确	忌食辛辣、生冷、油腻食物；服药3天症状无缓解或出现高热、咳嗽加重及痰量增多均需停药
风燥咳嗽	秋梨润肺膏/川贝雪梨膏	梨、百合、麦冬、川贝母、款冬花	润肺止咳，生津利咽。用于久咳，痰少质黏，口燥咽干	口服。每次10～20g，每日2次	尚不明确	①忌烟、酒及辛辣食物。②外感咳嗽，伴恶寒发热、头痛者不宜服用。③痰湿壅盛患者不宜服用，其表现为痰多黏稠或稠厚成块。服用3天，症状无改善，应去医院就诊。糖尿病患者注意血糖变化
痰湿咳嗽	二陈丸	陈皮、半夏（制）、茯苓、甘草、生姜	燥湿化痰，理气和胃。用于痰湿停滞导致的咳嗽痰多，胸脘胀闷，恶心呕吐	口服。每次12～16丸，每日3次	尚不明确	①忌烟、酒及辛辣、生冷、油腻食物。②不宜在服药期间同时服用滋补性中药。③肺阴虚所致的燥咳不适用。服药期间，若患者发热体温超过38.5℃，或出现喘促气急，或咳嗽加重，痰量明显增多者应去医院就诊。④服药7天症状无缓解，应去医院就诊
	止咳橘红口服液	同前述				

四、常用保肝中成药

1. 抗炎保肝制剂

主要为甘草酸制剂。临床常用的有复方甘草酸苷（第二代）、甘草酸二胺（第三代）、异甘草酸镁（第四代）。该类制剂是当前肝病领域中用于抗炎保肝治疗的一线药物，具有抗炎活性强、肝脏靶向性高、起效速度快、不良反应小及应用范围广等特点；具有肾上腺皮质激素样作用，但无皮质激素的不良反应，可减轻肝脏的非特异性炎症。其作用机制是：肾上腺皮质激素样作用，抑制肥大细胞释放组胺，有抗过敏作用；抑制细胞膜磷酸酶 A2 和前列腺素 E2 的产生，有抗炎作用；促进胆色素代谢，减少 ALT 和 AST 的释放，有退黄和解毒作用；抑制自由基和过氧化脂质的形成，有保护肝细胞及抗纤维化作用；还具有抑制病毒增殖和灭活病毒作用。临床应用于伴有丙氨酸转移酶升高的各型肝炎的治疗。

（1）注意事项：口服吸收差，应采取先静注后口服的序贯疗法；肝性脑病时慎用；肝功能好转后应逐渐减量，一般疗程不超过 3 个月，不应骤停，应减量维持；不宜同类药品联用。

（2）常见不良反应：肾上腺皮质激素样不良反应为甘草酸类药物最常见的不良反应，约占 78%，其临床表现主要有水钠潴留或低血钾症、高血压、假性醛固酮增多症、尿崩症、乳腺发育和泌乳等。其中水钠潴留和低血钾症更为常见，占 50% 以上。

（3）禁忌证：严重低钾或高钠血症、充血性心力衰竭和肾衰竭者禁用；与利尿药合用时，其利尿作用可增强药物本身的排钾作用，导致血清钾下降，应注意监测。

2. 水飞蓟宾

为菊科植物水飞蓟宾提取物。保护肝细胞免受毒性物质侵害；具有强力的抗氧化功能；促进蛋白质合成，加快制造新的肝细胞或使已损害的肝细胞自行修复。

3. 五味子

五味子具有抗脂质过氧化、促进肝细胞再生和利胆等作用。具体作用详见 P116。

4. 苦参

苦参具有抗纤维化作用。从苦参中提取的生物碱，有防止肝纤维化、阻止肝细胞凋亡、稳定细胞膜、清除自由基、保护肝细胞及调控免疫等作用。

（1）适应证：用于治疗慢性乙型病毒性肝炎。用法：口服，0.2 ～ 0.3g，bid。不良反应：头晕、恶心、呕吐、食欲缺乏、腹泻、乏力、皮疹等。与水合氯醛等中枢抑制药合用，有协同作用；可增加士的宁的惊厥效应；与苯丙胺等中枢兴奋药合用，有拮抗作用。

（2）禁忌证：严重血液、心脏及内分泌疾病患者禁用，严重肾功不全者不推荐使用，肝衰竭者慎用。

5. 其他中药复方制剂

（1）护肝片：其主要成分包括柴胡、茵陈、板蓝根、五味子、猪胆粉、绿豆等。具有疏肝理气、健脾消食、降低转氨酶作用；用于慢性肝炎及早期肝硬化。因本品含有五味子，可提高他克莫司、环孢素 A 等药物浓度，应慎用。

（2）益肝乐胶囊：其主要成分包括垂盆草、郁金、板蓝根、柴胡、云芝多糖、五味子。具有清热利湿，疏肝解郁之功效，常用于急慢性肝炎合并有身目俱黄、两胁疼痛、体倦懒食、舌苔黄腻等诸症。因本品含有五味子，可提高他克莫司、环孢素 A 等药物浓度，应慎用。

器官移植术后常用保肝中成药见表 2-31。

表 2-31 器官移植术后常用保肝中成药

药物类别	常用中成药	中药成分	功效及主要适应证	服药时间用法用量	不良反应	注意事项
抗炎保肝药	甘草酸二胺胶囊/肠溶胶囊（甘利欣）	本品是中药甘草有效成分的第三代提取物，具有较强的抗炎，保护肝细胞膜及改善肝功能的作用。该药在化学结构上与醛固酮的松与醛固酮相似，可阻碍类固醇类发挥固醇样灭活，从而发挥类固醇激素样作用，但无皮质激素的不良反应	有较强的抗炎，保护肝细胞膜及改善肝功能的作用，并呈剂量依赖性。适用于伴有合丙转氨酶升高的慢性迁延性肝炎及急慢性活动性肝炎	不受食物的影响。口服，每次150mg，每日3次	主要有食欲缺乏，恶心，呕吐，腹胀，以及皮肤瘙痒，荨麻疹，口干和浮肿，心脑血管系统有头痛，头晕，胸闷，心悸及血压增高，以上症状一般较轻，不必停药	本品可不同程度地提高他克莫司/环孢素A药物浓度，合用需慎重，应监测他克莫司/环孢素A药物浓度。因该药在化学结构上与醛固酮相似，治疗过程中定期监测血压，血清钾，钠离子浓度，如出现高血压，钠潴留和低血钾等，应减量或停药
	复方甘草酸苷片/胶囊（美能，帅能等）	本品为复方制剂，其组分（每片）为：甘草酸苷25mg，甘草酸单胺盐35mg，甘氨酸25mg，蛋氨酸25mg	具有抗炎，免疫调节，抑制肝细胞损伤，抑制病毒增殖的作用。适应于治疗慢性肝炎病，改善肝功能异常；也可用于治疗湿疹，皮肤炎及斑秃等。禁用于醛固酮症，肌病，低钾血症者及有血氨升高倾向的晚期肝硬化患者	饭后服用，成人一般每次2～3片，每日3次	心血管系统：可出现休克。代谢/内分泌系统：头痛，发热，感觉异常；假性醛固酮增多症，表现为低血钾，血压，水钠潴留，浮肿等。肌肉骨骼系统：横纹肌溶解症，表现为肌力下降等。过敏反应：皮疹等	本品可不同程度地提高他克莫司/环孢素A药物浓度，合用需慎重，应监测他克莫司/环孢素A药物浓度。用药过程中注意监测血钾，肌红蛋白，检查血压，发现异常及时停药
水飞蓟宾	水飞蓟宾胶囊（水林佳）	水飞蓟宾系从菊科植物水飞蓟果实中提取分离而得的一种黄酮类化合物	抗氧化和直接抑制各种细胞因子对肝细胞的激活，从而能够稳定肝细胞膜，保护肝细胞，提高肝脏的解毒的酶系统，达到抗纤维化功能，用于急慢性肝炎，脂肪肝的肝功能异常的治疗	餐后用温水送服。成人一般每次70mg，每日3次。严重患者可加倍，每次140mg；轻者可每次35mg。3个月为1个疗程	可有轻微的胃肠道症状（恶心，呃逆）和胸闷等	治疗脂肪肝，肝硬化时，不宜使用高脂食物

药物类别	常用中成药	中药成分	功效及主要适应证	服药时间用法用量	不良反应	注意事项
单味中药	五酯胶囊/软胶囊/滴丸	主要成分为五味子	功效是能降低血清丙氨酸转氨酶。可用于慢性肝炎谷丙转氨酶升高者。对于服用他克莫司、环孢素A等免疫抑制剂的器官移植患者应慎用本品，因其可显著提高药物浓度。对于部分患者用本品既可保肝又可提高药物浓度，一举两得发挥其功效	作为提高药物浓度辅助用药，一般与他克莫司抗排斥药物一起服用，用药剂量根据药物浓度适时调整	偶有恶心或轻微胃不适症状	可显著提高他克莫司/环孢素A药物浓度，用药过程中要定期监测他克莫司/环孢素A等药物浓度
复方制剂	护肝片	成分为柴胡、茵陈、板蓝根、五味子、猪胆粉、绿豆	具有疏肝理气、健脾消食功效。具有降低转氨酶作用。用于慢性肝炎及早期肝硬化	作为保肝药，一般每次4片，每日3次。也可作为提高药物浓度辅助用药，一般与他克莫司抗排斥药物一起服用，用药剂量根据药物浓度适时调整	尚不明确	本品因含有五味子，可显著提高他克莫司/环孢素A等药物浓度，用药过程中要定期监测他克莫司/环孢素A等药物浓度
	益肝乐胶囊	主要成分为垂盆草、郁金、板蓝根、柴胡、云芝多糖、五味子	具有清热利湿、舒肝解郁之功效，常用于急慢性肝炎合并有身目俱黄、两胁疼痛、体倦懒食、舌苔黄腻等诸症	口服。每次6~8粒，每日2次	尚不明确	因本品含有五味子，可提高他克莫司、环孢素A等药物浓度，应慎用

五、活血化瘀、改善微循环常用中成药

我国传统医学通过长期实践积累形成了独特的改善微循环理论，并在实际应用中发现了多种具有改善微循环作用的单味药及复方制剂。如丹参可增加微循环的血液灌注量，降低血黏度及微血管阻力，从而发挥活血化瘀、通络止痛等功效，临床上广泛应用于心、脑、肝、肾等脏器血瘀证的治疗。有银杏叶制剂、含丹参或三七制剂等。

1. 银杏叶制剂

主要通过降低血液黏度来改善血液流变学等机制发挥作用，主要用于治疗脑动脉硬化导致的脑功能障碍、糖尿病性视网膜病变以及周围血管病变导致的间歇性跛行等。常用的银杏叶制剂有银杏叶胶囊、滴丸、提取物片剂等，其在临床上用于治疗心脑肾病以及周围血管病变具有较好疗效。

2. 乐脉颗粒

【方剂组成】　丹参、川芎、赤芍、红花、香附、木香、山楂等。（来自《中国药典》）

【功效及适应证】　具有行气活血、化瘀通脉的功效，用于气滞血瘀所致的头痛、眩晕、胸痛、心悸；冠心病、心绞痛、多发性脑梗死见上述证候者。

【禁忌证】　尚不明确。

【服药时间及其理由】　没有具体的服药时间要求，建议早中晚固定的时间服用，以使体内保持相对稳定的药物浓度。若饭前1小时服用，有利于药物尽快吸收。若有胃肠不适的症状，可于饭后1小时左右服用。

【服药方法及服用剂量】　温开水冲服，每次1～2袋，每日3次。

【注意事项】

（1）具有同品种的中药尽可能不要重复服用，以免增加不良反应。

（2）禁食生冷、油腻、辛辣类食物。

【不良反应及其防治措施】　偶见腹胀、腹泻。若服药后大便次数增加，可适当减少服药剂量。尚有过敏性休克的报道，如出现过敏性休克，应立即停止服药，给予抗过敏和抗休克治疗。

【药物相互作用】　与抗凝血药及其他活血化瘀药物可能有协同作用，合用时需注意。

【疗效判断、疗程及停药时机】

（1）疗效判断：本品见效快，药性持久稳定，临床实践证明，乐脉颗粒应用在以下疾病取得良好效果。①心血管疾病：冠心病心绞痛，无症状心肌缺血、肺心病急发期和缓解期、高血压、高脂血症、高黏血综合征等。②脑血管疾病：脑梗死、脑卒中后遗症、颈源性眩晕、瘀血头痛、椎动脉型颈椎病、帕金森病等。③妇科疾病：子宫内膜异位症、痛经等。

（2）疗程及停药时机：参照相关发表的文献，疗程不等，有的以30天为1疗程，有的以6个月为1疗程。

【药物作用机制】

（1）通过西医实验结果分析其机制：降低全血黏度和血浆黏度；改善微循环障碍；增加脑血流量及肾血流量；抑制血小板聚集及血栓形成；减轻损伤后的血管内膜增生；扩张冠状动脉，增加冠脉流量，改善心肌供血供氧；改善急性心肌缺血和心肌梗死；缩

小脑梗死体积，减轻神经元的凋亡和神经组织的损伤，改善大脑中动脉阻断的大鼠的行为障碍；增强对脑缺血的耐受作用，对反复发生短暂性脑缺血患者再次缺血有明显的预防作用。

（2）中医药性分析：方剂中丹参、川芎、赤芍、红花为活血化瘀之良药，其中丹参活血通络、祛瘀生新、清心除烦，川芎活血行郁、散风止痛，赤芍活血散瘀、凉血疏肝，红花消瘀破血、通经散结。香附和木香均为理气行滞之佳品，其中香附具有疏肝理气、调经止痛、清热及降压作用。但对于气虚无滞或者阴虚血热者都需禁服香附。木香理气行瘀止痛、健脾消食、疏肝利胆。山楂消积和胃、行滞化瘀，具有消食健胃、行气、降脂的功效。全方共奏行气活血、化瘀解郁、养血通脉之功。

3. 灯盏花素片

【方剂组成】 从灯盏花中分离出的黄酮类成分，主要含灯盏乙素、少量灯盏甲素及其他黄酮类成分。

【剂型及规格】 片剂，20mg/片、40mg/片。

【功效及适应证】 活血化瘀，通络活络止痛。用于卒中后遗症、冠心病、心绞痛等。

【禁忌证】 不宜用于脑出血急性期或有出血倾向患者。

【服药时间及其理由】 没有具体的服药时间要求，建议早中晚固定的时间服用，以使体内保持相对稳定的药物浓度。

【服药方法及剂量】 口服，每次40mg，每日3次。

【注意事项】 不宜用于脑出血急性期或有出血倾向患者。

【不良反应及其防治措施】 偶有头晕、皮疹、瘀斑、乏力、口干、心悸等。一般症状轻微，停药或对症处理后可消失。

【药物相互作用】 同时应用具有活血化瘀类药物要注意出血倾向。

【疗效判断、疗程及停药时机】

（1）疗效判断：本品对缺血性心脑血管疾病疗效显著，且不良反应少，但起效较慢。

（2）疗程及停药时机：疗程没有固定的时间，短者20天为1疗程，有的以6个月为1疗程。不能耐受或有出血倾向者应停药。

【药物作用机制】 西医药理研究：改善脑血循环，增加脑血流量，降低血管阻力，增强心肌对缺血缺氧的耐受性，改善微循环，抗血小板凝聚，扩张冠状动脉，减慢心率，降低心肌收缩力，降低外周阻力。

4. 复方丹参滴丸 / 复方丹参片

【方剂组成】 丹参、三七、冰片。

【剂型及规格】 滴丸，27mg/粒；片剂，0.32g/片。

【功效及适应证】 活血化瘀，理气止痛。用于气滞血瘀所致的胸痹，症见胸闷、心前区刺痛；冠心病心绞痛见上述证候者。

【禁忌证】 慎用于寒凝血瘀、胸痹心痛者及脾胃虚寒者。

【服药时间及其理由】 脾胃虚寒及有消化道反应者，建议舌下含服或饭后服用。最好是早中晚固定的时间服用，以使体内保持相对稳定的药物浓度。

【服药方法】 口服或舌下含服滴丸，滴丸：每次10丸，每日3次。片剂：每次3片，每日 3 次。

【注意事项】

（1）本品含有冰片，较寒凉。受凉后胸痛等症状加重的，寒凝血瘀型心绞痛患者，或平素喜热食、大便易稀溏的脾胃虚寒者，不宜服用。器官移植患者多为脾胃虚寒，有明显脾胃虚寒症状，一般不太适合服用。

（2）有出血倾向或使用抗凝、抗血小板治疗的患者，注意监测。

（3）服药期间注意忌生冷、辛辣、油腻食物，忌烟酒、浓茶等。

【不良反应及其防治措施】　偶见胃肠道不适、皮疹、头晕、心悸、乏力等症状。

【药物相互作用】　同时应用具有活血化瘀类药物要注意出血倾向。

【疗效判断、疗程及停药时机】

（1）临床用于冠心病心绞痛，以及冠心病心绞痛合并高血压、血脂异常、脑梗死、周围血管病、缺血性视神经病变、退行性骨质增生、慢性乙型肝炎、偏头痛、慢性胃炎等出现血脉瘀阻证候者均有较好疗效。

（2）疗程及停药时机：一般 4 周为 1 个疗程。

【药物作用机制】

（1）西医药理研究：丹参具有对心肌缺血缺氧的保护作用，三七具有抗心绞痛、抗心律失常、对心肌缺血及再灌注损伤的保护作用，冰片具有消炎、镇痛作用，全方主要具有改善心血管功能、缓解心绞痛等作用。

（2）中医药性分析：丹参味苦、性微寒，长于活血祛瘀、通经止痛，为方中之主药，即通行血脉，活血祛瘀。三七活血祛瘀、通络止痛，为本方之辅药。冰片芳香走窜、引药入心、通窍止痛，为佐药。诸药合用，具有活血化瘀、理气止痛的功效。

器官移植术后常用活血化瘀、改善微循环的中成药见表 2-32。

六、治疗肾脏疾病及其他疾病的常用中成药

器官移植术后常合并多系统疾病，用药范围基本涉及大部分常用药物。有些药物的作用也涉及多方面，可以对多种疾病有效，尤其是中药制剂，如虫草制剂百令胶囊、金水宝胶囊／片、黄葵胶囊等。虫草制剂是中药，其功效并不像西药那样能够迅速见效，且没有经过辨证论治，因此不要抱有太高期望。

1. 百令胶囊

主要成分为发酵冬虫夏草菌粉。其菌种是中国被毛孢，即冬虫夏草菌，经液体深层发酵所得菌丝体的干燥粉末。

【商品名】　百令。

【剂型及规格】　胶囊，0.5g/ 粒。

【功效及适应证】　补肺肾，益精气。用于肺肾两虚引起的咳嗽、气喘、咯血、腰背酸痛、慢性支气管炎、慢性肾功能不全的辅助治疗。现临床也广泛应用于治疗肾脏疾病、肝脏疾病、呼吸系统疾病，辅助治疗肿瘤、2 型糖尿病伴微白蛋白尿，改善性功能，治疗反复发作性尿路感染等。

【禁忌证】　尚不明确。

表2-32 器官移植术后常用活血化瘀、改善微循环中成药

药物类别	常用中成药	中药成分	功效及主要适应证	服药时间、用法用量	不良反应	注意事项
活血化瘀改善微循环	银杏叶提取物/滴丸/胶囊	银杏叶	可以降低血液黏稠度，抗血小板聚集，防止细胞膜的脂质过氧化，从而保护神经细胞。常用于治疗脑动脉硬化导致的脑功能障碍、糖尿病视网膜病变、外周血管硬化导致的间歇性跛行	餐中服药，可减少胃肠不适。每次1~2片，每日3次	可见胃肠道不适，头痛，血压降低，过敏反应等现象。一般不需要特殊处理即可自行缓解	慎用于心力衰竭及对银杏过敏者。月经期妇女及有出血倾向者禁用。饮食宜清淡，忌食生冷、辛辣、油腻之品
	乐脉颗粒	丹参、川芎、赤芍、红花、香附、木香、山楂	具有行气活血、化瘀通脉的功效。用于气滞血瘀所致的头痛、眩晕、胸痹、心悸；冠心病、心绞痛、多发性脑梗死见上述证候者	建议早中晚固定的时间服用，以使体内保持相对稳定的药物浓度。若饭前1小时服用，有利于药物尽快吸收。温开水冲服，每次1~2袋，每日3次	偶见腹胀，腹泻	①具有同品种的中药尽可能不要重复服用，以免增加不良反应。②禁食生冷、油腻，辛辣类食物
	通脉颗粒	丹参、川芎、葛根	活血通脉。用于缺血性心脑血管疾病，动脉硬化，脑血栓，脑缺血，冠心病，心绞痛	饭后冲服，固定时间服用，有利于体内保持相对稳定的药物浓度。每次1袋，每日2~3次	尚不明确	月经期妇女及阴虚或肝火旺者不宜使用本品
	灯盏花素片	灯盏花乙素	活血化瘀，通络止痛。用于卒中后遗症，冠心病，心绞痛；禁用于脑出血急性期或有出血倾向者	口服，每次40mg（2片），每日3次	个别有皮疹，乏力，口干等，但不影响治疗	与其他抗凝血药及活血化瘀药合用时注意出血风险
	复方丹参滴丸/片	丹参、三七、冰片	活血化瘀，理气止痛。常用于气滞血瘀所致的胸痹，症见胸闷，心前区刺痛；冠心病心绞痛见上述证候者；也用于治疗糖尿病视网膜病变、糖尿病肾病、糖尿病周围神经病变	脾胃虚寒及有消化道反应者，建议舌下含服或饭后服用。最好是早中晚固定的时间服用	偶见胃肠道不适，皮疹，头晕，心悸，乏力等症状	脾胃虚寒及有出血倾向者不宜服用

【服药时间及其理由】　餐前或餐后均可，有胃肠不适者宜餐后服用。固定时间服用，利于持续发挥功效。

【服药方法及服用剂量】　口服。每次 2～6 粒，每日 3 次。慢性肾功能不全者：每次 4 粒，一日 3 次。

【注意事项】　忌辛辣、生冷、油腻食物。

【不良反应及其防治措施】　个别患者咽部不适。

【药物相互作用】　尚不明确。

【疗效判断、疗程及停药时机】

（1）疗效判断：可从蛋白尿定量、临床症状改善去评估。尽管本品对全身多系统具有多种功效，拥有多项治疗作用，又没有明显不良反应，但其治疗效果确也是有限的，因此不能单靠本品达到显著疗效，需要联合其他药物才能获得较好的治疗效果。

（2）疗程及停药时机：至于疗程目前没有统一标准，一般因人而异、因病而异，可长可短，一般 8 周为 1 疗程，有的甚至长期维持。

【药物作用机制】　发酵虫草粉，其功效是补肺益肾，益精填髓。综合多方面资料，其功效有：①百令胶囊是从冬虫夏草当中提取出来的菌丝做原料的，它的功效就在于能够增强细胞的免疫力；②百令胶囊可以对体液免疫进行调节，对于巨噬细胞的活性可以起到激活的作用；③百令胶囊能够对 T 细胞群进行改变，这样可以提高患者的免疫力；④百令胶囊还具有抗过敏的作用，它能够消除气道高反应的状态，可以对于有支气管痉挛的情况起到平喘的作用；⑤百令胶囊对神经系统具有镇静的作用；⑥百令胶囊可以对免疫系统以及内分泌系统起到双向调节的作用；⑦百令胶囊能够提高白细胞，对血清胆固醇起到降低的作用，具有抗炎、抗肿瘤、抗疲劳、抗排异的作用；⑧百令胶囊能够起到保护器官的作用，它主要是能够对肾上腺皮质素的合成起到促进和增加的效果；⑨百令胶囊可以减轻环磷酰胺对肝造成的损害；⑩百令胶囊的主要成分冬虫夏草菌丝对慢性肝炎纤维化的形成起到抑制的效果，可以改善肝功能。

2. 金水宝

主要成分为发酵冬虫夏草菌粉。其菌种是最具药理活性的蝙蝠蛾拟青霉 Cs-4 菌株，具有生长快、周期短、不易污染、药理活性成分高等特点。

【商品名】　金水宝片（济民可信）、金水宝。

【剂型及规格】　胶囊，0.33g/ 粒；片剂，0.42g/ 片。

【功效及适应证】　补益肺肾，秘精益气。用于肺肾两虚、精气不足、久咳虚喘、神疲乏力、不寐健忘、腰膝酸软、月经不调、阳痿早泄、慢性支气管炎、慢性肾功能不全、高脂血症、肝硬化见上述证候者。目前研究还发现金水宝能提高全身胰岛素敏感性，具有降血糖，改善胰岛素抵抗功效；还具有减低蛋白尿作用。临床常用于慢性肾炎、糖尿病肾病、慢阻肺及慢性支气管炎、肾病综合征、慢性肝炎及肝硬化、恶性肿瘤、肺结核、肺心病、器官移植术后抗排异等。

【禁忌证】　尚不明确。

【服药时间及其理由】　餐前或餐后均可，有胃肠不适者宜餐后服用。固定时间服用，利于持续发挥功效。

【服药方法及服用剂量】

（1）服药方法：口服。

（2）服用剂量：每次 4 片，每日 3 次；用于慢性肾功能不全者，每次 8 片，每日 3 次。

【注意事项】 尽管本品对全身多系统具有多种功效，拥有多项治疗作用，又没有明显不良反应，但其治疗效果确也是有限的，因此不能单靠本品达到显著疗效，需要联合其他药物才能获得较好的治疗效果。

【不良反应及其防治措施】 尚不明确。

【药物相互作用】 尚不明确。

【疗效判断、疗程及停药时机】 其疗效特点是营养均衡、比例适合；全面补充、调节免疫；平补不上火。

（1）疗效判断：可从蛋白尿定量、临床症状改善去评估。

（2）疗程及停药时机：至于疗程目前没有统一标准，一般因人而异、因病而异，可长可短，有的甚至长期维持。一般 8 周为 1 疗程。

【药物作用机制】 本品具有抗炎、止咳、祛痰、镇静、促性腺作用；能降低血清胆固醇、三酰甘油和脂质过氧化物，增加心肌与脑的供血，具有轻度降血压、抑制血小板聚集、延长缺氧时动物生存时间等作用，对心脑组织有保护作用。其主要药理作用与青海天然虫草相似。天然冬虫夏草的作用如下。

（1）循环系统：冬虫夏草可以改善心肌缺血、心律失常等，并且具有一定的扩张血管、改善血液循环的作用，还能抑制血栓形成。

（2）呼吸系统：冬虫夏草可以增强肾上腺素扩张支气管的作用，还对结核杆菌造成的肺部感染有一定的抑制和灭杀作用。

（3）免疫系统：冬虫夏草可以提高巨噬细胞的吞噬能力，减轻机体免疫功能的紊乱状态，提高免疫功能，还可以增强自然杀伤细胞的活性，在抗病毒感染中起到重要作用。从而认为金水宝对免疫系统具有双向调节作用，即免疫增强作用和免疫抑制作用，能提高细胞免疫功能和抗体水平，又可抑制自身免疫及抗排异作用，还有一定延缓衰老和防治老年虚症的作用。

（4）消化系统：主要是对肝脏的保护，不仅能改善肝功能，减轻炎症伤害，还能抑制肝纤维化的进程。

（5）泌尿生殖系统：能降低血尿和尿蛋白，提高血浆白蛋白和血红蛋白浓度；有效降低血肌酐和血尿素氮，减慢肌酐清除率的下降；保护肾功能，促进受损肾小管的再生修复。有促性腺作用，调节荷尔蒙分泌，可明显改善女性更年期综合征和男性性功能减退。

3. 黄葵胶囊

主要成分为黄蜀葵花的提取物。

【剂型及规格】 胶囊，0.43g/ 粒。

【功效及适应证】 清利湿热，解毒消肿。用于慢性肾炎之湿热证，症见：浮肿、腰痛、蛋白尿、血尿、舌苔黄腻等。其草药还可用于治疗淋病、痈疽肿毒、水火烫伤、口疮等。

【禁忌证】 孕妇忌服。

【服药时间及其理由】 饭后服用。理由是减少胃肠道不良反应。

【服药方法、服用剂量】

（1）服药方法：口服。

（2）服用剂量：每次 5 粒，每日 3 次。

【注意事项】　本品虽毒性反应和不良反应小，但属阴虚者及虚寒体质者不宜使用。

【不良反应及其防治措施】　①消化系统：上腹部胀满不适、恶心、呕吐、腹泻、腹痛。②皮肤及附件：皮疹、瘙痒。

【药物相互作用】　尚不明确。

【疗效判断、疗程及停药时机】

（1）疗效判断：根据尿蛋白定量及临床症状判断其疗效。

（2）疗程及停药时机：一般 8 周为 1 疗程。

【药物作用机制】　本品具有清热利湿，解毒消肿之功效。现代医学研究发现本品具有抗炎、利尿、抗血小板聚集的作用，有降低肾小球肾炎动物的尿蛋白含量和血清肌酐含量的作用，还可减轻肾小管间质损伤，提高红细胞免疫黏附力，促进循环免疫复合物的转运与消除，调节细胞免疫功能。本品与其他常用的治疗慢性肾炎的药物相比具有以下特点：①可显著降低尿蛋白，最终保护肾功能；②适合于同临床治疗慢性肾炎的免疫抑制剂等基本药物合用，有利于慢性肾炎患者进一步降低尿蛋白量和防止肾小球纤维化，还可避免药物的毒性反应；③适合于患者进行长期连续的药物治疗。

器官移植术后肾脏疾病及其他疾病的常用中成药见表 2-33。

表 2-33　器官移植术后肾脏病及其他疾病的常用中成药

药物类别	常用中成药	主要成分	主要适应证	服药时间用法用量	不良反应	注意事项
中药虫草制剂	金水宝胶囊/片	发酵冬虫夏草菌粉。其菌种是最具药理活性的蝙蝠蛾拟青霉Cs-4菌株	临床常用于慢性肾炎、糖尿病肾病、慢阻肺及慢性支气管炎、肾病综合征、慢性肝炎及肝硬化、恶性肿瘤、肺结核、肺心病、器官移植术后抗排异等	餐前或餐后均可，有胃肠不适者宜餐后服用。固定时间服用，利于持续发挥功效。胶囊每次3粒，每日3次，每次4片，片剂，每日3次；用于慢性肾功能不全者：每次8片，每日3次	轻微的胃肠道不适症状，如恶心等	忌辛辣、生冷、油腻及不易消化食物。感冒发热患者不宜服用。服用4周症状无缓解者，应去医院就诊。本品对全身多系统具有多种功效，拥有多项治疗作用，但其又没有明显不良反应，是有限的治疗效果是有限的
	百令胶囊	发酵冬虫夏草菌粉。其菌种是中华被毛孢	同上	餐前或餐后均可，有胃肠不适者宜餐后服用。固定时间服用，利于持续发挥功效。口服，每日3次，每次2～6粒；慢性肾功能不全者：每次4粒，每日3次，疗程8周	个别患者咽部不适	同上
	至灵胶囊	冬虫夏草	同上	餐前或餐后均可，有胃肠不适者宜餐后服用。固定时间服用，利于持续发挥功效。口服，每日3次，每次2～3粒，每日2～3次	尚不明确	同上
黄葵花	黄葵胶囊	主要成分为黄蜀葵花的提取物	清利湿热，解毒消肿。用于慢性肾炎之湿热证，症见：浮肿、腰痛、蛋白尿、血尿，舌苔黄腻等	宜饭后服用，每次5粒，每日3次。8周为1疗程	①消化系统：上腹部胀满不适、恶心、呕吐、腹泻、腹痛，②皮肤及附件：皮疹、瘙痒	阴虚者及虚寒体质者不宜使用
雷公藤制剂	雷公藤多苷片	详见"抗排斥药"一节。	具有抗炎和免疫抑制作用。适用于慢性肾炎改善蛋白尿及自身免疫疾病。慎用于肾功能不全及重度贫血于中、重度肾功能不全及准备生育者			
	火把花根片	为雷公藤属植物昆明山海棠		饭后服用。每次3～5片，每日3次。1～2个月为1疗程可连服2～3个疗程	不良反应小，常见的为胃肠道反应，如恶心、呕吐、胃部不适等，偶有肝功能损害及白细胞下降等	定期检查血常规及肝肾功能

分类	药名	成分	功效	用法用量	不良反应	注意事项
雷公藤制剂	昆仙胶囊	成分为昆明山海棠、淫羊藿、枸杞子、菟丝子	补肾通络，祛风除湿。主治类风湿关节炎属风湿痹阻兼肾虚证。症见关节肿胀疼痛、屈伸不利、晨僵、关节压痛、关节喜暖畏寒、腰膝酸软、舌质淡、脉沉细	饭后服用。每次2粒，每日3次，一般12周为1疗程	少数患者服药后出现恶心、胃部不适、胃痛、腹痛、色素沉着、便秘、皮疹等。此时应给予相应的处理或遵医嘱。服用本品偶见个别患者出现肝功能轻度异常。此时患者应减量服药或停药，并遵医嘱。本品可能引起少数女性患者出现月经紊乱（月经延迟、闭经），男子精子减少	①服药期间禁饮烈酒。②心功能不全者慎用。③为观察本品可能出现的不良反应，患者在服药过程中应定期随诊、检查，复查血、尿常规、心电图和肝肾功能。④临床疗程为12周，目前没有超过临床试验疗程的安全性和有效性资料
改善血尿中成药	血尿胶囊	成分为棕榈子、拔葜、薏苡仁	清热利湿，凉血止血。用于急、慢性肾炎血尿，肾小球肾炎、泌尿系结石及肾挫伤引起的血尿及不明原因引起的血尿，亦可作为治疗泌尿系统肿瘤的辅助药物	饭后用水吞服。每次5粒，每日3次	尚不明确	尚不明确
改善肾炎中成药	肾炎康复片	西洋参、人参、地黄、杜仲(炒)、山药、白花蛇舌草、黑豆、土茯苓、益母草、丹参、泽泻、白茅根、桔梗	益气养阴，补肾健脾，清解余毒。用于气阴两虚、脾肾不足、水湿内停所致的水肿，症见神疲乏力、腰膝酸软、面浮肢肿、头晕耳鸣，蛋白尿、血尿见上述证候者	口服。每次5片，每日3次	尚不明确	最好经有经验的中医师辨证论治施治。急性肾炎水肿不宜应用。有发生急性慢性排斥反应风险的器官移植患者慎用或禁用
降脂中成药	脂必泰胶囊	山楂、泽泻、白术、红曲	消瘀化痰，健脾和胃，主治痰瘀互结、血气不利所致的高脂血症，症见头昏、胸闷、腹胀、食欲减退、神疲乏力等	口服。每次1粒，每日2次	尚不明确	服药期间及停药后应尽量避免高脂饮食，如肥肉、禽肉、内脏、蛋皮、蛋黄等

第三章

肾移植术后复杂病例用药解析

患者，女性，48岁，肾移植术后6年，目前合并有高血压、糖尿病、高脂血症（高胆固醇为主）、高尿酸血症、胃溃疡、蛋白尿、冠心病、骨质疏松症、甲状旁腺功能亢进症、缺铁性贫血、尿路感染和带状疱疹等疾病。

1. 目前服用药物

（1）三联抗排斥药物：环孢素A，每天2次；吗替麦考酚酯，每天2次；激素每天1次。

（2）抗高血压药：氯沙坦钾片，每天1次；苯磺酸氨氯地平，每天1次；美托洛尔缓释片，每天1次。

（3）降血糖药：西格列汀，每天1次；阿卡波糖片（拜唐苹），每天3次。

（4）降血脂药：阿托伐他汀钙，每天1次。

（5）降尿酸药：苯溴马隆，每天1次；碳酸氢钠片，每天3次。

（6）蛋白尿：雷公藤多苷片，每天3次。

（7）冠心病：单硝酸异山梨酯，每天1次；阿司匹林肠溶片，每天1次；曲美他嗪片每天3次。

（8）骨质疏松症及甲旁亢：骨化三醇，每天1次；钙尔奇D每天2次。

（9）贫血：琥珀酸亚铁，每天3次；叶酸片，每天3次；甲钴胺片每天2次。

（10）尿路感染：头孢呋辛酯，每天2次。

（11）带状疱疹：阿昔洛韦片，8小时1次。

（12）活血改善微循环药物：贝前列腺素钠片，每天3次；乐脉颗粒，每天3次。

（13）胃肠疾病用药：奥美拉唑肠溶片，每天1次；吗丁啉，每天3次；硫糖铝混悬凝胶，每天2次。

（14）维生素类：维生素C，每天1次。

2. 用药解析

（1）抗排斥药物：器官移植术后患者服用药物首先考虑的是服用环孢素A、他克莫司、吗替麦考酚酯等抗排斥药时间，因为服用抗排斥药物有明确的时间要求，多数需要12小时1次，涉及抽血化验药物浓度的时间（医院抽血时间7：00—7：30）、吃饭间隔（饭前1小时，饭后2小时）、个人作息时间，还要考虑季节性因素等方面。确定好服用抗排斥药物时间及吃饭时间，再考虑其他药物服用时间。下面是服用抗排斥药物时间的建议。

①夏及近夏的半春半秋时间段：

方案 1：上午 6：30 空腹服药，7：30 吃饭；晚上 6：30 服药，7：30 吃饭。

抽血化验前 3 天，把服药时间向后推迟 30 分钟至 1 小时即可。

方案 2：上午 6：30 吃饭，8：30 服药；晚上 6：30 吃饭，8：30 服药。

根据个人情况可依次后延 10 分钟或半小时，但要注意晚饭吃得太晚不利于身体健康。

②冬及近冬的半春半秋时间段：

上午 7：30 服药，8：30 吃饭；晚上 5：30 吃饭，7：30 服药。

根据个人情况可依次后延 10 分钟或半小时。

（2）糖皮质激素：人体糖皮质激素分泌峰值在 7 时至 8 时，2 ～ 3 小时后迅速下降，然后逐渐减少至午夜的分泌量最少。因此 7 时至 8 时早餐后给药最佳。

（3）降血脂药：他汀类降血脂药可阻碍肝内胆固醇的合成，并可使血清低密度脂蛋白胆固醇的浓度降低。由于肝脏合成胆固醇主要在夜间，所以晚上给药比白天更有效。因此睡前服用阿托伐他汀钙片最佳。

（4）降血糖药：因为糖尿病患者空腹时的血糖和尿糖有昼夜节律性，在早餐有一峰值。每日 1 次的降血糖药，上午服用效果最佳，因此西格列汀上午服用。因阿卡波糖的特殊作用需要嚼碎才能起效，因此三餐第一口饭时嚼碎阿卡波糖与饭一起吞下最佳。

（5）抗高血压药：一般情况每日一次的抗高血压药在早上 7 时服用，每日两次的抗高血压药在 7 时和下午 2 时服用。因为人的血压在一天中呈"二高一低"的节律波动：上午 9—11 时，下午 4—6 时最高，从 6 时开始下降，至次日凌晨 2—3 时最低。这种"二高一低"的时段为高血压患者的潜在危险期，加之大多数降压药服用后半小时起效，2 ～ 3 小时达峰值。因此，每日 1 次的抗高血压药以 7 时服用为宜，每日 2 次的抗高血压药以 7 时和 14 时服用为宜。而苯磺酸氨氯地平（络活喜）起效平缓，其血药浓度达峰值时间需 6 ～ 12 小时，所以一般在临睡前给药最佳，可使需要浓度峰值出现在次日清晨，更好地发挥抗心绞痛及降压作用。根据个体化情况，因此苯磺酸氨氯地平（络活喜）和缬沙坦分散片应根据血压波动情况，在每天固定时间服用。

（6）抗冠心病药：如硝酸酯类、钙通道阻滞剂、β 受体阻滞剂等应在上午服用。因为心绞痛发作的昼夜节律高峰为上午 6—12 时，最好早晨醒来后马上服药。所以美托洛尔缓释片、单硝酸异山梨酯早上服用。而苯磺酸氨氯地平起效平缓，其血药浓度达峰值时间需 6 ～ 12 小时，所以临睡前给药，可使需要浓度峰值出现在次日清晨，更好地发挥抗心绞痛及降压作用。曲美他嗪片在每日三餐后立即服用。

（7）拜阿司匹林肠溶片：早晨空腹服用更有利于发挥药效，且不良反应少。

（8）头孢菌素：大部分头孢菌素会有明显的胃肠道不良反应，宜餐后半小时服用，可减少对胃肠道刺激。因此头孢呋辛酯片选择在早餐和晚餐后 15 ～ 30 分钟服用。

（9）碳酸氢钠：由于其特殊生化特性，可能会影响其他药物发生相互作用，因此尽可能与其他药物分开服用。碳酸氢钠片饭后 1 ～ 3 小时服用，且与其他所有药物应间隔 1 ～ 2 小时。

（10）琥珀酸亚铁：饭后 15 ～ 30 分钟服用，减少胃刺激作用且更利于吸收。晚上 7—

8 时服用吸收效果最佳。

（11）奥美拉唑：早上空腹服用有利于吸收及发挥抑制胃酸的作用。

（12）多潘立酮：餐前 15 ～ 30 分钟服用，才能发挥消化道促动力作用。

（13）硫糖铝混悬凝胶：宜空腹或餐前 30 分钟至 1 小时服用与睡前服用。理由是药物充分覆盖胃黏膜表面，形成一层保护膜，才能有利于发挥药效。

（14）骨化三醇：药物吸收不受食物影响，但睡前服用对甲旁亢作用明显，早上服用对提高血钙可能会更有效。

（15）钙剂：人体的血钙水平在午夜至清晨最低，故临睡前服用补钙药可使钙得到充分的吸收和利用。

（16）阿昔洛韦：进食对药物吸收无明显影响，进食或空腹服用均可。

（17）贝前列素钠：餐后 30 分钟服用。理由是有胃肠道反应和消化道出血等不良反应，餐后服用可减缓药物对胃的刺激。

（18）维生素 C：与铁剂同服，有利于铁元素吸收。

器官移植术后患者每天服药最佳时间见表 3-1。

表 3-1　每天服药最佳时间推荐表

	时间	
起床	6：00—6：15	氯沙坦钾、美托洛尔缓释片
	6：30	环孢素 A、吗替麦考酚酯
	7：15	奥美拉唑、多潘立酮、阿司匹林肠溶片、单硝酸异山梨酯
早饭	7：30—7：45	阿卡波糖、西格列汀、曲美他嗪片、阿昔洛韦
	8：00	琥珀酸亚铁、头孢呋辛、泼尼松、苯溴马隆、贝前列素钠
	9：00	碳酸氢钠片
	11：00	多潘立酮
午饭	11：30—12：00	阿卡波糖、阿昔洛韦、曲美他嗪片
	下午 12：30	贝前列素钠
	下午 2：00	碳酸氢钠片
	晚上 6：30	环孢素 A、吗替麦考酚酯
	晚上 7：00	多潘立酮、琥珀酸亚铁、维生素 C
晚饭	晚上 7：30—7：45	阿卡波糖、曲美他嗪片
	晚上 8：00	头孢呋辛酯、乐脉颗粒、贝前列素钠
	晚上 8：45	碳酸氢钠片
睡前	晚上 9：45	阿托伐他汀、骨化三醇、阿昔洛韦、苯磺酸氨氯地平

口服药物通用名索引